墨香财经学术文库

"十二五"辽宁省重点图书出版规划项目

# 价格规制与医疗服务供给

Price Regulation and the Supply of Medical Services

李自炜　著

U0260447

东北财经大学出版社　大连

Dongbei University of Finance & Economics Press

图书在版编目（CIP）数据

价格规制与医疗服务供给 / 李自炜著. 一大连：东北财经大学出版社，2023.3
（墨香财经学术文库）
ISBN 978-7-5654-4665-8

Ⅰ.价… Ⅱ.李… Ⅲ.医疗卫生服务-服务价格-研究-中国 Ⅳ.R199.2

中国版本图书馆CIP数据核字（2022）第203968号

东北财经大学出版社出版发行

　大连市黑石礁尖山街217号　邮政编码　116025
　网　　址：http：//www.dufep.cn
　读者信箱：dufep @ dufe.edu.cn
大连图腾彩色印刷有限公司印刷

幅面尺寸：170mm×240mm　字数：225千字　印张：15.5　插页：1
2023年3月第1版　　　　　2023年3月第1次印刷
责任编辑：田玉海　　　　　责任校对：蔡　丽　周　晗
封面设计：原　皓　　　　　版式设计：原　皓
定价：58.00元

教学支持　售后服务　联系电话：（0411）84710309
版权所有　侵权必究　举报电话：（0411）84710523
如有印装质量问题，请联系营销部：（0411）84710711

本书为

国家自然科学基金青年科学基金项目（72004235）、广东省普通高校重点科研平台和项目（2020WCXTD006）、广东省普通高校青年创新人才类项目（人文社科类）（2019WQNCX085）、广州市哲学社会科学发展"十四五"规划 2021 年度共建课题（2021GZGJ65）研究成果。

# 前言

规制是医疗服务领域中最常见的政府行为之一，政府试图通过规制政策来保障医疗产品及服务供给的安全、有效和公平，以抑制医疗服务市场中的不合理诊疗行为，保障患者的合法权益。中国的"新医改"至今已有10余年，这段时间内中国各级政府在相关领域进行了一系列的改革探索，试图以较低的成本投入实现基本医疗服务"足量"供给。例如，推行"药品零差率""两票制""集中采购"等政策，目的是解决医疗服务过程中的"看病贵""过度诊疗"等问题；推进"三医联动""医疗保险付费方式（DRGs）"改革，以降低医疗成本，提高医疗资金的使用效率。这些医药卫生领域的改革措施是通过强化政府规制推进的，但政府并非万能的，其规制政策也非绝对有效的。政府制定政策并实施规制后，往往也可能出现一些负面的效应，这主要是由于政策本身及执行过程可能出现偏误，甚至出现"规制失灵"。不合理政府规制的负面效应，往往比市场失灵的后果更加严重。

价格规制一直是政府调控医疗服务事业发展的重要手段，我国的医疗服务价格仍处于低定价状态，其目的是实现部门预算平衡，保障基本医疗服务"足量"供给。长期以来,政府对医疗服务的价格规制对降低医疗成本、满足社会基本医疗需求都发挥了一定的作用。以经济效率和"市场失灵"为理论基础的政府规制,是否能在医疗服务领域破除自然垄断,通过市场有效竞争而实现"公共利益"? 政府抑制医疗服务价格过快增长的规制措施,是否会降低医疗服务机构的供给能力? 能否实现医疗服务供给优化? 基于此,本书试图从政府医疗服务价格规制对医疗服务供给的影响出发,考察政府医疗服务价格规制政策对医疗服务供给能力、供给质量和供给效率的影响,并进一步检验市场化机制、财政补偿机制、激励机制的作用与影响路径,采用多种实证检验技术与方法,深入分析政府价格规制的作用及改进方式,以实现医疗服务供给优化。

本书首先在梳理中国实施医疗服务规制的制度背景及价格政策历程的基础上,肯定了价格规制政策在特定时期的重要意义。价格规制政策在不同的历史阶段的政策目标具有差异,对医疗服务供给的影响在不同阶段的作用也是不一样的。因此,本书结合制度背景、价格规制和医疗服务供给,并在阐释医疗服务概念及属性的基础上,将医疗服务供给进行细分(供给能力、供给质量和供给效率),分析价格规制对医疗服务供给的影响,这也是本书基本的研究框架。

为论证政府价格规制对医疗服务供给的影响,本书使用省级面板数据和固定效应模型,对价格规制和医疗服务供给进行了实证检验。研究发现:

(1)政府医疗服务价格规制对医疗服务供给能力具有负面影响,导致医疗机构总数量减少。价格规制导致农村医院和基层医疗机构数量减少,加剧了医疗服务市场的供给垄断;降低了全社会人均医疗资源可分配量,医疗资源总量的供应减少;增加了医务人员人均工作量,医疗服务机构的载荷增加。

(2)医疗服务价格规制不能有效提升医疗服务供给质量。价格规制对急诊病死率有显著的负向影响,对住院病死率有显著的正向影响;价格规制对传染病发病率和死亡率具有显著的正向影响。

(3)医疗服务价格规制没有提高医疗服务效率。价格规制增加了门诊和住院医疗服务的费用消耗,并不能抑制医疗卫生费用的增长。

这些实证结果表明，政府价格规制对医疗服务供给并不具有积极作用。

本书的研究还发现：财政补偿机制在价格规制和医疗服务供给质量相影响的过程中起着中介作用；政府控费机制存在政策失灵，反而影响医疗服务供给质量的提高；市场化对价格规制和医疗服务供给能力关系具有调节效应，通过市场化改革，放松准入规制，能有效提升医疗服务供给能力。在此基础上，本书构建了政府规制改革和医疗服务供给优化的机制框架。这些研究丰富了国内关于医疗服务价格规制的理论研究，为深化医疗卫生体制改革提供一定的理论依据，对深化医疗卫生体制改革也具有一定的实践意义。

本书的创新之处主要体现在以下几个方面：

（1）实证检验了中国18年间价格规制的政策效应。本书利用2000—2018年中国31个省、自治区、直辖市的面板数据进行实证检验，从多个视角考察了价格规制对医疗服务供给的影响，分别考察了价格规制对医疗服务供给能力、供给质量和供给效率3个方面的影响，有利于客观且系统地认识政府价格规制的政策效应。在现有的研究文献中，放松规制已是相关领域社会改革的共识，不合理的政府规制方式不利于医疗卫生资源的优化配置。本书在此基础上，通过系统研究为医疗服务领域放松政府规制、改进政府管理方式提供实证支持。

（2）客观分析了医疗服务价格规制的作用机制。本书在检验价格规制对医疗服务供给影响的基础上，分别考察了财政补偿机制、市场准入机制、政府控费机制的效用，进一步探究价格规制对医疗服务供给影响的政策路径和传导机制。研究发现，价格规制对医疗服务和卫生服务的总供给均具有消极作用，政府应逐渐放松医疗领域的价格规制，并增强对公共卫生领域社会服务的供给能力培育；市场准入机制抑制了社会医疗服务总供给能力，政府应加大对基层和农村等医疗服务供给薄弱环节的支持；财政补偿机制的中介效应及控费机制失灵现象表明，价格规制政策应从政府直接规制转变为以间接规制为主。这些新的研究发现为后续政府医疗卫生体系的完善提供实证依据。

（3）进一步提出政府规制改革的新思路。本书在实证分析的基础上，结合中国的医疗卫生体系的现状，提出了放松政府规制改革、构建医疗服务供给优化的机制框架。在医疗服务价格市场化改革基础上，进一步完善政府的财政补偿机制，以间接补偿、重点补贴、平等购买为原则，优化医疗卫生服务供给，有效避免医疗资源的浪费；医疗服务供给过程中，政府价格规制改革思路应从"控费"转向"激励"，正视医务人员的技术性劳动价值，有效提高医务人员的工作积极性，科学提升医疗服务质量；进一步完善法治，并通过社会参与构建有效的外部治理机制，发挥"医疗-医保"协同治理机制的作用，实现医疗服务供给优化。

李自炜

2023年春

# 目录

# 1 绪论

## 1.1 研究背景与研究意义

### 1.1.1 研究背景

近 30 年来，我国社会保障改革已经取得了巨大成就，中国的医疗卫生总支出占国内生产总值的比重从 3.53% 上升至 6.55%，中国的公共医疗卫生支出占国内生产总值的比重从 1.78% 上升至 3.10%，中国的人均医疗卫生支出（现价美元）从 21.02 上升至 419.7，上涨幅度近 20 倍。[①]截至 2018 年，中国的医疗保障全覆盖已基本实现。近 10 年来，公共卫生支出占国内生产总值比重从 1.7% 上升至 3%，公共卫生支出占卫生总支出比重从 50% 上升至 55%，医疗公共卫生支出总量稳定上升，基本医疗保障事业的发展成果显著。但存在诸多问题尚待解决，居民医疗卫生支出中个人自负的支出比例虽从 93% 下降至 72%，但居民个人

---

① 数据来源：世界经济发展数据库，1995—2014 年相关统计数据。

负担仍然较重，居民就医的便利性也没有显著增强。这些问题都亟待通过深化改革、优化治理加以解决。

这些问题主要包括以下四个方面：

（1）中国的医疗卫生资源分布不均衡问题非常严重。医疗卫生资源集中在城市，城市医疗保障水平也比农村合作医疗高很多。城市的医疗卫生机构、设施、人员比例都远高于农村地区，城市的卫生经费是农村地区的3倍。不同经济发展水平的地方政府间的公共卫生支出也存在差异，财政充盈地区的公共卫生支出保障水平显著较高。因此，仅仅提高医保覆盖面，并不能真正解决居民就医贵的问题，医疗保障的有效范围窄，居民遇重大疾患时，高额的自负费用会给整个家庭带来沉重的负担。

（2）中国的大型公立医院扩张较快，医疗服务设施和人员配置均不充分。各类患者就医首选大型公立医院，大型公立医院医生接诊和床位负担过重，导致患者就医拥挤，而小型医疗机构及社区医院的医疗资源未被充分使用，财政资源的不合理优先配置方式更会加剧医疗机构的这种发展极化现象。由于缺乏科学统一的诊疗规范和用药指导，某些常规疾病可能存在药物滥用和重复检查现象，非必要住院可能更会加剧医疗资源的浪费。分级诊疗政策尚未普及推广，对初级医疗作用的忽视、以大型医院为主的卫生服务体系只会加剧医疗资源分配不均，降低整个医疗体系的服务效率。

（3）医疗市场具有信息不对称特征。政府、医院、第三方和患者间的相互作用构成了医疗服务中的多重委托-代理关系，不对称信息前提下的多重委托-代理关系会加剧市场失灵，导致供给诱导需求和医疗费用上涨。如果供给诱导需求（supply-induced demend，SID）现象普遍存在，则政府医疗服务的价格管制措施也会失效，导致医疗资源的严重浪费，政府在医疗保健方面的支出与补贴会更多流向供给方，这相悖于社会基本医疗服务的"公益性"原则。特别是这些矛盾所引发的负面现象被媒体公开后，舆论的"放大"效果会进一步降低医患间信任度，导致医患矛盾。

（4）我国在医疗卫生体制领域中的一系列改革措施并没有实现预期

目标。政府以"控费"和"降负"为目的的政策，导致医护人员的劳务薪酬回报低，为弥补收益损失，往往会倾向过度诊疗而获得补偿；医院为维持自身正常运营，通常会默许各科室按处方或药单提成分利。地方政府为维持现有医疗秩序的稳定，或考虑地方财政支出压力及官员政绩，往往对医院这种行为缺乏管制和监督，甚至少数人员可能参与分利并为医院这类违规行为提供庇护，导致合谋利益集团俘获管制。政府以往的医疗管制改革政策，在执行过程中往往收效甚微。

目前，政府在医疗卫生领域中的改革措施，基本上是围绕上述这些问题落实开展的，且取得了一定的成效，但是问题还没有得到彻底的解决。价格规制是医疗服务市场最常见的经济规制方式。由于医疗服务的特殊性（Kenneth Arrow，1963），公立医疗机构以非营利方式向社会提供基本的公共医疗产品。医疗服务市场的自然垄断特性会导致行业内的竞争效率低。政府规制是为有效规避医疗服务市场的运作风险，实现基本医疗服务公共利益目标而采取的政策工具，目的是提高社会整体福利（Owen and Braeutigam，1978）。中国医疗卫生体制改革经历了30多年的曲折历程。这30多年是中国探索医疗卫生体制改革发展道路的缩影，也是医疗服务政府规制改革的长期过程。尽管可以通过借鉴国内外经验探索适合国内医疗卫生事业发展的改革道路，但医疗这一"难题"中所涉及的公平与效率，市场与规制悖论等问题也始终考验着中国理论研究者和改革推进者的智慧和决心。

在中国30多年政府医疗服务规制改革过程中，关于"医改"出现很多理论上的争议和分歧。其中，最突出的争论焦点是医疗卫生体制改革中政府和市场的主导地位问题，即是否需要政府规制。部分媒体或学者习惯上甚至有意地将争论双方划分成"政府派"和"市场派"。所谓"政府派"，即普遍认为政府应处于医疗服务供给的主导地位，过度市场化导致公共医疗出现供给问题，政府规制应被强化，而非弱化。李玲（2005）指出我国医疗卫生体制的核心问题在于政府失灵与市场失灵并存，医疗卫生本身具备的公共产品这一基本属性决定了轻易将医疗卫生推向市场化之路容易造成医疗市场的失灵。医疗卫生体制的改革应该首先确立起公立医疗服务机构的主导地位，使得公费医疗的体制得以顺利恢复和拓展。葛延风和贡森等（2007）则强调"医改"需要首先对政府的职责进行强化，强调政府在资金筹措和分配方面的具体功能，以及政府在医疗卫生服务体系建设和发展方面的功能。所谓"市场派"，即认为在医疗卫生领域中，市场而非政府应当居于主导地位。持有该观点的学者认为，医疗改革问题的核心在于市场化的完善程度不足和政府职能定位的不清晰，刘国恩（2007）认为"看病贵""看病难"的实质是医疗服务供不应求，其根源在于政府在医疗服务提供方面的干预和行政垄断使得市场竞争不充分，医疗卫生服务仍然需要依靠竞争性的市场来提供。区别于市场主导派和政府主导派，顾昕（2005）认为医改不成功的根源并不是简单地在于不进行市场化，而是在于在医疗市场化的改革过程中，尚且存在大量的制度缺失和制度错配现象，医疗改革应该走有管理的市场化之路，并且在此基础上不断探寻国家介入与市场竞争有效结合的新出路。

可见，"政府派"和"市场派"的主要观点差异，在于对政府规制作用的认识不同，双方没有完全否定政府或市场的作用。但无论持有何种观点，其目的都是优化医疗服务供给，完善中国的医疗卫生体系。因此，为客观认识政府规制的作用，本书对政府医疗服务价格规制的影响进行实证分析，检验其对医疗服务供给的影响，这既是对过往改革成效的客观评价，也是为未来的深化改革提供实证依据。

### 1.1.2　研究目的

本书的研究目的是关注政府医疗服务价格规制对我国医疗服务供给的影响。通过对医疗市场中政府价格规制的研究，分析价格规制对医疗服务供给能力、供给质量和供给效率的政策影响。通过理论研究和实证检验，分析政府价格规制的政策效果，并对其进一步医疗服务供给优化提出相应的政策建议。同时，充分认识医疗卫生事业发展中所面临的一些重要问题，对政府所实行的规制政策进行客观评价。正确认识政府应对医疗服务成本过快增长问题所采取措施的作用，如何推进医疗服务机构改革？如何通过市场化促进规制改革，让社会基本医疗服务回归公益性？当前的医疗服务供给方式中，以公立机构为主体的供给模式存在供给不足的问题，如何通过市场化改革有效推动医疗服务多元化发展，有效发挥市场调节机制的功能作用？政府应有效发挥法律规范和市场监督作用，减少直接的行政性规制，建立公平合理的医疗服务价格体系，在增加医疗服务供应主体的同时，强化社会监督，完善财政补偿机制，构建完善的激励机制和协同治理机制，才能高效率配置医疗资源，提高医疗服务供给能力、效率和质量。

### 1.1.3　研究意义

#### 1.1.3.1　理论意义

早在20世纪70年代，国外就开始出现价格规制和医疗服务供给方面的研究，主要是分析了政府价格规制对医疗成本和效率、对医疗机构收益的影响等方面。但国内对该问题的研究起步较晚，至今仍对是否有必要实施价格规制存在争论，而对于价格规制对医疗服务供给的影响还没有一致性的认识。虽然诸多优秀学者已经对相关的议题进行过理论研究和实证分析，但并没有系统地论证政府价格规制对医疗服务供给的实际影响，难以明确政府在完善医疗卫生体系中应发挥的调控和管制作用；缺乏价格规制对医疗服务供给的影响传导路径的深入分析，难以有效地通过规制改革，形成医疗服务供给优化的系统理论框架。

因此，本书能在一定程度上丰富国内关于医疗服务价格规制的理论研究，也能为深化医疗卫生体制改革提供一定的理论依据。这主要包括两个方面：第一，从医疗服务供给的视角，深入分析政府价格规制的实际作用，结合理论研究和实证分析，为后续的相关研究提供理论基础和学术参考；第二，以政府规制理论为基础，分析政府经济规制对医疗服务供给的影响，提出医疗服务供给优化的新思路，为深化中国医疗服务和卫生服务领域改革提供理论支撑。

#### 1.1.3.2　实践意义

本书通过实证方法，客观分析政府价格规制对医疗服务供给的影响，能够有效地对政府价格规制的政策效果进行客观评估，为政府规制改革和公共政策完善提供实证依据。本书的部分实证结果具有创新性的发现，这些新发现能为政府后续改革提供一定的实践价值。同时，本书从供给能力、供给质量、供给效率三方面衡量医疗服务供给，对政府医疗服务价格规制的影响进行实证检验，相关指标构建合理，对后续研究具有一定的借鉴价值。

第一，关注国内医疗资源的供给问题，在理论研究和实证分析的基础上，进一步分析政府规制对医疗卫生服务供给的实际影响，为政府规制改革提供参考。中国医疗卫生事业在发展过程中存在明显的地区和城乡分布差异、医疗资源和卫生资源配置差异等问题。在财政分权、行政集权体制下，医疗卫生服务供给受到资源配置与行政区划壁垒的限制。另外，由于各地区社会现状不同、发展阶段水平不同，政府价格规制对医疗卫生资源的供给产生重要影响。在医疗资源配置市场化不足的情况下，客观认识价格规制的政策效应，明确医疗卫生领域中的政府-市场关系，对政府规制改革具有重要的实践意义。

第二，构建医疗卫生服务供给优化的机制框架，设计规制改革方案，为政府规制改革提供决策支持。完善的政府规制体系能够为医疗卫生体制改革政策的制定提供参考，为具体医疗卫生管理工作的开展提供方向，对改善医疗卫生服务供给状况和完善医疗卫生体系具有重要的促进作用。在理论研究、方法研究和应用研究的基础上，剖析政府价格规制存在的问题，构建并完善医疗服务供给总体框架，为医疗卫生体制改革提供决策支持。

## 1.2　文献综述

### 1.2.1　国外研究综述

#### 1.2.1.1　政府规制理论研究

医疗服务行业广泛采用需求审批许可证（certificate of need，CON）制度，该管制措施的主要目的是通过防止"不必要的重复投资"来降低行业成本。这种审批许可制度要求所有医院在购买新病床和增置诊疗设备等方面超过最低限额的新投资项目，均需经过各级政府计划部门批准，其目的是减少昂贵设备的重复投资。20世纪60年代，美国开始试行这种医院投资审核制度。20世纪70年代中期，在《国家健康计划法案》（National Health Planning Act）通过后，美国开始广泛采用这种规制方式。Ford and Kaserman（1993）通过研究CON制度对20世纪80年代的美国透析行业的影响，发现CON制度对透析行业的进入和扩张提供了有效的约束。它阻碍了新公司和现有公司新增产能的增长，以及公司数量的增长，从而导致产能下降和集中度提高。Held and Pauly（1983）发现，盈利能力、增长、市场规模和内部的效率差异都与准入管制相关，市场行业集中度的提高导致护理质量整体恶化，因为具有市场力量的企业试图通过降低固定（受监管）价格的成本来增加利润。Held et al.（1991）研究发现，进入壁垒引起的质量下降导致该行业患者死亡率上升。Ford（2000）进一步研究发现，在营利部门中，所有权结构对医疗服务质量具有影响，医生个人所有的诊所提供的护理质量明显高于企业所有的诊所。此类分析结果表明，CON制度导致了严重的质量问题。通过维持不必要的高水平行业集中度和限制供应，透析行业的CON制度维持了现有医疗机构的垄断力量，从而为其提供了通过降低服务质量来增加利润的必要条件。因此，CON制度提高了现有供应商的利益，却损害了消费者（患者）的利益。

Salkever and Bice（1976）通过定量分析估计CON制度对投资的影响，发现CON制度并没有减少投资总额，而是改变了其组成，阻碍了床位供应的扩大，但增加了对新服务和设备的投资。Salkever and Bice（1979）进一步对CON制度进行分析，研究发现，该制度减少了医院床位数量的供应，但每床位提供服务的注册护士和持证护士数量增加了，单位病床投资额随人力资源投入形式变化而增加，医院通过增加护理人员数量形式的资本投资替代了床位数投资，政府管制实际上并没有节约总资本投资。Mayo and McFarland（1989）研究发现，CON制度已经限制了医院病床的增长和医疗服务成本，而市场集中在其他条件不变的情况下会增加公司成本，在考虑监管的严格性及其累积性质之后，CON制度限制了医院病床增长并降低了总可变成本和平均可变成本。此外，市场集中度的增加会增加工厂规模和固定成本。Conover and Sloan（1998）评估了CON制度对人均医疗费用支出、医疗服务供应、新技术发展和医疗服务行业各种指标的影响，发现 CON 制度与人均急性护理支出长期减少相关，但与人均总支出的减少无显著相关。在取消 CON 制度后，没有证据表明设施购置或成本激增；CON 制度也导致床位减少，但每天和每次入院的成本增加，医院利润增加；CON 制度对医院的技术扩散和护理质量没有显著影响。Antel et al.（1995）通过利用 1968—1990 年 48 个州 20 多年的面板数据集来估计各种法规对医院费用的影响，实证结果表明，大多数监管项目对医院成本似乎没有影响，没有证据表明医院的投资管制降低了医院成本；相反，规则会导致成本增加。未来的医院监管模式应该集中在监管规避、规章制度的相互作用以及医院成本的再分配问题上。

20 世纪 80 年代以来，发达国家逐渐改变传统的以投入为衡量基础的费率管制方式，转向以绩效为核心的产出或结果衡量指标实施管制。1983 年，美国联邦政府最早在医疗照顾（Medicare）计划中实行"按病种预付诊疗费用"（Diagnosis Related Groups，DRGs）机制，这种机制的核心内容是：（1）疾病按诊疗费用分组；（2）疾病费用组平均诊疗费用估算；（3）按病种给医院支付诊疗费用。这种政府规制方式和支付制度变革引发很多学者从理论或实证的角度对其进行深入研究，分析其对降低医疗成本、优化医疗服务供给的影响。

Shleifer（1985）提出标尺竞争（Yardstick Competition）理论，认为按病种分组，医疗保险按病种平均诊疗费用固定支付给医院治疗患者的费用，非常接近于标尺竞争，如果治疗该患者的成本费用低于其他机构治疗类似疾病的费用，医疗机构将获得多余的费用作为收入。反之，如果医疗机构不能保持低于费用的成本，则损失费用由自身承担。标尺竞争理论从管制经济学的角度为 DRGs 机制在刺激医疗机构降低医疗服务费用方面提供了理论基础。但是新的道德风险是，不同的医院可能有罹患程度不同的同类患者，如果一些医院的重病患者比例过高，治疗成本会较高，在最极端的情况下，医院甚至可能拒绝重症患者（Joskow，1983）。Junoy（1999）认为，DRGs 机制造成风险选择问题或撇脂（cream skimming）现象是因为在保险和服务市场中异质产品被设定了固定价格，并且经济主体之间存在不完善和不对称的信息。风险选择带来的福利损失可以通过增加交易成本和提供服务来衡量，竞争程度越高，福利损失越大。在医疗服务市场中，竞争机制不足以控制风险选择。DRGs机制使医疗机构承担一定风险成本，减少了选择的动机，具有降低成本的动力，但同时降低了对效率的激励。古特曼和多布森（Guterman and Dobson，1986）介绍了医疗保险预期支付系统（Prospective Payment System，PPS）对医院、医疗费用支付者，以及其他医疗服务提供者和医疗保险受益人的影响。预期支付的主要推动力是经济性的，但PPS可能对获得医疗保健及其质量产生影响。医疗保险福利金的增长率在PPS的影响下有所下降，这是由住院支付的下降所致，但长期影响尚未完全明确。

Desharnais（1988）利用美国医院专业委员会在1980—1985年期间监测的646家综合医院的医疗保险和非医疗保险支付数据，研究PPS实施前几年的使用情况和护理质量趋势，并与实施后的两年进行比较研究，发现：1984年和1985年医疗保险的支付量都显著下降，1984—1985年期间的住院时间没有变化，护理设备和家庭医疗服务有所增加，但医疗服务质量总体没有降低。Feinglass and Holloway（1991）通过对联邦医疗保险预期支付系统在医疗实践中的使用情况进行分析，认为预付制对医疗服务机构降低成本具有激励作用，虽然存在个别案例显示医疗服务质量降低，但总体来看，并没有任何直接证据显示预付制会导致医疗服务质量的显著降低。随着预付制的普及和发展，按病种预付医疗服务费用能有效降低成本，且其可能引发其他风险的副作用已明显趋于最小化。

部分学者担心施行预付制管制会增加医疗机构的自主选择权，医疗机构可能过于在意其成本与收益，为进一步降低成本而拒绝为重症患者提供诊疗服务，或让尚未完全康复的患者过早出院等，以减少医疗服务供给，结果导致医疗服务质量下降。Hodgkin and Mcguire（1994）认为，基于成本的支付系统利润损失，医院有追求利润之外目标的空间。通过开发一个简单的医院选择护理强度的模型，研究发现，采用预付制形式的医院入院率下降，门诊需求上升，表明预期支付水平与边际激励的影响无关，医院倾向于采取风险选择行为。Ellis and Mcguire（1990）

通过分析预付制对住院时间的影响，认为设计最佳医疗支付系统的问题是支付工具使用可实现有效的社会目标和患者的财务风险最小化，供给侧管制政策是成本控制的首选工具。医疗服务支付方式变化会对医院行为产生多种激励，在信息不对称的情况下，当医院知道患者的健康状况时，只依赖医院来确定数量会带来道德风险效应（moral hazard effect）和选择效应（selection effect）。要使供需双方的激励平衡的成本最小化，缓和矛盾，也需要成本。

Davidson（2007）研究发现，在按绩效付费方式下，医疗质量和医院规模之间存在一定的逆相关关系。Mullen（2010）对 HMO 实行按绩效付费方式前后的医疗质量进行了比较，发现按绩效付费并没有明显地提高医疗质量。Meltzer et al.（2002）竞争和预付制用于控制医疗费用，但可能同时提供激励，以便有选择地减少相对于低成本患者的高成本支出，利用来自加利福尼亚州的患者出院和医院财务数据，研究了在医疗保险预期支付系统前后的 12 个最大的相关诊断群体中竞争对高成本和低成本住院费用的影响，发现在 PPS 实施之前竞争增加了成本，但这一效应随后降低，尤其表现在成本最高的患者身上。竞争和 PPS 使医院有选择地减少了高成本患者的支出，而对病情较轻（费用较低）的患者较为有利，因此在他们身上花费更多资源不太可能改善，从而掩盖对最严重疾病的潜在不利影响。竞争对成本的影响是否应该被解释为降低质量，或者更确切地说提高效率只有全面评估结果才能得出结论。同时，他提出了混合报销方案，包括前瞻性和回顾性特征，旨在减轻患者选择或服务提供中歧视的激励，以及改善预付制缺陷，降低预付财务风险。

#### 1.2.1.2 医疗服务供给研究

Paul J. Feldstein（1988）认为，医疗卫生产品中部分具有公共物品属性，虽然还有很大一部分不具备公共产品的属性，但由于医疗卫生服务具有很强的正外部性，因此从本质来看，医疗卫生服务具有准公共产品的属性，是无法按照"谁受益，谁分担"原则承担成本的。Arrow（1963）认为，存在医疗服务供需之间的信息不对称和医疗服务结果的不确定性。医疗服务的技术专业性和复杂性使医疗机构和医生具有信息优势，医生对患者的病情和治疗方案更为了解，并且知道如何为患者提供更多的服务以获得高报酬。医疗机构也希望患者在治疗上花费更多的钱来增加它们的收入。患者处于相对信息劣势，对于不同的医疗机构和医生提供的治疗方案、预期结果等在价格水平、服务质量方面的差异无法自行甄别，只能任由医疗服务提供者作出决策。患者为了早日恢复，不敢忽视医生的诊断决定，这可能导致供给诱导需求问题。Shain and Roemer（1959）最早发现医疗服务领域的供给诱导需求现象。他们观察发现，一定时期内医院的床位数和患者住院数间存在正相关关系。这一现象被称为罗默法则，即"只要增加新的床位，就有患者使用它"。Evans（1974）在罗默的研究基础上进一步提出医生和患者之间存在的显著信息差异，医患间信息不对称允许医生对自身服务的需求施加直接的、非价格的影响，而医疗需求的供方诱导导致价格的"反常"，会增加供应数量和提高需求价格。对美国和加拿大医疗服务市场的实证研究发现，医疗服务市场的特殊性导致传统供需关系的失灵，限制价格通胀、纠正"短缺"或其他抑制政策不能建立在传统的供求模型的基础上，市场化会导致医疗市场资源配置低效率。

公共利益规制理论认为，医疗服务领域的市场失灵很难通过某种形式的自由竞争来纠正，应加强政府对医疗服务市场的监管。Leffler（2000）认为，医生在均衡区间内只获得少量的租金，不同国家实施的医疗服务许可标准的差异与消费者干预需求的理由一致，是对获取医疗质量信息成本作出的政策反应。因此，可以选择取消国家干预、实行认证、保留许可证制度。Reinhardt（1989）对传统经济学理论分析医疗服务市场的结论提出疑问，经济学的研究方法经常被滥用，医疗服务市场中，如果供给方对消费者需求起"诱导"作用，市场机制则不能产生公平的均衡价格并实现资源的最优配置；如果供给诱导需求导致了市场失灵，政府管制便成为医疗服务市场的可行选择，"更高效率"是一种抽象的矛盾修辞，医疗保健服务的特殊性要求更关注社会分配的公平性。

### 1.2.1.3 价格规制效应研究

价格规制对医疗供给的影响，目前的研究结论并不趋于一致，一些学者指出"医务竞赛"对于提升医疗质量有积极作用，但是还有一些学者指出"医务竞赛"会显著降低医疗质量或者对医疗质量没有任何影响。Held and Pauly（1983）在对1977年和1978年美国大城市的透析技术利用情况进行分析的基础上，发现医疗市场的竞争能够对医疗市场产生积极的正向影响，两者之间存在正相关关系。Bloom（2010）等对英国的公立医院情况进行调查，发现医院之间的竞争加剧后，患者的死亡率会明显下降，医疗质量会得到显著提升。Gaynor（2000）和Joskow（1980）等的研究也显示"医务竞赛"能够显著提升医疗质量。Shorten and Hughes（1988）通过对美国45个州981家医院进行调查，选取了1983年7月1日到1984年7月30日的符合研究条件的214 839例患者进行研究，发现医疗市场的竞争程度与住院患者的死亡率之间没有明显的关联。Brekke（2008）等研究了医疗市场竞争对医疗质量的影响，发现竞争无法有效提升医院的医疗质量。Dranove and Satterthwaite（2000）则认为，在"医务竞赛"的背景下，医院会购买足够先进的医疗设备和器械，这些会使得医生对这些医疗设备过度依赖，进而减少了让医生亲自实践的机会，最终使得医疗质量降低，出现住院患者死亡率提升等现象。Yip（1998）的研究显示价格规制并不是控制医疗费用的有效途径，因为政府实行价格规制之后，医生还有可能通过增加医疗服务量来对损失进行补偿。

Mekel（2010）认为医疗差错使医疗保健行业陷入困境，并对患者构成严重威胁。对于任何一个既影响很大一部分人口又影响相当一部分经济的问题，政府都有既得利益。美国的州政府和联邦政府的力量越来越多地转向制定医疗质量和患者保护法规。然而，这种命令与控制的解决方案虽然相对容易实现，但可能无法提供最佳的解决方案。事实上，这种自上而下的对医疗质量和患者安全问题的监管反应可能带来一些有害的影响，包括医疗成本的增加、与现有监管的意料之外的冲突，以及提供者自我管理和创新积极性的削弱等。

Feldman and Robert（1980）基于博弈论的视角进行分析，认为规制的效果受外部环境特征和内部因素的影响，外部环境特征会影响经济行为的结果，而内部因素直接决定经济主体的行为选择。在医疗服务市场的政府规制领域中，规制方能够了解的信息有限，而医疗服务市场政策规制的手段是控制医疗服务供给和医疗资源使用，其目的是控制医疗成本，但民众更关心自己的医疗资源获得问题。因此，政府医疗规制政策方案的民众政治支持始终处于中心地位。此外，由于医疗服务对当地的经济、医疗机构活动及居民生活的影响较大，规制政策的执行过程困难重重；医疗服务供给方具有较强组织能力，也更具有能力与政府规制部门谈判议价，甚至俘获规制方，从而对政府规制效果产生影响。这些研究合理地解释了不同规制方式效果差异的问题，对医疗服务市场的规制改革提供了一定的指导，也对政府规制设计产生了一定的启示作用。

Luft and Maerki（2010）试图通过一个非常简单的问题来衡量医院竞争的可能性：美国医院在合理的距离内有多大比例的邻近医院？综合医院之间的距离可以通过地址坐标来计算。根据来自48个州和6 520家医院的数据，47%的医院在5英里内没有相邻，77%的医院在5英里内的相邻数少于5个；在半径15英里处，数字分别下降到23%和62%。这意味着美国大部分地区可能难以形成充分竞争的医疗服务市场。Legnard（1999）对英国医疗"竞争式规制"改革进行评估，发现这种改革的激励效用弱，因为医疗机构并不能保留盈余，改革缺乏内生动力，医院数量少，市场缺乏有效竞争。这些研究普遍认为，医疗服务规制在控费方面具有一定作用，但医疗市场并不具有区位竞争性。同时，各国具体情况差异较大，不同规制政策在不同国家的效用有差异，并不具有普适性。

### 1.2.2　国内研究综述

#### 1.2.2.1　医疗服务供给方式

中国医疗卫生体制经历了30多年曲折的改革历程，医改30年是中国改革发展道路的缩影，也是医疗服务政府规制改革的长期过程。尽管通过借鉴国内外经验，我们走过探索适合国内医疗卫生事业发展的改革道路，但医疗这一"难题"所涉及的公平与效率问题、市场与规制悖论等始终考验着中国理论研究者和改革推进者的智慧和决心。

在中国30多年政府医疗服务规制改革的过程中，关于"医改"出现很多理论上的争议和分歧。其中，最突出的争论焦点是医疗卫生体制中政府和市场的主导地位问题，即是否需要政府规制。部分媒体或学者习惯上甚至有意地将争论双方划分成"政府派"和"市场派"。所谓"政府派",即普遍认为政府应处于医疗服务供给的主导地位,过度市场化会导致公共医疗出现供给问题,政府规制应被强化,而非弱化。李玲(2005)指出,我国医疗卫生体制的核心问题在于政府失灵与市场失灵并存,医疗卫生本身具备的公共产品这一基本属性决定了轻易将医疗卫生推向市场化容易造成医疗市场的失灵。医疗卫生体制的改革应该首先确立起公立医疗服务机构的主导地位,使得公费医疗的体制得以顺利恢复和拓展。李玲(2010)强烈建议中国按照英国的医疗保障模式改造中国现有的医疗卫生体系。由于信息不对称、诱导需求等因素会引起医疗服务的市场失灵,市场机制本身难以有效地配置资源,因此应由政府主导医疗服务供给和资源配置。她认为医疗服务及医疗保障本质上属于公共物品,医疗产品的供给应以追求公平正义为价值取向,由政府直接举办公立医院,国家应该为所有社会公民提供全面覆盖的免费医疗。她主张中国的医疗卫生和医疗保障制度应该回归计划经济时代的免费制度模式。葛延风和贡森等(2007)则强调医改需要首先对政府的职责进行强化,强调政府在资金筹措和分配方面的具体功能,以及政府在医疗卫生服务体系建设和发展方面的功能。杨燕绥和乌日图等学者也非常认可以政府为主导的医疗保障模式,在总体上不赞成市场力量过多进入医疗(保障)领域。杨燕绥(2006)认为基本医疗保障属于公共产品,应当由政府提供。乌日图(2014)认为医疗服务是公共消费品,由于存在市场失灵和搭便车现象,政府主导才能发挥医疗保障的作用。王东进(2012)、熊先军(2013)等也都反对商业医疗保险进入基本医疗保障领域,主要在于可能对基本医疗保障的公益性产生影响,同时不认为商业医疗保障具备这样的能力(张晓等,2010)。

所谓"市场派",即认为在医疗卫生领域中,市场而非政府应当居于主导地位。持有该观点的学者认为,医疗改革问题的核心在于市场化的完善程度不足和政府职能定位的不清晰。刘国恩(2007)认为"看病贵""看病难"的实质是医疗服务供不应求,其根源在于政府在医疗服务提供方面的干预和行政垄断使得市场竞争不充分,医疗卫生服务仍然需要依靠竞争性的市场来提供。区别于市场主导派和政府主导派,顾昕

（2005）认为医改不成功的根源并不是简单地在于不进行市场化，而是在于在医疗市场化的改革过程中，尚存在大量的制度缺失和制度错配现象，医疗改革应该走向有管理的市场化之路，并且在此基础上不断探寻国家介入与市场竞争有效结合的新出路。

### 1.2.2.2 价格规制理论研究

阿罗（1963）的《不确定性和医疗保健的福利经济学》的发表是卫生经济学确立的重要标志。国内对卫生经济学进行的学术研究起步较晚，确切而言是2000年之后才逐步兴起。谢子远等（2005）认为医疗服务产品本身的异质性特征和其不可逆转的特点使得整个医疗服务过程中医患双方的信息严重不对称。郑大喜（2006）则基于经济学视角指出，卫生行业的健康发展不能仅依赖市场机制，政府的作用是不可或缺的，政府需要对医疗服务市场进行适度规制。张恒龙（2003）认为，当前我国医疗服务市场在技术方面的特殊性和经济方面的特征决定了我国的医疗服务市场会出现市场失灵的情况，当前在医疗服务领域，政府职能尚且不到位；与此同时，政府在医疗规制方面的滞后使得医疗卫生的配置效率严重不足，这样反而会阻碍我国医疗卫生服务行业的市场化进程。马维胜（2006）则认为，医疗服务的本质就是医患双方建立起一种委托-代理合同，但是在这种委托-代理合同中，委托人缺乏对代理人的直接监督能力，同时委托人无法对代理人的行为进行有效的评价。

Stigler（1971）创立的规制经济学将一些基于经济学视角进行的政府规制研究称作"经济规制的理论"。规制经济学最初主要是对一些"自然垄断产业"的市场进入问题和相关产品的定价问题进行研究（Kahn，1972）。经过一段时间的发展之后，该领域的经济学家开始逐渐使用"规制的经济理论"这一说法。为了确保经济层面患者对医疗产品的可及性，政府在医疗服务市场中进行价格干预就成为控制医疗服务成本和减少公共支出的有效途径（孙敏，2014）。李卫平（2006）则认为，纵观整个公立医院改革的发展历程，仍然存在市场规则不明确的问题。此外，监管缺位、价格政策的科学性与合理性不足的问题使得整个医疗服务市场扭曲，而政府管理职能的缺位也是迫切需要解决的实际问题（蒋天文和樊志宏，2002）。但是政府规制的滞后性使得医疗卫生资源整体配置效率低下，这会阻碍医疗卫生服务朝着更加公平、更具效率和更强可及性的方向发展（张恒龙，2003）。还有一些学者持有不同的看法，汪丁丁（2005）认为，要想有效解决我国医疗卫生体制问题，核心在于充分利用市场机制对各项医疗服务进行准确定价。寇宗来（2010）则指出，尽管政府通过一些规制措施降低了患者的诊疗费用支出，但是"医"和"药"的互补功能使得医院将垄断的手段放到了药品市场上面，这样一来自然而然又形成了"看病贵"的问题；与此同时，医院还可以采取增加患者就诊次数、减少患者就诊时间的方式增加患者就诊的"重复成本"，以此达到增加药品抽租的目的，进而加剧了"看病难"问题。陈钊（2010）指出，当前我国医疗卫生体制的改革仍有诸多不完善之处，并未实现充分市场化的医疗服务价格，片面的医疗服务市场化不利于"看病难、看病贵"问题的有效解决。费太安（2013）发现，医疗市场本身具备的不确定性、信息不对称、引致需求以及外部性等特征，使得医疗服务市场无法处于完全契约的良好状态。倘若市场与政府的职能边界无法被清晰界定，那么医疗服务市场也很难实现高效运转。我国当前医疗市场中存在的一些问题，绝不仅仅是某个单一的医疗机构的问题，也不仅仅是政策规制带来的一些弊端问题，为此我们需要对整个医疗服务市场的结构进行深刻反思。

顾昕（2005）指出，尽管政府已经对医疗服务的价格采取了十分严格的规制措施，但是医疗费用的快速增长仍然没有得到有效控制，"以药养医"的问题仍然客观存在。李鹏飞（2006）认为，医疗服务价格规制会进一步诱发"以药养医"体制的形成，对此因尽快建立起一个能够用于评价医疗服务价格规制的分析框架，"以药养医"的客观存在使得患者无法在有限责任约束和道德风险中作出次优选择。郑江淮（2008）认为，医疗体制改革的核心在于进一步放松政府对医疗服务价格的规制。佟珺和石磊（2010）认为，医疗费用快速增长的一个重要原因是政府进行价格规制是由采取措施的合理性不足所致，医生提供医疗服务的技术价值因为药品价格的规制因素无法得到切实有效的补偿，只能通过增加药品进行弥补，这样的机制不仅降低了规制本身的政策效果，还加剧了医疗费用的快速增长。杨宜勇（2013）认为，"新医改"时代首先需要理顺医疗服务价格，政府应放松对医疗服务价格领域的规制，进一步引导社会资本朝着提升医疗服务获利的方向发展。朱恒鹏（2011）也认为，想要降低患者医疗服务负担，首要任务就是尽快取消政府在医疗服务方面和医药方面的各种直接和间接的规制措施。

刘薇（2006）认为，我国医疗市场的发展尚不完善，也并未形成完全竞争的良好局面，我国公立医院数量占总医院数量的95%。李玲和江宇（2010）认为，政府在各地重点建设1~2所县级公立医院的行为使得各县的医疗资源集中，形成公立医院的垄断地位，如何充分利用新的政策工具改变大型公立医院院长和医生的一些观念和行为是我国当前进行公立医院改革的关键所在（Yip and Hsiao，2014）。更加实际的说法就是，需要尽快找到一种有效的激励机制，使得利益集团在激励机制下的获利大于当前的不当获利。根据激励相容理论，应该确保在不对既定社会目标产生影响的前提下，使得每个个体都能够充分追求自身的利益。Ramesh（2008）认为，构建出一个医院自主发展与政府控制相辅相成的良好体制，公立医院的绩效就可以得到有效实现。政府能够对各种政策工具进行有效使用，构建合理配置相互关联的激励机制是关键（廖宇航，2015）。为此，政府应设计出一种既能够给予医生足够激励又不至于滥用相机抉择权的激励规制合同（朱孟晓和胡小玲，2009）。但是，如果仅仅是为了对医疗费用进行控制，缓解患者的医疗负担压力，政府通过出台规制措施对医生的行为、医疗服务和医药价格进行规制，一旦引入的规制本身具有内生性，得利方就会产生自我强化的趋势，进而会带来不良负面影响（朱恒鹏，2011）。如果政府没有进行价格规制，那么在市场中居于垄断地位的供应商会通过差别定价来谋求利润最大化，这不仅仅是微观经济学相关理论得出的基本结论，也是被企业实践所证实的现实（Varian，1989；Stole，2007）。

Baumol and Panzar（1982）作为竞争市场理论的重要代表人物指出，在一个没有外部竞争或者没有沉没成本的产业或者市场中，为了保证市场效率的提升，厂商会采取竞争性定价的措施，这时候政府的任何规制措施都无效。但是在实际的市场当中，沉没成本会一直存在，因此，政府规制有其必要性。但是，竞争市场理论已经成为指导政府规制的重要理论，规制的使用会使得社会福利最大化得以最终实现。褚淑贞（2004）则认为，准入规制具体包括了商场进入者的投资规模、技术管理水平、产品或服务质量的资格审查等内容，具体的规制手段还包括许可、认可、特许、注册、审批等几个方面。林浩（2006）对美国医疗市场中的政府规制及效率加以分析，认为美国医疗服务市场的准入规制不仅包括了新加入医院的规制、旧医院扩建的规制，还包含新增医疗仪器设备的规制，以及限制医院投资和扩充医疗供给的措施。国内学者普遍认为，国内的现状是在每个县市都会重点建立 1~2 所公立医院，这会让少数公立医院形成自然的垄断地位（李玲和江宇，2010）。因此，在医疗市场中引入竞争机制能够打破垄断，提高医疗服务的绩效（刘小鲁，2011）。吸引和鼓励社会资本进入医疗服务市场是医疗服务体系改革的路径之一，充分的市场竞争机制能够在一定程度上满足医疗服务的多样化需求，从而提高医疗资源的配置效率。应降低市场进入壁垒，放松政府对医疗服务的准入规制（石磊，2008），引入市场竞争机制能够使医疗服务质量提升（刘君和何梦乔，2010）；政府准入规制中的政策歧视导致社会资本的准入门槛过高，社会医疗资源便无法实现优化配置（王晓玲，2009）。周小梅（2006）研究发现，我国医疗服务的市场化改革仍存在诸多不足，医疗服务效率并未获得显著提升，政府应实施规制改革，重新评审已批准的医疗执业机构，并对营利性和非营利性医疗机构实施不同的规制，这样才能有效提高医疗服务效率。

### 1.2.2.3 价格规制效果研究

基本医疗服务的制度体系中，涉及医疗服务机构、患者和第三方支付机构间的三方关系（杨燕绥，2011）。基本医疗保障制度是以保障参保人能够有效获得基本的医疗服务为主要内容和基本目标，实现基本医疗服务的人人可得，从而提高社会整体健康水平的制度目标。现实中，医疗保障制度和医疗服务是相互渗透、相互交织的，二者具有密不可分的关系，共同构成了医疗卫生制度的核心内容。因此，从制度目标的角度来看，基本医疗保障制度效率可以完全等同于基本医疗卫生制度效率。

根据效率评价目的的不同，医疗服务效率可以分为技术效率、生产效率和配置效率。技术效率是指医疗卫生资源投入不变，医疗卫生服务的产出量最大；生产效率是指医疗卫生资源成本不变，医疗卫生服务的产出量最大；配置效率是指医疗卫生资源组合不变，医疗卫生服务的产出量最优（岳意定和何建军，2006；李文中，2011；孙健和申曙光，2009）。

国内学者的相关研究主要包括：（1）对某一层次医疗保险制度效率的研究（邵德兴，2007；郑伟和章春燕，2010；杨红燕，2010；吴联灿和申曙光，2011；刘喆，2011；郑琦等，2013；张鹏飞，2020）。（2）对医疗保障制度整体的效率研究（吴炜，2006；朱卫东，2006；娜拉等，2009；王好等，2010）。（3）对医疗卫生制度效率的整体性研究（李文中，2011）。此外，李跃平等（2008）还对职工医保中的个人账户效率进行了分析；刘波（2011）、王晓杰和王宇（2012）对新农合的支出效率进行了评价；黎娜等（2010）对城乡医疗保险基金的支出效率进行了分析。这些相关研究对医疗保障制度改善和医疗卫生制度整体效率提升都具有积极的意义。

部分学者的研究发现，当前我国大型医疗设备的频繁使用并没有产生积极的作用。数据统计显示，发现疾病的人数仅占所有检查人数的30%，这与政策要求的60%相距甚远，换言之就是大多数患者都做了常规医疗以外的检查（马本江，2007）。对患者而言，所有的检查中的一部分完全可以在不影响诊疗效果的情况下用收费更低、更加普通的检查来替代。以CT为例，当前的CT检查中，有17%属于不必要的检查（雷海潮等，2002）。公立医院在实施药品零差率政策后，次均住院费和次均门诊费均出现不同程度的下降（沈荣生，2013；张丽青等，2012；于春富和牟蔚平，2012；杨敬，2012）。但是，田立启等（2011）和金春林等（2010）的研究显示，药品实施零差率政策后，不仅患者均次住院费用和门诊费用未达到预期的效果，患者的医疗费用反而显著增加。吴焕（2015）对1997—2013年河南省的相关数据进行分析，采用协整理论与误差修正模型展开研究，发现政府在卫生方面的长期支出和短期支出均会对居民的消费产生挤入效应。对城镇居民而言，政府卫生支出的短期挤入效应并不显著，挤入效应长期较弱。

曹燕等（2010）利用2000—2007年我国各省份的面板数据进行分析，具体的健康指标用传染病的发病率和人均预期寿命进行衡量，自变量则选取了各地区政府卫生支出。研究结果显示：医疗卫生领域财政投入规模的增加会显著提高我国人口整体健康福利水平。孙菊（2011）则基于1997—2001年28个省份的面板数据，对5岁以下儿童死亡率和婴儿死亡率进行深入研究，研究发现：较之于私人卫生支出，卫生财政支出对健康的改善作用更为显著。刘军强等（2015）根据对河南、四川两省70位医保政策相关者的访谈，发现目前医保部门控费工具箱内的6种工具并不总有效。刘西国等（2012）通过对国外最新研究成果的回顾，并结合我国1998—2010年的面板数据发现，城市化会导致医疗费用的上升，而政府规制能降低医疗费用，但我国人均收入水平和人口老龄化水平对医疗费用的影响较小，医疗保险甚至抑制了医疗费用的上涨。因此，结合我国的特殊国情，规制是控制医疗费用上涨最基本的途径，医疗保险的推广同样可以起到费用规制的作用。沈清等（2007）在对浙江省民营医院展开深入调查的基础上，发现医院内所有的业务收入当中，较之于民营医院，公立医院的"以药养医"现象更为突出。李林和刘国恩（2008）的研究则发现，如果一个地区营利性医院的占比越高、规模越庞大，该地区非营利性医院的医疗费用越低。邓国营等（2013）对微观数据进行分析，发现较之于民营医疗机构，患者在公立医疗机构等待的时间更加漫长，患者对于公立机构的满意度也更低。蒋建华（2015）通过对广东省各地市数据的实证分析，发现市场竞争能够降低公立医院的医疗费用，竞争对住院医疗的服务质量提升也具有积极作用，但竞争会增加公立医院的门诊费用。营利性医院和非营利性医院在规模层面和效率层面的竞争能够切实有效地降低患者住院的实际医疗费用支出水平，但是在提升患者的医疗服务方面收效甚微，建议鼓励医疗行业提升竞争层次，进一步优化和提升医疗服务质量，进一步控制好患者的医疗费用支出。

张睿等（2015）以2008—2013年河南省县级公立医院年报数据为基础，对县级公立医院改革对于当地医疗质量、医院成本控制的水平以及医疗费用和就医人次方面的影响进行了实证分析。研究结果显示：以药品零差率为主的医疗改革政策能够有效降低次均药品的成本和人均住院药品的费用，还对缓解药价虚高产生积极影响。进一步的政策作用机理分析却发现，医疗改革对于降低药品的单价能够起到有效作用，但是无法对均次费用的降低发挥显著作用。价格规制政策不利于提升医务人员工作的积极性，因此政府应该适当放宽医疗服务价格规制政策。张二华等（2010）则认为，医疗服务市场和医疗服务价格规制有其自身的特殊性，政府对于医疗服务市场展开的规制活动并不能改变当前医院在医疗市场中的主导地位，医疗服务市场本身的特征就促使其形成了寡头竞争的结构。所以，在医疗服务市场中适当引入竞争机制对于改变当前我国医疗服务市场中的"看病难、看病贵"问题意义非凡。邓国营等（2013）充分利用2007—2010年的"国务院城镇居民医疗保险试点评估调查"数据，对公立与民营医疗机构医疗费用以及服务水平与质量的区别展开实证分析。研究结果显示，进一步强化医疗服务市场的竞争机制，充分发展民营的医疗机构，改制甚至是重组公立医院，能够更好地解决"看病难、看病贵"的现实问题。

### 1.2.3 文献述评

通过国内外研究综述可以发现，国外研究相对比较成熟和完善。由于医疗保障模式的不同，国外研究主要是以医疗保险问题和医疗服务问题为对象的独立研究。国外的医疗保障模式中，英国实施的是全民医疗服务模式，即"国民卫生服务（National Health Service，NHS）体系"；德国和日本实施的是社会医疗保障模式，德国的社会医疗保险由法定基本医疗保险和商业补充医疗保险共同构成，日本的社会医疗保险制度由职工医疗保险和国民健康保险构成；新加坡是储蓄型医疗保障模式，以"全民保健储蓄计划"为主，以"健保双全计划"和"保健基金计划"为补充；美国是商业医疗保险模式，以私人医疗保险机构为主。因此，这些国家的医疗保障模式差异，直接影响各国的医疗服务供给方式，并显著不同，在制度设计、服务体系、供给方式等方面均有显著差异。国外的相关研究更关注医疗服务运行的经济性、公平性，医疗服务的供给效率与居民可得性，医保付费方式的绩效，以及政府管制对消除垄断、促进竞争、提高医疗质量的作用等方面。

但我国的医疗卫生问题更加复杂。在医疗保障体系方面，我国采用多层次的医疗保障制度，医疗服务供给存在严重的城乡差异，医疗保障制度和医疗服务又相互交织，医疗服务水平地区差异大，存在严重的公平性问题。因此，国外医疗服务管理经验的参考借鉴作用相对有限。特别是医疗卫生体制改革以来，在医疗和医药等方面出现了诸多问题，这些问题仅仅从医疗和医药方面进行管理改革收效甚微，药品价格居高不下、药品安全不容忽视、医疗费用涨幅过快、医患关系难以协调，并导致一定的社会矛盾。在舆论的推波助澜下，有的民众对医疗卫生体系和医疗保障改革产生不满，甚至质疑行政体制改革，这些严重影响了社会的和谐稳定和政府的公信力。

中国医疗服务的提供是以公立医疗机构为主体的，政府施行价格规制的目的是以相对低的价格向全社会提供基本的医疗服务。宋华琳（2009）对价格规制理论进行研究探索，认为有效的规制能够在一定程度上减轻信息不对称的程度。医疗服务对人民的健康起到关键作用，应通过政府规制来保障基本医疗服务的有效供给。正因为市场存在失灵现象，政府的规制便具有内部合理性，规制的目的在于增进社会福利（李晓阳，2010）。正是由于医疗服务的外部性，不被规制的医疗服务市场难以形成帕累托最优，因此规制势在必行（王晓玲，2010）。同时，如果缺乏政府有效的费用控制机制，医疗费用的快速增长会损害患者的个人利益，同时不利于社会福利的实现（佟珺，2009）。

但是，由于医疗新技术的引进和需求的提高导致医疗成本上升（庞瑞芝等，2017），更主要的原因在于不合理的定价机制和价格规制方式（娄淮建，2012），并没有切实解决医疗服务消费者以及整个社会的医疗费用负担（顾昕，2005；李玲，2014）；由于信息不对称，医疗服务领域存在巨大的寻租空间（毛瑛，2014），规制可能被利益集团俘获（鞠春彦，2006；逯进，2006），应放松对医疗服务价格的管制（郭科和顾昕，2017）。医疗服务体系维系着社会福祉和个人利益，需要政府对医疗服务进行相应的规制和引导，以保障基本医疗服务的有效提供。同时，降低市场准入门槛，通过多元办医形成充分的市场竞争机制，在一定程度上满足多元化的医疗服务需求，从而提高医疗资源的配置效率，医疗服务机构之间的竞争会增加整体社会福利（刘小鲁，2011；彭宅文和岳经纶，2018；房莉杰，2018）。近些年，学术界开始尝试将治理理论引入医疗服务领域中，开始探讨医疗服务治理问题。王雯（2017）在探讨医疗服务价格谈判机制时，指出要合理运用公共治理理论，有效构建"医、患、保"三方合作共赢的医疗服务价格谈判格局。这些相关研究都是对医疗服务治理和政府价格规制改革的积极探索、尝试、运用，特别是医疗服务价格规制的理论内涵、职能定位、主体责任、参与方式、规制形式等，政府价格规制的权责范围、组织边界、利益平衡、机制设计等，都需进一步深化研究，并形成系统的理论体系，这也是本书研究的主要内容。

## 1.3 研究内容、方法与结构

### 1.3.1 研究内容与方法

#### 1.3.1.1 研究内容

本书主要是基于政府规制理论，围绕中国医疗卫生体系中的医疗服务供给问题，通过实证检验分析政府价格规制对医疗服务供给的影响，以实现医疗服务供给优化为目标。为此，本书依照以下路径详细探讨并深入分析该论题：

第1章绪论，主要是对文章的内容和总体思路进行简要的概述。首先阐述了论文的研究背景和研究意义；接着回顾过往的研究成果，对已有的文献进行梳理和概述；然后介绍本书的研究内容、思路与框架；最后阐述和归纳本书的研究方法与主要的创新点。

第2章基本概念与理论基础。本章明确了规制的基本概念、内涵和分类，并阐释价格规制的内涵及医疗服务供给的基本含义；在总结现有规制理论和公共产品供给理论的基础上，阐述本书研究的理论基础，并在此基础上构建本书的基本理论框架。

第3章价格规制与医疗服务供给能力。本章利用省级面板数据和固定效应模型，分析价格规制对医疗服务的机构数量、服务提供能力和医疗服务载荷的影响；分析医疗服务供给的市场化改革对医疗服务供给可能具有的影响，检验市场化改革、放松准入规制对价格规制和医疗服务供给影响的调节效应。

第4章价格规制与医疗服务供给质量。本章利用省级面板数据和固定效应模型，分析价格规制对急诊病死率、住院病死率、传染病发病率和死亡率等指标的影响；分析财政补偿机制对价格规制与医疗服务供给质量间的传导作用，检验财政补偿机制的中介效应；通过实证检验政府早期所施行的控费政策可能存在的政策失灵现象。

第5章价格规制与医疗服务供给效率。本章阐明了医疗服务供给效率的重要意义，结合效率理论分析医疗服务供给效率的测度方法；利用省级面板数据和固定效应模型，分析价格规制对医疗服务供给过程中的时间消耗、资源消耗和费用消耗等效率指标的影响；为进一步提高医疗资源的使用效率提供实证依据。

第6章价格规制改革与医疗服务供给优化。在前文实证分析的基础上，本章进一步提出医疗服务价格规制改革的总体框架，结合市场机制、财政补偿机制、激励机制、社会参与和监督机制，通过放松规制和政策协同，实现医疗服务供给优化。

第7章主要结论、政策建议与研究展望。根据前文研究的理论分析和实证结果，本章总结价格规制对医疗服务供给的影响机制和传导路径，对优化医疗服务供给提出相应的政策建议；总结研究中存在的不足之处，并对未来完善和深化研究进行展望。

1.3.1.2　研究方法

根据上述研究思路和分析框架，本书采用的主要研究方法如下：

第一，思想回溯与理论归纳结合。例如，在分析规制理论思想时，回溯政府管制、市场调节、公共选择理论等先贤们的重要论述及思想，总结归纳历次重要社会变革历程中的重要理论创新，从官僚制理论、新公共管理理论、新公共治理理论等思想基础上总结出医疗服务价格规制的理论框架。

第二，经验分析与比较研究结合。本书的研究主要关注"医疗服务供给"的问题，在对国内外规制的理论思想、策略经验进行阐释的基础上，比较采取不同医疗保障模式的各主要国家的改革措施，作出价值判断，在可验证的基础上，尽量得出符合研究目标的医疗服务供给框架。

第三，规范研究与实证研究结合。本书侧重对中国医疗服务供给中的核心问题进行分析，并重点分析医疗服务供给优化实现路径，包括两个层次的研究：第一层次是实证研究，在理论回溯的基础上，通过构建模型，利用可得数据，检验价格规制，对医疗服务供给的能力、质量、效率等方面进行实证分析，根据实证分析的结果得出结论。第二层次是规范研究，通过分析中国医疗服务价格规制中的核心问题，结合实证结果，发现现有价格规制体系中的主要问题和缺陷。

第四，定性研究与定量研究结合。本书在文献回顾的基础上，总结、归纳、分析、概括规制思想和理论，并分析研究问题的本质和内在规律。采用多元回归分析、信息经济学和博弈论等研究方法进行实证分析，确定变量的相关关系和因果关系，更准确地把握研究对象的本质、关系、规律和趋势。

### 1.3.2 研究思路与框架

本书遵循提出问题—文献综述—理论框架—实证分析—对策建议的传统范式展开研究。本书是在价格规制和医疗服务供给理论的基础上，选择恰当的方法进行理论分析或实证分析，论证政府价格规制对医疗服务供给的影响，并分析其中的影响关系和路径，进而得出有关结论。为更清楚地了解本书的研究思路和主要内容，以论文的结构和逻辑关系为基础，绘制本书的研究框架（如图1-1所示）。

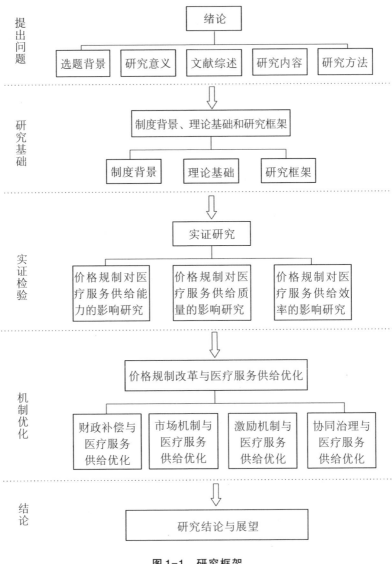

**图1-1 研究框架**

## 1.4 主要创新点

本书从理论和实证方面，系统地分析了价格规制对医疗服务供给的影响，并具体分析其影响路径和传导机制，在前人研究基础之上，进行了一些尝试性的拓展和深化研究，得出相对客观的实证性结论。较之已有研究，本书的创新之处主要体现在几个方面：

第一，实证检验了中国18年间价格规制的政策效应。本书利用2000—2018年中国31个省、自治区、直辖市的面板数据进行实证检验，从多个视角考察了价格规制对医疗服务供给的影响，分别考察了价格规制对医疗服务供给能力、供给质量和供给效率3个方面的影响，有利于客观且系统地认识政府价格规制的政策效应。现有的研究文献中，放松规制已是相关领域社会改革的共识，不合理的政府规制方式不利于医疗卫生资源的优化配置。本书在此基础上，通过系统地研究为医疗服务领域放松政府规制、改进政府管理方式提供实证支持。

第二，客观分析了医疗服务价格规制的作用机制。本书在检验价格规制对医疗服务供给影响的基础上，分别考察了财政补偿机制、市场准入机制、政府控费机制的效用，进一步探究价格规制对医疗服务供给影响的政策路径和传导机制。有关研究发现，价格规制对医疗服务和卫生服务的总供给均具有消极作用，政府应逐渐放松医疗领域的价格规制，并增强对公共卫生领域社会服务的供给能力培育；市场准入机制抑制了社会医疗服务总供给能力，政府应加大对基层和农村等医疗服务供给薄弱环节的支持；财政补偿机制的中介效应及控费机制失灵现象，表明价格规制政策应从政府直接规制转变为以间接规制为主。这些新的研究发现，为后续政府医疗卫生体系的完善提供了实证依据。

第三，进一步提出政府规制改革的新思路。本书在实证分析的基础上，结合中国医疗卫生体系的现状，通过放松政府规制改革，构建医疗服务供给优化的机制框架。在医疗服务价格市场化改革基础上，进一步完善政府的财政补偿机制，以间接补偿、重点补贴、平等购买为原则，优化医疗卫生服务供给，避免医疗资源的浪费；医疗服务供给过程中，政府价格规制改革思路应从"控费"转向"激励"，正视医务人员的技术性劳动价值，有效提高医务人员的工作积极性，科学提升医疗服务质量；进一步完善法规[1]，并通过社会参与构建有效的外部治理机制，发挥"医疗-医保"协同治理机制的作用，实现医疗服务供给优化。

---

[1] 《中华人民共和国基本医疗卫生与健康促进法》于2020年6月1日起正式施行，该法的主要内容为本书的基本概念、主要理念提供了依据和参考。

# 2 基本概念与理论基础

## 2.1 基本概念

### 2.1.1 规制

规制的本质是政府权力对市场进行干预，从市场开始配置资源之时，这种干预就一直存在（乔岳和魏建，2019）。"规制"一词译自于英文"regulation"或"regulatory constraint"，是指依据一定的规则对社会中的个人或经济主体的某种经济活动进行行为限制的活动。从规制主体来看，规制可以分为私人规制和公共规制，由私人主体施行的规制被称为私人规制，由社会公共机构为主体施行的规制被称为公共规制。一般而言，经济学研究很少涉及私人规制领域。公共规制的主体主要包括司法机构、行政机构、立法机构等公共机构，由行政机构作为实施主体的规制被称为政府规制。某些情况下，政府规制主体除了社会公共机构外，还包括一些具有特定功能的非政府组织。因此，按照规制主体的不同，公共规制还可以分为政府规制和非政府规制，但非政府规制既包括非营利组织规制，还包括私人规制，而司法机构、行政机构、立法机构等公共规制因其目标和功能一致，被统一视作政府规制。因此，一般在经济学研究文献中，公共规制与政府规制被视为同义词。

　　政府规制根据规制目标和手段的不同可以划分成不同的类型。以维持市场竞争秩序为目的，维护市场机制合理运行，而不直接介入市场体系和经济主体决策的行为，被称为间接规制；以防止市场出现自然垄断、外部不经济及不利于社会经济中不期望出现的结果为目的，依据相关法律法规直接介入市场体系和经济主体决策的行为，被称为直接规制。广义的政府规制包含间接规制和直接规制，而狭义的政府规制仅指直接规制。直接规制又可以进一步划分为经济规制和社会规制。因此，参照植草益的分类方法将规制进行分类，结果如图2-1所示。

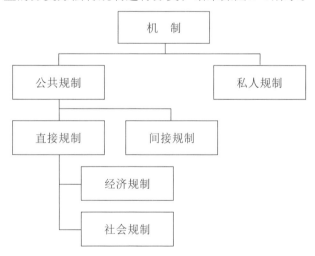

图2-1　规制分类

　　根据上述划分，经济规制一般用于存在自然垄断和信息不对称的领域，对市场主体的进入和退出、价格、服务和质量等方面进行规制，以纠正市场失灵，维护市场竞争秩序，提高资源配置效率，增进社会福利。经济规制的主体是政府，经济规制的对象是市场主体，即所有通过参与市场经济活动实现经济利益的组织和个人。经济规制的手段包括进入和退出规制政策、价格规制政策、质量规制政策、数量规制政策、激励性规制政策等。在市场经济中，进入规制往往与最低质量标准相联系，质量标准常被作为市场进入壁垒。数量规制通常与价格规制和质量规制相关联，而投资规制也通常与价格规制相关联。这些规制类型都是政府规制部门对市场运营主体规制的重要手段，其中，价格规制和质量规制最为常见。

### 2.1.2 价格规制

价格规制是医疗服务市场最常见的经济规制方式。由于医疗服务的特殊性（Arrow，1963），医疗市场存在自然垄断和严重的信息不对称现象。医疗服务市场的自然垄断特征导致行业内竞争的低效率，对医疗服务实施价格规制是为有效规避医疗服务市场运行风险，政府为实现公共利益目标而采取政策工具，医疗服务价格规制可以提高社会整体福利（Owen and Braeutigam，1978）。因此，大多数政府为保障医疗服务供给和维持医疗市场秩序，均采用价格规制作为政府管理的政策工具。虽然大多数国家的医疗服务产品中仅有少部分具有公共产品属性，但医疗服务具有很强的正外部性，也无法按照"谁受益，谁分担"原则来承担成本（Feldstein，1988）。同时，医疗服务供需之间的信息不对称可能导致供给诱导需求问题的出现（Shain and Roemer，1959），医疗服务需求的供方诱导会导致"反常"的价格反应，增加非必需供应数量和提高实际需求价格（Evans，1974）。公共利益规制理论认为，医疗服务领域发生的市场失灵很难通过市场竞争机制自我修正，只有通过加强政府对医疗服务市场的管控，才能纠正市场失灵（Leffler，2000）。因此，如果供给诱导需求在医疗服务市场中起决定性作用，那么市场机制不能产生公平的均衡价格以实现资源的最优配置；如果供给诱导需求会导致市场失灵，价格规制便优化医疗服务供给的有效政策选择（Reinhardt，1989）。早在20世纪70年代，美国便开始采用设置固定费率的医疗产品定价制度。早期的研究普遍认为，政府价格规制对医疗费用的控制效果很差。20世纪80年代以来，发达国家逐渐改变传统的以投入为衡量基础的费率规制方式，转向以绩效为核心的产出或结果衡量指标实施规制。在美国的医疗价格规制发展过程中，无论是费率规制还是支付方式更新，供给侧规制政策是成本控制的首选工具（Ellis and Mcguire，1990），多样化的价格规制方式有利于控制医疗费用，提供激励预付制也带来了一定的道德风险和风险选择行为（Meltzer et al.，2002）。

医疗服务价格管制是"以解决医疗市场信息不对称、道德风险和外部性等市场失灵问题，促进社会福利，保证医疗质量与安全，保护患者生命健康权益和财产权益为目的，政府或中介组织依照法律和规章，通过法律、经济、行政手段，对各类市场主体医疗行为进行的引导、干预和限制"（郑大喜，2004）。医疗规制通过建立行业准入规则、加强质量管理、运行成本监管、信息发布、患者权益保障等一系列规定性制度，确保对医疗行为实施的主体资格、执业行为进行有效的监督和控制，以提高医疗质量，保证医疗安全，维护患者生命健康。"医疗管制目标的多元化（既追求效率又谋求公平可及）使医疗管制不仅仅局限于调整供需的经济性管制，而且包括保护国民生命安全的社会性管制，并以后者为主"（沈秀芹，2005）。随着社会经济环境的变化、医疗技术的进步、不确定性疾病的发生、患者的多样化需求以及越来越微妙的医患关系的变化，医疗服务管制的目的、对象、方式也在不断发生变化，医疗服务规制的手段主要包括医疗服务的价格规制、收益与成本的规制、准入规制、质量规制等。建立医疗服务规制制度是保证医疗行业有序运行的有效手段，可以在一定程度上消除医疗市场失灵，是市场经济条件下深化医疗卫生体制改革、转变政府职能的需要，也是提高医疗服务质量和效率的需要，是优化医疗卫生资源配置的重要路径选择。

### 2.1.3 医疗服务

#### 2.1.3.1 基本概念

医疗服务市场可以分为广义和狭义的概念。广义的医疗服务市场包括医疗服务市场和卫生服务市场，可具体划分为服务要素市场、筹资市场和服务市场。其中，筹资市场是前提，服务要素市场是基础，服务市场是核心。筹资市场在我国正在逐渐发展，不断完善；服务要素市场即医疗卫生服务的投入市场，主要包括医疗卫生资本市场、人力资源市场、材料市场、药品市场和仪器设备市场；医疗卫生服务市场即狭义的医疗服务市场，主要包括预防服务、保健服务、康复服务和医疗服务等市场（杨敬宇等，2004），也就是说，医疗服务市场只是医疗卫生服务市场中的一个组成部分。医疗服务市场又称医疗市场，是指在医疗服务供需和医疗服务产品的提供等方面所构成的一个特殊的市场，它是用一定的医疗卫生资源和医学科学技术，为人们提供医疗、保健、康复、健康咨询以及相关服务的专业性市场，是医疗保健服务供需双方商品的交换关系的总和（高淑华，2004）。

#### 2.1.3.2 主要分类

在市场经济理论中，消费排他性和供给竞争性是界定公共产品的属性标准，根据该标准可以把产品分为非排他的公共产品、准公共产品和排他的私人产品三类。基于此，医疗服务产品可具体分为以下三种：

（1）医疗服务公共产品。

医疗服务公共产品主要是指卫生防疫、监督、执法、环保等部门所提供的服务，包括环境治理、健康教育、卫生监督等方面，不具有竞争性和排他性的特点。例如，某类传染性疾病突发时，为控制疾病的蔓延而在公共场所采取消毒或灭菌措施，所有居民都能均等享受这种公共服务的益处。这种服务并不能通过市场机制来实现有效供给，只能由政府通过行政手段向民众直接提供。

（2）医疗服务准公共产品。

医疗服务准公共产品主要包括防疫接种、传染病防治等。相关部门提供疫苗接种、各类传染性疾病防治等服务，一般是具有非竞争性或非排他性的准公共产品。例如，社区内的部分人口接种了乙肝疫苗，有效减少了社区感染和疾病传播的概率，社区内所有人都会受益。这类医疗卫生服务需要通过一定的行政干预才能向民众有效提供。

（3）医疗服务私人产品。

医疗服务私人产品包括上述两种产品之外的其他所有产品。在医疗卫生领域中，卫生服务更多地具有公共产品或准公共产品属性，而大多数的医疗服务都属于私人产品，如各类医院科室的门诊、检查、住院服务，以及各种医疗保健、疗养护理服务等。为保障医疗服务的有效供给，政府通过各类规制，抑制医疗服务价格过快增长，以提高医疗服务质量，降低医疗服务成本。

中国医疗卫生服务体系中，医疗服务和卫生服务既具关联，也有差异。医疗是针对各类疾病的诊疗服务，具有私人产品属性，具有明显的竞争性和排他性特征；卫生常与"公共"一词关联，公共卫生具有利他属性，是以政府投入为主的公用事业，包括防疫、供水、排水、垃圾处理等。在组织属性上，医疗卫生机构包括医院、基层医疗卫生机构和专业公共卫生机构。基层医疗卫生机构包含社区卫生服务中心（站）、乡镇卫生院、诊所和医务室、村卫生室；专业公共卫生机构包含疾病预防控制中心和卫生计生监督机构。事实上，医院和基层医疗卫生机构不仅需要向公众提供医疗服务，还具有提供卫生服务的职能。关于政府的医疗卫生费用支出，在2007年前的统计年鉴中，该统计指标为"卫生经费支出"，在2007年后则为"医疗卫生支出"。这种看似将医疗和卫生纳入统一范畴，实际上因为忽视医疗和卫生的差异，而更加剧了两者之间的裂痕。

## 2.2 理论基础

### 2.2.1 规制理论

规制理论的发展主要经历了三个阶段，即公共利益规制理论、规制俘获理论和芝加哥学派规制经济理论。这些规制理论解释了为什么要进行规制、规制的受益对象是谁以及何种类型的产业可能受到规制等问题。

#### 2.2.1.1 公共利益规制理论

公共利益规制理论源自庇古的福利经济学思想，倡导政府将规制作为调控手段来纠正市场失灵、市场缺失等不合意的市场状况。在早期的公共利益理论中，前提假设是交易成本和规制成本等都不存在。这一假设被视为严重背离现实而受到了芝加哥学派学者的抨击（Shleifer，2005）。例如，Coase（1960）强调通过界定产权的方式，或者根据外部性问题内部化的原则，来处理资源分配问题，其实际效果未必劣于使用各种政府规制手段。将交易成本和规制成本考虑在内的公共利益规制理论更趋近于对福利损失的优化模型。假定某一公用事业领域存在自然垄断特征，如自来水行业。如果没有政府规制，行业自然垄断的厂商会通过垄断定价来获取超额利润，通过价格歧视获取消费者剩余，通过拒绝交易不向偏远地区提供服务而降低成本。自来水厂商的上述三种操作会分别产生效率损失，垄断价格将导致社会福利净损失，价格歧视和拒绝交易将引起消费者福利损失。当政府机关施行规制而对自然垄断厂商施加经济行为干涉时，效率损失将会减少；随着政府规制强度的增强，行业自然垄断所带来的效率损失会越来越少。

然而，政府规制本身也是有成本的，公共利益规制理论将交易成本的概念引入规制研究中，区分出三类成本。首先是规制规则制定的成本，其次是规制政策执行成本，最后是动态的厂商节约成本和创新投入激励下降所带来的社会成本。那么，干涉市场的成本会随着规制强度的增强而变大，而效率损失与规制强度负相关，这实际上就是关于规制强度选择的权衡问题。公共利益规制理论所寻求的结果就是这个权衡所产生的最优规制强度。随着公共利益理论的发展，研究者进一步注意到信息不对称问题引起的市场失灵，并试图借助规制之手来提高不完备信息条件下的分配效率。在现实中，源自产品价格、质量和生产数量等的隐蔽信息或不对称信息会导致市场失灵（Hirshleifer and Riley，1979），而质量规制似乎是解决分配效率问题的一种有效手段。规制经济学基于信息不对称发展出了激励性规制理论（Baron and Myerson，1982；Laffont and Tirole，1986），激励性规制理论虽然在分析技术上取得了巨大的进步，但其理论思想从本质来看还是基于公共利益理论的。

市场失灵产生的原因除了垄断和信息不对称外，还包括外部性和公共产品，这也是公共利益规制理论所关注的重要问题。在完全竞争的市场中，市场机制根据边际收益等于边际成本的规律有序运行。当存在外部性时，厂商的私人成本与社会成本不一致，厂商的产量也就偏离了实现社会效率的产量。由外部性所造成的市场失灵往往伴随着法律失灵，因此从政府干预的角度来说，政府规制可能是解决外部性更有效的办法。公共利益规制理论往往把社会性规制作为处理外部性问题的重要手段，如环境规制、安全规制等。在公共产品供给和利用公共资源时，搭便车行为是难以避免的，因此由私人提供公共产品是不具有效率的。公共利益理论认为，公共产品的政府规制目标一方面是实现公共产品的最优产量，另一方面是保证私人部门对公共产品的费用支付。只有这两方面均能顺利实现，规制才能够使资源得到充分利用。

对于公共利益规制理论而言，市场失灵并不是规制存在的唯一原因，当市场的结果不理想时，也需要规制进行干预。所谓市场结果不理想，就是指市场资源分配和再分配的结果没有产生足够的社会激励或违背了社会公平原则。没有足够激励作用的市场结果会影响动态经济效率，这与市场失灵所形成的结果非常相似，因此需要规制干预。纠正不理想的市场结果并不是单纯追求经济收益，而是综合考虑经济和社会收益的权衡结果，对于社会公平的关注就是基于此。公共利益规制理论往往被认为是指关心经济效率的理论（Joskow and Noll，1981），但 Posner（1974）认为，公共利益规制理论本质上是一种调整市场行为所引发的经济无效或社会不公平的理论。从这个意义上来说，公共利益规制理论认为政府规制需要通过稀缺资源的分配来实现社会效率，包括社会公平，而不仅仅关注经济效率。无论政府规制的目标是社会总福利最大化还是消费者福利最大化，相对于总体社会效率而言，仍然只是一种单一和片面的考量。因此，公共利益规制理论中关于社会效率的分析，往往会涉及一些价值和意识形态的判断，而规制内容也逐渐扩展到最低工资、补贴、租金限制、失业补贴、医疗卫生质量、医疗保险等社会生活的诸多方面。

### 2.2.1.2 规制俘获理论

规制俘获理论认为，西方市场经济国家立法部门和管制机构出于最大化利益考虑，易被某些利益集团俘获而提供利于它们的管制政策（Stigler，1971）。也可能是由于政府部门和官员与外部机构合谋，通过规避法规或制定合谋性政策以获取私人利益，导致公共利益受损。但是，无论是从理论还是从实证角度，公共利益规制理论都无法很好地对现实中的规制问题提供合理的解释。随着公共选择理论的兴起，规制经济学中的规制俘获理论逐渐被学界所接受。这一理论的核心思想是规制政策可能最终是为某一利益集团服务的。例如，如果某一个企业或企业联盟利用其市场主导地位而实施垄断行为，其行为可能受到立法部门的关注，并导致规制执法者对其进行规制执法。但随着市场活动的进行，立法者可能逐步放松对规制执行的关注，规制执法者可能基于个人或部门利益而考虑与企业的利益关系。一方面，规制者的行动需要被规制企业的配合，以便获取规制工作中所需要的相关信息和支持，他们更愿意与被规制企业建立良好的关系。另一方面，由于现实中存在的产业的"旋转门"现象，规制者将来有可能受到规制企业的邀请前往工作，规制者在执法时总是不愿意搞僵关系而留有余地。这两方面的影响导致规制者可能在执法过程中对被规制企业保留"情面"，就形成了"规制俘获"（Braeutigam，1989）。同样，当被规制企业在行业中具有重要影响甚至掌握国家命脉时，甚至有可能利用行业标准制定权影响立法，立法者也有可能被俘获。

规制俘获理论的基本假设认为，规制机构本身及其雇员也是追求自身利益最大化的经济人，他们追求的是自身满意度最大化而非公共利益，其行为目标往往是增加个人和组织权限，其行为结果往往会导致官僚机构的规模扩大。

因此，规制过程可以视作为企业、消费者以及规制机构追逐各自利益的博弈过程：企业期望利用规制来限制竞争以获得更大利益；消费者期望以更低的价格获得更丰富的产品；规制机构本身也存在部门利益，期望扩大自身的权力和提高自身的声誉。由于期望目标的不一致，资源配置难以满足所有群体的利益，因而规制有可能导致资源配置效率低下的结果。

然而，规制俘获理论也受到外界的质疑，认为其理论基础更多是作为一种假设被人们所认识。规制俘获理论并没有对利益集团俘获规制机关、消费者没有能力俘获规制机关的原因给出令人信服的解释。随着博弈论研究的兴起，研究者越来越多地关注到不同利益群体在不同情境中的策略互动。规制俘获理论往往只考虑利益集团的策略行为，却忽视了消费者和规制机关之间也可能产生策略互动。规制机关的行为动机和策略选择更可能是在一定的约束条件之下的一系列策略组合，以最大化自身利益而非只被单独的某一方俘获。虽然有部分学者试图通过实证方法来验证规制俘获理论，但并未取得显著的成效。尽管如此，并不能完全否认规制俘获理论的贡献，该理论为规制研究开启了新的分析视角，也为芝加哥学派的规制经济理论奠定了思想基础。

### 2.2.1.3 芝加哥学派规制经济理论

20世纪70年代，以 Stigler 为代表的学者在芝加哥开创了芝加哥学派规制经济理论。该理论认为，规制是产业政策的产物，为特定产业发展所需，并服务于该产业，规制的结果往往是使被规制产业获益：规制者可以通过对某些特定产业设置进入壁垒或给予一定的产业补贴而提高产品价格水平（如对电信和通信等行业的进入限制和产业补贴）；规制者也可以通过最低限价政策而产生卡特尔（如对天然气和成品油的价格规制）；规制者还可以通过实施规制政策抑制替代品消费和增加互补品消费（如通过对机场提供补贴从而使特定的航空公司受益）。由于规制可能对相关产业有利，对规制的需求就会增加，产业利益集团会利用政策程序寻求合意的规制政策。在代议制政府的民主程序中，由于政治参与成本的原因，与普通社会民众相比，产业利益集团更容易对规制政策的制定施加政治影响，因此民主制度实际上是为产业利益集团服务的。

芝加哥学派规制经济理论上的另一个重要贡献在于阐释了政治团体对规制结果产生影响的经济学原理。从规制政策需求的角度讲，不同规模团体的组织成本是有显著差异的，相对于大型团体而言，小型团体的内部交易成本会更低，搭便车现象出现的概率相对更低，成员偏好趋向一致的概率也更高。因此，在规制市场中，小型团体的收益要大于大型团体。在集中度较高的产业中，大型厂商群体也可被视作小型团体。就规制政策的供给而言，由于不同类型的团体在运行成本方面的差异，厂商比消费者群体更容易联结成组织。特定产业利益团体可以为政治官员选举提供选票和献金等资源，因此参与选举或谋求连任的政治家往往会制定有益于这些产业的规制政策，以争取他们的支持。在地方性选举过程中，产业的地理集中度具有重要影响，因此地方性的规制政策往往都会考虑是否有利于本地的产业发展。竞争性越强的产业越可能受到政治人物的偏好，通过对这些产业施行规制可以谋得更大的收益。

## 2.2.2 公共产品供给理论

### 2.2.2.1 供给需求理论

在经济学史上，无论是古典经济学的供求决定论还是新古典经济学的均衡价格论，西方经济学的供给需求理论都是以效用价值论为基础的，通过使用数学模型来研究供给和需求的关系以及形成均衡价格的过程。根据供给需求理论，供给和需求量之间的均衡点形成了市场价格，且随着供需量的不断变化，市场价格也会随之发生变动（任红梅，2016）。James Mill（1821）认为卖者亦是买者，供给和需求会自然平衡。萨伊（1803）将供给和需求纳入经济学研究范畴，提出了"供给会自行创造需求"，供求之间会自然均衡。这就是萨伊定理（Say's Law），也是早期供给主义的思想源泉。萨伊认为，人们对产品的需求由产品的效用决定，但效用和需求对价值的决定必须通过供给来实现，供给则是由生产费用来决定，生产费用通过供给规定了产品价值的最低限度，价值的大小又取决于产品的效用。西方经济学研究供给和需求的动态关系，根据增加有效供给或刺激有效需求的不同政策取向又分成了不同的经济学派。

凯恩斯经济学（Keynesian economics）的核心是有效需求原理，认为对商品总需求的减少是经济衰退的主要原因。由此出发，他指出维持整体经济活动数据平衡的措施可以在宏观上平衡供给和需求。凯恩斯反对传统经济学中关于供给创造需求的理论，他把总需求分为内生需求和外生需求两个部分。内生需求指的是消费需求，这是由社会的总产出或总收入水平决定的，是总供给的函数。外生需求是指投资需求，由总供给以外的因素决定。凯恩斯把消费支出和收入之间的关系称为消费函数，把社会有效需求不足归结为人们"心理上的消费倾向"、"心理上对资产未来收益的预期"和"心理上的流动偏好"三个主要因素，当社会总供给大于总需求时，就会产生有效需求不足的现象。解决有效需求不足问题的办法是国家施行需求管理或刺激政策。政府直接干预需求，通过运用宏观的财政政策、货币政策和政府直接投资等手段来刺激社会消费，增加投资，以保证社会充分就业。凯恩斯主张采用积极的政策干预市场，成为国家干预主义的开创者。

根据萨伊定理中"供给会自行创造需求"这一原理，供给主义认为，出售商品获得货币后，这些货币就形成购买需求，供求关系就会自动趋于平衡，因此，"激励生产是明智的政策，鼓励消费则是拙劣的政策"。因为如果没有生产供给，就没有消费需求的手段，再鼓励消费也是虚妄的。供求自动趋向平衡的思想传承自亚当·斯密，后来由法国经济学家、洛桑学派的创始人里昂·瓦尔拉斯（Léon Walras）发展成一般均衡论。萨伊依据"供给创造需求"理论，提出反对过度消费和国家财政支出过度扩大，主张节约、积累和发展生产，这些理论成为供给主义思想的主要来源，并以"经济完全不需要政府干预"为其主要的思想特征。萨伊成为新古典主义经济学理论的奠基人之一。他在资本主义的早期发展阶段就提出了要通过释放劳动力和资本来创造社会财富，强调发展生产，这一理论具有重要意义。供给主义认为供求关系会自行平衡，明确反对国家干预市场经济活动，主张恢复市场机制的自动调节作用，让企业自主地进行生产和组织经营活动，充分发挥企业的自主性和积极性。

### 2.2.2.2 公共产品供给方式

公共经济学理论认为，如果每一位社会成员都按照其所获得的公共产品或公共服务的边际效益的大小来承担相应的费用，公共产品供给量就能够达到具有效率的水平，这就是林达尔均衡（Lindahl Equilibrium）。社会公共产品的总供给量就等于个人支付价格的总和。但是，林达尔均衡的成立需要两个基本的前提假设：一是每一位社会成员都能够有效地披露自身从公共产品消费过程中获得的边际收益；二是每一位社会成员都能够了解对他人的公共产品消费情况及其边际收益。但事实上，这两种假设前提是很难满足的，个人总是隐藏自身对公共产品的消费信息和愿意分担成本的水平。这样人们有可能在不承担任何费用的情况下，享受由他人支付费用而提供的公共产品，并由此获得相应的个人效益，即搭便车（free rider）现象。出于自利考虑，如果所有的社会成员都采取这种搭便车的行为方式，其最终结果将是公共产品的供给没有任何资金来源，这就无法实现具有帕累托效率的林达尔均衡了。因此，公共产品的供给问题只能依靠强制性的筹资方式才能有效解决。政府的作用就是一方面以强制手段通过征税获得资金，另一方面将税收资金通过转移支付用于公共产品的供给。

然而，即使没有任何人想搭便车，但他们自己可能也无法准确了解自己从公共产品中所能获得的边际收益究竟是多少。例如，谁也无法准确了解国防所带来的边际收益是多少。此外，政府强制性的筹资能够避免搭便车行为，但是难以解决少付钱而搭便车的行为，这意味着费用上的不平衡行为是很难解决的，因为政府无法准确知道每个人的边际收益。对于公共产品的供给，公共经济学认为主要有两种方式，一种是由政府直接生产的方式，政府直接向社会供给公共产品；另一种是政府间接生产的方式，通过市场机制来实现公共产品的供给。间接生产方式实际上是政府管理理念的转变，从"划桨"转为"掌舵"，通过规范市场秩序，运用财政政策和预算安排形成经济刺激，吸引私人部门参与公共产品的生产和供给，形成更具效率的市场。其具体包括：可以与企业签订生产协议，企业按协议生产公共产品；通过设置市场准入壁垒，授予特定企业经营权，从而以牺牲效率为代价，保护生产者的积极性；政府控制或参股私营企业，为企业生产提供资金支持，并降低投资风险；政府对特定产品的供给给予经济资助，政府通过补贴、优惠、贷款或税收减免等形式鼓励企业生产相应的产品，以保障有效供给。

### 2.2.3　规制改革与公共产品供给

#### 2.2.3.1　价格规制的方法

（1）边际成本定价和平均成本定价。

边际成本定价和平均成本定价这两种定价方式的出现已具有较长的历史。其中，边际成本定价方式是按照产品价格等于边际成本的原则来确定规制价格。根据微观经济学的基本理论，仅从追求资源配置效率最大化的目标来看，按边际成本定价是最优的定价方式。但是可能存在以下问题：首先，在具有规模经济的产业中，成本是产量的减函数。这就导致在具有自然垄断特征的行业中，如果采用边际成本的定价方式就会使受规制的垄断企业出现亏损。因此，如果政府是以实现资源配置效率最大化为基本原则，按企业生产产品的边际成本来确定规制价格，政府就必须通过财政资金对企业的亏损部分进行补贴。同时，政府对企业给予财政补贴的资金只能通过增加税收获得，也会使得被补贴的企业生产经营过度依赖补助而陷于低效率境地。其次，在边际成本递增的产业中，如果按边际成本定价又会让企业实际产生超额利润。如果该市场是自由竞争的，超额利润会吸引新的企业进入，最终让整个产业的利润率回归正常的利润率水平。但如果施行了市场进入规制，准入壁垒会阻止新的企业进入，就会致使现有企业得以持续谋取超额垄断利润，这就是所谓的"合法的暴利"。

边际定价方式可能导致受规制企业产生亏损或超额利润，相对来说，平均成本定价则是在保障公共产品供给的前提下，既让企业不出现持续亏损，也会限制企业获得超额垄断利润的一种"收支平衡"的定价方式。在成本递减的产业中，若企业能够实现收支平衡，需将规制价格定得比企业的边际成本高；在成本递增的行业中，需将规制价格定得比企业的边际成本低。这种"平均成本定价"方式被认为是能使社会经济福利最大化的定价方式。Ramsey（1927）首先提出了这一理论设想，因此这一定价方式又被称为"拉姆齐定价"（Ramsey pricing）。

（2）投资回报率价格规制模型。

投资回报率（rate of return）价格规制模型及运用的典型代表是美国。美国的政府规制大多应用于自然垄断产业中，对自然垄断产业的价格规制方式常被用于有关企业的价格调整（提价）。实际过程中，一般是由企业提出提价的申请，政府规制部门依法对企业的申请进行审查，最终可以确定相对合理的投资回报率水平。从美国的经验来看，企业的生产和经营成本是相对比较容易计算的，但想要确定投资回报率面临许多困难。首先，美国政府对投资回报基数的确定方法主要包括原始价值法、重置价值法和加权平均价值法等诸多方法。在上述三种方法中，原始价值法又称原始成本法，是最简单也容易操作的方法，但是它比较容易受到通货膨胀因素的影响，从而导致规制价格偏低。重置价值法又称重置成本法。尽管该方法理论上被认为在三种方法中是最合理的，但是无法对生产技术进步或生产率提高所导致的成本降低作出调整，往往会过高估计投资基数，从而导致规制价格过高。加权平均价值法又称公平价值法，是原始成本和重置成本的加权平均数，该方法的操作难点在于确定权重。其次，从理论上来讲，企业的投资回报率应该是既反映受规制企业的边际成本，也必须考虑该行业的平均投资回报水平，还必须考虑社会其他产业的平均投资回报水平。但想要确定这几个因素实际上是非常困难的。

综上，投资回报率价格规制的目的是鼓励企业投资以增加市场有效供给。但是投资回报率价格规制也存在一些难以克服的缺点，主要包括：第一，难以确定企业或行业投资回报率和投资回报基数。因此美国在对企业实施价格规制过程中，除了需要充分考虑技术性因素外，政府和企业之间的议价能力也对规制价格的确定具有重要的影响，这就会让规制价格水平和政策形成的合理性产生不确定性。第二，衡量投资回报率的基数是企业的资本，这就会刺激企业增加资本投入以获得更多的利润。企业一旦出现过度投资，就会增加生产成本，从而使企业的生产效率降低，让企业再次向政府提出提价申请。第三，投资回报率价格规制是采用成本加合理利润的方式，从而让企业根本没有降低成本并提高效率的动力。

（3）最高限价规制模型。

最高限价（price cap）规制模型也是一种常见的主要规制企业价格变动的方法。投资回报率价格规制模型在美国较为常见，而最高限价模型在欧洲被广泛运用。其中最典型的就是由 Stephen Littlechild（1983）设计的一个英国价格管制 RPI-X 模型。其中，RPI 表示商品零售价格指数（retail price index），X 则是由政府规制部门所确定的在一定时期内生产效率的增长指标，用增长率百分比来表示。RPI-X 模型是一个一揽子价格模型，其并不是针对某个企业所生产产品的最高限价，而是企业所生产的所有被规制产品的一揽子综合最高限价。这种被规制产品的一揽子综合最高限价一般是采用加权平均数的方式求得平均价格，其权重则是根据该类产品的收益来确定。最高限价规制模型的基本思路是：把规制价格与产品零售价格指数和生产效率增长率相结合，使企业在每一时期（如每年）的价格变动率不能超过零售价格指数与生产效率增长率相减后的净值。对于模型中 X 值的确定，英国的政府规制部门一般会首先考虑资本的成本、当期的资产价值、未来投资计划、预期生产能力变动、估计需求增长情况以及 X 对现有或潜在竞争的影响等诸多因素。然后，再利用资本资产定价模型（CAPM）和股息增长模型（DGM），代入不同的 X 值以产生不同的现金流量值，最后选择与合意的现金流量值相应的 X 值作为规制价格的标准（任红梅，2016）。由于不同产业的技术经济特点和生产效率显著不同，X 值在英国各产业之间也是有着很大的差异。

RPI-X 价格规制模型具有显著优点，主要包括两个方面：第一，通过 RPI-X 价格规制模型，政府能够在一定时期内抑制被规制产业产品价格的上涨幅度，而不是直接限制企业的利润率水平，企业得以在给定最高限价规制下，通过提高生产效率来获得更多的利润。第二，RPI-X 价格规制模型的操作比较简便，它既不需要详细评估企业的固定资产、生产能力、销售额等，又规定了一个相对适宜的规制时滞（regulatory lag），能够有效防止很多不确定因素对价格和企业收益的影响。但是，因为政府所能获得的信息和决策能力是相对有限的，所以在 RPI-X 价格规制模型中，如何确定一个合适的 X 值最为关键，这也是该规制模型实际应用过程中的一个主要难点，因为政府所能获得的信息和决策能力是相对有限的。

### 2.2.3.2 规制的主要问题

政府规制的政策设计存在许多难以克服的困难，而政府规制实质上就是对市场机制的替代。因此，有关政府规制的合理性、有效性的争议一直存在。

总体而言，关于政府规制问题在某些方面也形成一些基本的共识：（1）政府规制在一定程度上能够避免因放任自然垄断而产生的低效率，但也很可能导致受规制企业本身产生低效率。这种企业内部的低效率既可能源自竞争的缺乏，也可能就是政府规制本身固有的政策缺陷所造成的。（2）政府规制可能导致规制主体权力的扩张，从而导致官僚机构膨胀并产生大量的规制费用。尽管缺乏详实的数据比较，难以获得充分的证据表明这种费用的产生是否会有利于社会净福利的增加，但政府规制费用不断增加的趋势却不可避免地让越来越多的人对政府规制产生怀疑（Weiss and Klass，1981）。（3）政府规制有可能让受规制企业产生寻租行为，而政府在其规制政策制定和执行的决策过程中有可能出现不合规的行为，政府规制可能是风险性行为产生的主要原因。（4）规制具有滞后性，并会导致社会福利受损，如企业利润降低或消费者剩余减少，但是还没有哪一个国家及其政府能有效解决这一问题。（5）规制抑制创新，并庇护了低效率。价格规制实际上鼓励工资-价格的螺旋式上升，而价格与边际成本的不一致又会导致资源错配，从而推动了以成本扩张、资源浪费为主的低效竞争。（6）政府规制约束了公众对产品及服务的质量和价格的选择，这使得在技术更新快速发展、人们消费需求多元化的现代社会中，僵化而低效的官僚体制和行政程序越来越不受欢迎。

在相关政府规制问题的理论研究中，Stigler（1971）和 Peltzman（1976）提出了规制俘获理论，这在前文已有论述。规制俘获理论可以说是对政府规制的一种挑战。该理论的主要观点是：政府规制本质上是为了满足产业发展需要而产生的，立法者及规制政策会被产业所俘获；规制政策执行机构最终也会被产业所控制，执法者及其政策执行会被产业所俘获（Stigler，1971；Peltzmamn，1976）。Stigler（1971）通过实证分析，认为"受规制产业并不比无规制产业具有更高的效率和更低的产品价格"，这一结论颠覆了传统规制理论的认知，他认为规制研究的任务应当是明确谁才是规制政策的受益者或受害者、政府规制应当采取什么样的形式，以及政府规制可能对社会资源分配的影响等。根据这一研究思路，Peltzmamn（1976）分别从3个方面进一步阐释了规制俘获理论的主要内容：（1）规制的实质是将垄断利润的最终归属的决定权授予政府规制部门。受经济利益的驱使，被规制企业及其他相关利益集团必然会尽最大的努力来影响政府的规制决策，从而形成了所谓的"政府规制的市场"。（2）在政府规制条件下，被规制者往往能够对规制的结果作出较为准确的预测，一个理性的产业显然会花光所有的垄断利润而只保留政府认可的利润。为此，它完全可以运用各种手段与政府规制当局分享垄断利润。政府规制当局一旦从企业的垄断利润中获得收益，就会通过规制活动为垄断者提供服务。只要政府规制当局分享的利益不超过企业的垄断利润，垄断者的这种寻租活动就是有利可图的。（3）在政府规制条件下，相对没有规制而言，真正发生显著变化的并不是受规制产业的产量和价格，而是利益在各相关利益集团之间的分配。

通过上述三个方面内容可知，规制俘获理论实际上是建立在三个基本假设之上：（1）所有相关的利益方都是纯粹的经济人，各方的决策都是基于自身收益最大化；（2）所有相关的利益方都具有理性的预期；（3）规制本身是没有成本的。因此，可判断规制俘获理论本质上是一种极端的论断。但是该理论对现实具有重要的指导意义，即政府规制能否有效实现其初衷，关键在于规制主体的独立性。据此可以认为规制部门相对被规制的自然垄断产业或企业的独立性越强，规制就越有可能产生预期的政策效果。相反，规制当局就有可能被俘获而为被规制产业服务。

### 2.2.3.3 放松规制

从20世纪70年代开始，以美国、英国、日本等为代表的发达国家掀起了一股以放松规制为特征的政府规制改革浪潮，其范围涉及电力、供水、电信、交通运输、金融等诸多产业。在这些国家的改革进程中，放松规制的主要内容就是在市场机制能够发挥作用的产业中，部分甚至完全地取消对规制产业的进入、价格、投资和服务等方面的经济性规制政策，通过增进产业内部竞争来促进企业内部改革和技术创新，促使企业能够提供更多、更好的产品和服务，并不断降低价格水平，持续增进社会福利。

事实上，越来越多的国家倾向于把放松规制作为规制改革的首选途径的原因是非常复杂的。除了前文已经指出的政府规制本身存在的诸多问题外，还包括政府规制所面临的外部环境和规制理论都出现了重大变化。

首先，从规制的外部环境变化来看：（1）20世纪70年代发生石油危机以后，西方国家的经济增长率下降，财政赤字大幅增加，各国政府都期望通过行政改革和精简行政机构来减少政府行政开支，通过"小政府"实现社会管理目标，通过民营化和引入竞争机制来提高国有企业管理效率。（2）随着以信息技术应用为代表的新技术革命兴起，信息系统技术被广泛运用于社会经济管理业务中，许多受规制产业的性质开始发生变化，规制理论中的规模经济性和信息不对称等基础理论前提受到挑战，这就导致政府对某些产业实施规制政策的理论依据逐渐消失。(3) 随着国家之间产业替代竞争的加剧，部分受规制产业的发展受到了极大的限制和约束，而且即使不存在政府规制，某些自然垄断产业内的企业也依然会遭遇激烈的竞争。因此，这些产业中要求政府放松规制的呼声越来越高。(4) 世界经济联系越来越密切、国际经济技术交往和合作的发展也迫切要求政府放松规制。世界各国逐渐通过签署一系列的贸易协议和联合公约，致力于推动自由贸易，取消各种贸易壁垒等方面的合作，其目的即在于减少政府对市场的规制，相互开放国内市场。其中，某些发达国家的大型跨国公司为了有效利用全球资源，并让产品顺利进入发展中国家市场，不遗余力地敦促发展中国家取消各种经济性规制，开放国内市场允许外国公司进入。同时，发达国家之间也在市场准入方面进行了长期的磋商和协议，并在金融、交通运输、贸易、电信等传统的政府规制产业领域，相继不同程度地放松甚至取消了规制。

其次，由于规制理论的变化，规制俘获理论对政府规制的前提和理论基础进行了批判，而 Baumol（1982）提出的可竞争市场理论（Theory of Contestable Market）认为，潜在进入者给予现有厂商很大的市场竞争压力，只要政府放松管制，企业会自动提高自身的效率以应对潜在进入者的威胁，政府规制不再被认为是提高经济效率的唯一手段。该理论认为，由于潜在竞争的威胁，即使在具有自然垄断属性的产业中，没有政府规制，企业也只能将产品价格定在超额垄断利润为零的水平，即所谓的可维持性价格（sustainable price）。因此，政府对自然垄断产业的规制是不必要的，市场竞争机制可以引导自然垄断产业内的资源配置达到最优水平。同时，引入竞争机制还可以消除受政府规制影响而使得垄断企业低效的情况。这一理论是针对经济"滞胀"和凯恩斯主义的反思，受其影响，许多发达国家开始逐步放松乃至取消对自然垄断产业的规制，并取得了良好的效果。

# 3 价格规制与医疗服务供给能力

## 3.1 理论分析和研究假设

### 3.1.1 理论分析

规制作为一种政策工具，其核心含义在于指导或调整市场主体的行为活动，以实现既定的公共政策目标。从规制机构在设定规则及监督实施过程中的作用来看，规制是公共机构对社会群体所关注的活动所进行的持续集中的控制（Selznick，1985）。Arrow（1963）认为，医疗服务市场的特殊性会加剧医疗市场失灵，形成一种集体垄断机制，导致诱导消费和医疗费用上涨。公立医院在医疗服务体系中被赋予特定的社会责任：以非营利方式向社会提供公共医疗产品和服务。医疗服务市场中的自然垄断性特征导致行业内竞争的低效率，对医疗服务实施规制是为有效规避医疗服务市场运行风险，实现公共医疗服务公共利益目标而采取的有效政府政策工具，可以提高社会整体福利（Owen and Braeutigam，

1978)。公共利益规制理论认为，医疗卫生服务产品具有准公共物品的属性（Feldstein，1988），医疗保健服务的特殊性要求更关注社会分配的公平性（Reinhardt，1989）。医疗服务领域的市场失灵不容易通过某种形式的竞争加以纠正，应加强政府对医疗服务市场的监管（Leffler，2000）。

按公共利益规制理论的观点，医疗服务领域的市场失灵不容易通过某种形式的竞争加以纠正，应加强政府对医疗服务市场的监管。Feldstein（1988）认为，医疗卫生服务具有很强的正外部性，是无法按照"谁受益，谁分担"的原则承担成本的。Shain and Roemer（1959）提出，医疗服务供需之间的信息不对称可能导致"供给诱导需求"问题出现，信息不对称下的医疗需求供方引导会导致"反常"的价格反应，并增加供应数量和提高需求价格（Evans，1974）。20世纪70年代，美国便开始采用设定费率的医疗产品定价制度，并针对价格规制对医疗服务质量的影响展开了一系列的评估研究。诸多研究普遍认为医院费率对医院成本年均增长率存在显著影响，并发现价格规制能有效降低医院运营成本的增长率，缓解各级政府新的财政预算压力，且医疗服务质量并未显著降低（Biles et al.，1980；Melnick et al.，1981；Sloan，1983）。

中国医疗服务的提供是以公立医疗机构为主体的，政府施行价格规制的目的是以相对低的价格向全社会提供"优质"的医疗服务。宋华琳（2009）对价格规制理论进行研究，认为有效的规制能够在一定程度上减轻信息不对称的程度。医疗服务作为一项公共服务对人民的健康起到关键作用，应通过政府规制来保障基本医疗服务供给；正因为市场存在失灵现象，政府的规制便具有内部合理性，规制的目的在于增进社会福利（李晓阳，2010）。正是因为医疗服务的外部性，不被规制的医疗服务市场难以形成帕累托最优，所以规制势在必行（王晓玲，2010）。同时，如果缺乏政府有效的费用控制机制，医疗费用的快速增长会损害患者的个人利益，同时不利于社会福利的实现（佟珺，2009）。

但是，由于医疗新技术的引进和需求的提高导致医疗成本上升（庞瑞芝等，2017），更主要的原因是不合理的定价机制和价格规制方式（娄淮建，2012），医疗服务消费者以及整个社会的医疗费用负担问题没有切实解决（顾昕，2005；李玲，2014）；由于信息不对称，医疗服务领域存在巨大的寻租空间（毛瑛，2014），规制可能被利益集团俘获（鞠春彦，2006；逯进，2006），应放松对医疗服务价格的管制（郭科和顾昕，2017）。医疗服务体系维系着社会福祉和个人利益，需政府对医疗服务进行相应的规制和引导，通过对医疗服务的规制保证基本医疗服务的有效提供；充分的市场竞争机制能够在一定程度上满足医疗服务的特殊性，从而提高医疗资源的配置效率，医疗服务机构之间的竞争会增加整体社会福利（刘小鲁，2011；彭宅文和岳经纶，2018；房莉杰，2018）。

### 3.1.2　研究假设

价格规制问题的争议焦点在于其效用。现代经济学普遍认为，不仅存在市场失灵，政府也可能失灵。经济领域中，规制理论主要是以效率为衡量标准。如果通过资源等重新配置或法律的改变，从而使各方受益，或无人利益受损，便符合帕累托效率（Pareto efficiency）。中国的医疗卫生资源分布不均衡问题非常严重，医疗卫生资源集中在城市，城市的医疗保障水平也比农村合作医疗高很多。城市的医疗卫生机构、设施、人员都大比例高于农村地区，城市的卫生经费3倍于农村地区。不同经济发展水平的地方政府间的公共卫生支出也存在差异，财政充盈地区的公共卫生支出保障水平显著较高。这种城乡和地区之间的医疗资源分布差异实际上是与经济发展水平密切相关的。经济水平直接影响地方财政收入，从而影响政府在医疗卫生领域的转移支付。医疗资源供给不足的主要原因是政府财政支付不足。财政不足地区的医疗服务项目往往更有可能被实施严格的价格规制。

2016年，国家发展改革委等部门制定了《推进医疗服务价格改革的意见》，各地要按照"总量控制、结构调整、有升有降、逐步到位"的原则，统筹考虑各方面承受能力，合理制定和调整医疗服务价格，逐步理顺医疗服务比价关系，并与医保支付、医疗控费政策同步实施，确保群众费用负担总体不增加。生病就医是一种"刚需"，当经济发展水平不高时，通过规制抑制市场定价机制，医疗服务由政府定价。这在经济水平较低的国家确实是"保供给"的有效手段，也是计划经济时期的一种资源配置方式。但随着社会经济的发展，民众对医疗服务的需求逐渐扩大，承袭自计划经济时期的管制方式是否能继续发挥调控作用，值得进一步研究。

医疗服务供给能力的内涵界定尚未明确，根据公共服务能力的概念（何艳玲，2016），医疗服务供给能力是医疗服务机构满足公民医疗服务需求的能力。在政府对医疗服务进行价格规制的前提下，医疗服务供给能力往往会被视为政府的医疗服务供给能力。医疗服务供给能力主要指医疗服务的提供者所能提供的医疗卫生服务供给的综合能力，主要通过医疗卫生服务供给现状进行评价（付娜，2017）。基于此，本书也主要从医疗服务机构的总体数量特征来考察医疗服务的供给能力。

（1）医疗服务供给存量。

医疗服务供给存量主要是指医疗服务机构的数量和床位数。对于公共服务能力的研究，主要有新公共管理理论、新公共服务理论和现代治理理论。国外学者主要从政府能力和政府公共服务职能两个方面进行研究，更多的是采用政府能力来对公务服务能力加以界定。但医疗服务是一种相对复杂的概念，前文已对医疗服务和产品的属性作了分析，其供给主体是多元化的，政府可以根据医疗服务的内容和性质来具体情况具体分析，从而决定采用更加妥当的供给方式。

在我国，政府在医疗服务供给中具有重要地位。几乎所有的大型医疗机构都由政府部门设立或主管，医疗机构的成立也必须经由政府部门的严格审批，医疗服务的价格也是政府医疗卫生主管部门和物价部门批准的。就医疗服务价格形成机制而言，政府是处于垄断地位的。这种政府定价的方式是采用分级的最高限价措施。分级定价是指不同级别的医疗机构的服务价格不同，医保报销比例不同。最高限价是指医疗服务机构收费只能低于但不能超过政府规定的最高价。这表明，医疗服务价格实际上是由买方制定的，而医疗服务直接供给主体在定价机制中的作用是有限的。如果较低的医疗服务价格影响医疗机构的发展，医疗机构便会压缩支出或减少扩张，或直接减少服务供应量。

因此，可认为医疗服务价格规制对医疗机构的存量具有影响：

假设 $H_1$：价格规制影响医疗服务机构的供给量，即医疗服务价格规制与医疗服务机构供给量具有负相关关系。

为客观分析价格规制的影响，从主体性质角度划分，医疗服务主体可分为公立医疗机构和民营医疗机构；按城乡属性可分为城市医疗机构和农村医疗机构；按层次可分为大型医院和基层医疗机构。考虑到这些性质差异，根据价格规制对医疗机构可能产生的影响，进一步提出以下假设：

假设 $H_{1a}$：价格规制对公立医疗服务机构供给量具有负向影响。

假设 $H_{1b}$：价格规制对民营医疗服务机构供给量具有负向影响。

假设 $H_{1c}$：价格规制对城市医疗服务机构供给量具有负向影响。

假设 $H_{1d}$：价格规制对农村医疗服务机构供给量具有负向影响。

（2）医疗机构服务能力。

医疗机构服务供给能力可被界定为医疗服务供给主体为满足公民需求所提供的服务行为和能力，服务供给能力也被认为是政府服务能力的重要组成部分（刘胜男，2013）。由于社会面临着医疗价格压力和医疗成本上升的挑战，任何国家和政府对社会医疗服务的所有需求都不可能完全满足，医疗服务价格的过度增长也会造成过高的医疗成本，政府常采取的办法就是削减给医疗机构的支付额，强化医疗机构的医疗费用控制。在费用控制的过程中，支付者实际上只改变对医疗机构的支付额，而把降低医疗机构的成本费用和提高其收入中的有效产出的任务交给了医疗机构的管理者，因为削减医疗服务价格而不降低成本就会直接影响医疗机构的利润，影响医疗机构的生存和发展。基于此，对医疗机构服务能力的衡量主要从医疗机构的床位数和人力资源量两个方面进行测度：一是医疗机构的床位数。不考虑其他因素，床位数直接反映了医疗机构的固定资产投资和基础设施建设情况，也是医疗机构供给能力的直接体现。二是医疗机构的人力资源量。在现有的技术条件下，医疗机构服务供给的核心环节还是医患之间，几乎所有的医疗服务都是由医务人员直接向患者提供的，人力资源始终处于医疗服务供给的核心位置。

因此，对价格规制对医疗机构服务能力的考察，提出相应的研究假设：

假设 $H_2$：价格规制影响医疗服务机构服务能力，即医疗服务价格规制与医疗服务及服务能力具有负相关关系。

为客观分析价格规制的影响，按城乡因素等差异，分析不同类型医疗机构在基础设施和人力资源方面的差异，进一步提出以下假设：

假设 $H_{2a}$：价格规制对医疗服务机构的人均床位供给具有负向影响。

假设 $H_{2b}$：价格规制对医疗服务机构的人力资源配置具有负向影响。

（3）医疗服务机构承载能力。

前文主要是从医疗机构的资源存量方面对医疗服务的供给能力进行考察，包括医疗机构及床位的数量、人力资源数量。但医疗机构管理者在价格规制约束下如何才能有效降低成本和提高收入？最行之有效的办法便是减少医疗服务运行的成本，如提升医疗服务人员的个人担负的工作量，减少人力资源的支出。但从现有数据来看，中国医疗服务机构的病床使用率已普遍高于80%，部分大型医院的病床使用率已超过100%，部分科室出现一床难求的情况，住院患者只能在临时增加的走廊床位就诊。医师和护理人员的日均负担已远远高于国际正常标准，医疗机构经常是满负荷运作，医护人员往往只能超负荷工作。

因此，对于医疗服务机构承载能力的衡量便采用医师日均担负诊疗人次（人）和医师日均担负住院床日（天）进行测度。据此提出相应的研究假设：

假设 $H_3$：价格规制影响医疗服务机构的服务承载能力，即医疗服务价格规制与医疗服务机构的服务承载能力具有负相关关系。

同时，考虑到医疗机构属性的差异，有必要对公立医疗机构和民营医疗机构分别进行考察，进一步提出以下假设：

假设 $H_{3a}$：价格规制对医疗服务机构的人均床位供给具有负向影响。

假设 $H_{3b}$：价格规制对医疗服务机构的人力资源配置具有负向影响。

## 3.2　研究设计

### 3.2.1　数据来源

本书研究指标的原始数据主要来自中国各省（自治区、直辖市）的统计年鉴、中国卫生统计年鉴、中国工业统计年鉴、EPS全球统计数据分析平台、中经网统计数据库及 Wind 数据库，以 2000—2018 年为样本区间，对中国 31 个省（自治区、直辖市）的相关原始数据进行实证分析。

### 3.2.2　研究模型和变量说明

为验证前文所提假设，此处考察医疗服务价格规制对医疗服务供给能力的影响。本书借鉴现有研究（肖兴志和韩超，2011；郭蕾和肖有智，2016；赵建国和李自炜，2019），选取 2000—2018 年中国 31 个省（自治区、直辖市）的面板数据进行实证检验，分别考察价格规制对医疗服务供给存量、医疗机构服务能力、医疗服务机构承载能力的影响，并从多个视角进行检验。基于上述思路，本书建立以下基准回归模型：

$$y_{i,t} = \beta_0 + \beta_1 prre_{i,t} + \beta_2 P\_N_{i,t} + \beta_3 CR_{i,t} + \beta_4 PGDP_{i,t} + \beta_5 Ag_{i,t} + \beta_6 DR_{i,t} + \beta_7 YHR_{i,t} + \beta_8 PYBZ_{i,t} + \lambda_i + \varphi_i + e_{i,t} \tag{3.1}$$

该模型中，$i$ 和 $t$ 分别表示省份和年份，$prre_{i,t}$ 表示价格规制变量，$P\_N_{i,t}$ 表示常住人口数，$CR_{i,t}$ 表示城市化率，$PGDP_{i,t}$ 表示地区人均GDP，$Ag_{i,t}$ 表示人口老龄化水平，$DR_{i,t}$ 表示人口死亡率，$YHR_{i,t}$ 表示医保覆盖率，$PYBZ_{i,t}$ 表示人均医疗保障经费支出的保障程度，$\lambda_i$ 表示地区固定效应，$\varphi_i$ 表示时间固定效应，$e_{i,t}$ 表示随机误差项。

本书的自变量是价格规制（prre）。自 20 世纪 80 年代以来，中国在医疗体制改革的实践过程中，医院主管机构和地方物价部门会统一设置相关医疗服务的固定价格和收费标准，通过设定医疗服务价格上限向社会提供医疗服务，以控制医疗成本，抑制医疗费用过快增长。医疗服务价格规制既需要保证其价格高于边际成本，维持医疗机构提供正常服务的激励，又不能形成过高的垄断价格，以免造成过重的社会负担。这种严格的价格规制方式实际上是收益率规制的衍生，收益率规制对象是医疗机构的资本收益率，这种规制形式可以通过资本的进入意愿直接体现。理论上，每一劳动与资本的边际技术替代率都对应着唯一的要素投入结构，这种规制形式具有很强的成本传递效应，医疗机构投资所产生的资本支出和运营费用会直接转移到产品价格上。因此，从生产要素的投入结构来构造价格规制指标是合理的（肖兴志和韩超，2011；郭蕾和肖有智，2016），本书选择以医疗服务机构中资本和劳动的使用比例作为价格规制代理变量（赵建国和李自炜，2019）。

本书的因变量是医疗服务供给能力（$y_{i,t}$），包括医疗服务机构数量（$y_{HSN\,i,t}$）、医疗机构服务能力（$y_{HSB\,i,t}$）、医疗服务承载能力（$y_{HCB\,i,t}$）三个方面。

对于医疗服务机构数量的测量，本书是以医疗卫生机构的数量作为代理变量进行考察的。为有效甄别不同类型医疗机构受价格规制影响的差异，分别以总医疗卫生机构数（$HN$）、公立医院数（$PHN$）、民营医院数（$MHN$）、城市医疗机构数（$CHN$）、农村医疗机构数（$NHN$）、基层医疗机构（$JHN$）进行实证考察。

对于医疗机构服务能力的测量，本书是以医疗卫生机构的床位数量和医务人员数量进行考察的。为有效甄别不同类型医疗机构受价格规制影响的差异，分别以医疗卫生机构床位数（$HBN$）、医院床位数（$HNB$）、千人床位数（$TBN$）、城市千人床位数（$CTHBN$）、农村千人床位数（$NTBN$）作为医疗卫生机构设施供应能力的代理变量；以卫生人员数（$HRN$）、卫生技术人员数（$HPN$）、城市医疗卫生人员数（$CHP$）、农村医疗卫生人员数（$NHRN$）作为医疗卫生机构人力资源服务供给能力的代理变量。

对于医疗服务承载能力的测量，本书是以医疗卫生机构的床位数量和医务人员数量进行考察的。为有效甄别不同类型医疗机构受价格规制影响的差异，分别以医师日均担负诊疗人次（$DDCN$）、公立医院医师日均担负诊疗人次（$PHDC$）、民营医院医师日均担负诊疗人次

（*MHDC*）作为医疗卫生机构门诊医疗服务负荷承载能力的代理变量；以医师日均担负住院床日（天）（*DDBN*）、公立医院医师日均担负住院床日（天）（*PHDB*）、民营医院医师日均担负住院床日（天）（*MHDB*）作为医疗卫生机构住院医疗服务负荷承载能力的代理变量。

借鉴现有研究的常见做法，本书还控制了如下变量：*P_N* 表示常住人口数，一般而言，人口因素对医疗资源量存在影响，常住人口较多地区的医疗卫生资源相对丰富；*CR* 是城市化率，城市化的发展对城市医疗资源供给也具有影响；*PGDP* 是地区人均 GDP，人均 GDP 是衡量地区经济发展水平的重要指标，经济发展水平对地区医疗资源也具有重要影响；*Ag* 是人口老龄化水平，老龄化因素也会影响医疗资源的分布；*DR* 是人口死亡率，人口的死亡率往往和医疗水平具有一定的关系；*PYBZ* 是人均医疗保障经费支出的保障程度，*YHR* 是医保覆盖率，这两者体现了医疗保障的覆盖面和保障深度，社会保障水平与医疗服务供给能力具有一定的关联。

### 3.2.3　描述性统计结果

表 3-1 是主要变量的描述性统计结果。从价格规制变量来看，最大值为 82.52，最小值为 7.04，这表明不同年度或不同地区间的价格规制存在较大差异。公立医院数的均值为 421.47，民营医院数的均值为 429.53，总体来看两者的数量差异较小，但公立医院与民营医院在门诊医疗服务负荷承载能力和住院医疗服务负荷承载能力间存在较大差异，公立医院医师日均担负诊疗人次（*PHDC*）的均值为 7.32，而民营医院医师日均担负诊疗人次（*MHDC*）的均值为 2.01，公立医院医师的门诊负荷远高于民营医院；公立医院医师日均担负住院床日（天）（*PHDB*）的均值为 2.6，而民营医院医师日均担负住院床日（天）（*MHDB*）的均值为 5.62，民营医院医师的住院诊疗负荷高于公立医院。城市千人床位数（*CTHBN*）的均值为 8.37，农村千人床位数（*NTBN*）的均值为 3.72，这表明，我国城乡医疗资源可得性的严重失衡。

表3-1 主要变量的描述性统计

| 变量 | N | 均值 | 中位数 | 最大值 | 最小值 | 标准差 |
|---|---|---|---|---|---|---|
| PRRE | 402 | 21.57 | 19.93 | 82.52 | 7.04 | 9.9 |
| PRRE1 | 465 | 25.08 | 23.18 | 89.06 | 7.41 | 11.62 |
| P_N | 558 | 4 260.55 | 3796 | 11169 | 258 | 2 703.87 |
| CR | 372 | 51.81 | 50.2 | 89.6 | 19.08 | 15.06 |
| CTHBN | 248 | 8.37 | 8 | 27.42 | 3.78 | 2.43 |
| CHP | 496 | 144 869.5 | 127 047.5 | 657 546 | 2 631 | 101 679.6 |
| CHN | 248 | 106 707.9 | 95766 | 355 018 | 1 248 | 70 152.5 |
| PHDC | 248 | 7.32 | 6.3 | 16 | 3.30 | 2.61 |
| PHDB | 248 | 2.6 | 2.6 | 3.50 | 1.40 | 0.48 |
| PHN | 279 | 421.47 | 404 | 949 | 67 | 222.52 |
| MHN | 279 | 429.53 | 348 | 1771 | 4 | 335.5 |
| JHN | 279 | 44 620.88 | 35 636 | 143 846 | 2 457 | 34 165.78 |
| JHB | 279 | 29 709.63 | 26 151 | 82 236 | 3 878 | 21 098.62 |
| Ag | 310 | 9.28 | 9.16 | 14.41 | 1 | 2.2 |
| MHDC | 248 | 2.01 | 2.1 | 3.6 | 0.6 | 0.55 |
| MHDB | 248 | 5.62 | 4.9 | 20.1 | 2.8 | 2.32 |
| NTBN | 245 | 3.72 | 3.61 | 7.12 | 2.16 | 0.87 |
| NHRN | 496 | 123 937.4 | 96 368 | 541 547 | 3 450 | 114 682.5 |
| NHBN | 245 | 114 180.4 | 97 193 | 373 373 | 2 467 | 84 999.55 |
| PGDP | 558 | 30 465.88 | 24 570.5 | 124 571 | 2 662 | 24 168.65 |
| TBN | 527 | 3.97 | 3.85 | 7.55 | 1.48 | 1.45 |
| PYBZ | 403 | 0.11 | 0.09 | 0.46 | 0 | 0.06 |
| DR | 558 | 6.01 | 6.07 | 7.98 | 4.21 | 0.7 |
| MAR | 279 | 1.02 | 0.89 | 3.68 | 0.04 | 0.64 |
| MAR_1 | 279 | 0.03 | 0.02 | 0.09 | 0 | 0.01 |
| WJHN | 558 | 246 326.3 | 207 800 | 917 894 | 10 058 | 173 079.5 |
| HN | 558 | 20 417.44 | 13 721.5 | 81 403 | 1 237 | 19 151.87 |
| HPN | 527 | 200 860.4 | 171 840 | 755 173 | 8 069 | 138 857.4 |
| HRN | 527 | 262 934.1 | 227 095 | 961 360 | 10 058 | 186 214.3 |
| YHR | 403 | 0.31 | 0.26 | 1.09 | 0.03 | 0.22 |
| HBN | 527 | 166 479.2 | 139 211 | 608 519 | 6 136 | 121 756.5 |
| DDCN | 310 | 6.92 | 6.1 | 15.2 | 3.2 | 2.46 |
| DDBN | 310 | 2.47 | 2.5 | 3.4 | 1.4 | 0.47 |
| HNB | 496 | 126 553.6 | 107 623.5 | 460 703 | 4 238 | 91 460.11 |

  表3-2中给出的是变量之间的相关性检验。从表3-2中可以看出，价格规制与公立医院医师日均担负诊疗人次（*PHDC*）、基层医疗卫生机构床位数（*JHB*）、人口老龄化水平（*Ag*）的相关关系为负，与民营医院医师日均担负住院床日（天）（*MHDB*）、农村千人床位数（*NTBN*）、人均医保保障水平（*PYBZ*）相关系数为正，并且均达到在1%的水平上显著（无论Pearson检验，还是Spearman检验）。总体来看，部分变量间的相关系数超过0.70，这主要是由于不同模型中的因变量间具有高度相关性，而同一模型中，自变量、因变量和控制变量间的相关系数都没有超过0.70，表明变量不存在严重的多重共线性问题。

表3-2 　　　　　　　　　　　　**主要变量的相关性检验结果**

| | PRRE | CTHBN | CHP | PHDC | PHDB | JHB | MHDC | MHDB | NTBN | NHRN | TBN | PYBZ | WJHN |
|---|---|---|---|---|---|---|---|---|---|---|---|---|---|
| PRRE | 1.00 | -0.10 | 0.24 | 0.572** | -0.18 | -0.356** | -0.00 | 0.367** | 0.346** | -0.18 | 0.12 | 0.269* | -0.01 |
| CTHBN | -0.10 | 1.00 | -0.25 | -0.541** | -0.04 | -0.08 | 0.01 | -0.339** | 0.20 | -0.05 | 0.451** | 0.329** | -0.16 |
| CHP | 0.24 | -0.25 | 1.00 | 0.317* | 0.10 | 0.665** | 0.25 | 0.12 | 0.17 | 0.652** | 0.12 | -0.11 | 0.887** |
| PHDC | 0.572** | -0.541** | 0.317* | 1.00 | 0.09 | -0.16 | 0.20 | 0.727** | 0.08 | -0.02 | -0.288* | 0.09 | 0.12 |
| PHDB | -0.18 | -0.04 | 0.10 | 0.09 | 1.00 | 0.288* | 0.790** | -0.314* | 0.25 | 0.392** | 0.427** | -0.310* | 0.278* |
| JHB | -0.356** | -0.08 | 0.665** | -0.16 | 0.288* | 1.00 | 0.292* | -0.305* | 0.00 | 0.867** | 0.10 | -0.382** | 0.861** |
| MHDC | -0.00 | 0.01 | 0.25 | 0.20 | 0.790** | 0.292* | 1.00 | -0.12 | 0.413** | 0.446** | -0.25 | 0.369** |
| MHDB | 0.367** | -0.339** | 0.12 | 0.727** | -0.314* | -0.305* | -0.12 | 1.00 | -0.18 | -0.14 | -0.523** | 0.22 | -0.06 |
| NTBN | 0.346** | 0.20 | 0.17 | 0.08 | 0.25 | 0.00 | 0.20 | -0.18 | 1.00 | 0.02 | 0.665** | 0.430** | 0.05 |
| NHRN | -0.18 | -0.05 | 0.652** | -0.02 | 0.392** | 0.867** | 0.413** | -0.14 | 0.02 | 1.00 | 0.12 | -0.365** | 0.915** |
| TBN | 0.12 | 0.451** | 0.12 | -0.288* | 0.427** | 0.10 | 0.446** | -0.523** | 0.665** | 0.12 | 1.00 | 0.15 | 0.12 |
| PYBZ | 0.269* | 0.329** | -0.11 | 0.09 | -0.310* | -0.382** | -0.25 | 0.22 | 0.430** | -0.365** | 0.15 | 1.00 | -0.303* |
| WJHN | -0.01 | -0.16 | 0.887** | 0.12 | 0.278* | 0.861** | 0.369** | -0.06 | 0.05 | 0.915** | 0.12 | -0.303* | 1.00 |

  注：左下角为Pearson相关性检验，右上角为Spearman相关性检验，**和*表示分别在1%和5%的水平（双侧）上显著。

## 3.3 实证检验与分析

### 3.3.1 价格规制与医疗机构数量

价格规制和医疗服务机构数量的回归结果见表3-3。其中，价格规制对于医疗卫生机构数（$\ln HN$）的影响显著为负（$\beta=-0.299$，$p<0.01$），这表明医疗服务政府价格规制导致医疗服务机构的数量减少。价格规制对公立医院数（$\ln PHN$）的影响显著为负（$\beta=-1.289$，$p<0.01$），对民营医院数（$\ln MHN$）的影响显著为正（$\beta=1.161$，$p<0.05$）。这表明，医疗服务的政府价格规制影响了全社会的医疗服务机构数量，特别是公立医院的数量降低了，但是民营医院的数量有一定的上升。这主要是因为价格规制主要是以公立医疗服务机构为政策对象的，而严格的价格归制政策会对医疗机构的业务收入产生不利影响，大型医院的财政拨款较多，各类业务收入相对较多。小型医疗机构受价格规制影响，导致收入减少，只能被兼并、撤销，或改制成民营医疗机构。

价格规制对城市医疗卫生机构数（$\ln CHN$）的影响显著为正（$\beta=1.037$，$p<0.05$）。这表明，价格规制在一定程度上影响了城市医疗机构的数量增长。这主要是由于城市医疗市场均优于农村地区，尽管公立医院可能趋于规模化发展，但民营医院基本选择在城市发展。价格规制对农村医疗机构数（$\ln NHN$）的影响显著为负（$\beta=-0.796$，$p<0.05$），对基层医疗卫生机构数（$\ln JHN$）的影响显著为负（$\beta=-1.317$，$p<0.01$），这进一步表明，价格规制导致了医疗机构的规模化运营。基层医疗卫生机构经历整合而导致数量减少。

总体来看，价格规制会导致医疗服务主体的数量减少，虽然城市的民营医院有所增加，但公立医院的数量减少了。这表明，城市和农村的公立医院通过资源整合而使医疗资源趋向集中。在一定的地域范围内，形成具有市场垄断地位的大型或超大型医院。偏好公立医院就医的患者，只能前往这些大型医院就医，就医的便利性降低了，而农村患者就医的便利性变得更低。

表3-3　　　　　　　价格规制和医疗机构数量的回归结果

| 变量 | 医疗服务机构数量（lnHSN） | | | | | |
|---|---|---|---|---|---|---|
| | lnHN | lnPHN | lnMHN | lnCHN | lnNHN | lnJHN |
| ln*prre* | -0.299*** | -1.289*** | 1.161** | 1.037** | -0.796** | -1.317*** |
| | (-2.887) | (-5.313) | (2.331) | (2.379) | (-2.713) | (-5.410) |
| ln$P\_N$ | -0.872* | 0.792*** | 1.873 | 4.329 | -2.812 | 0.964*** |
| | (-1.626) | (15.644) | (0.582) | (1.538) | (-1.410) | (16.608) |
| lnCR | 0.970** | 0.535 | 0.915 | 1.455 | 1.987* | -1.044*** |
| | (2.386) | (1.610) | (0.592) | (1.075) | (2.155) | (-2.885) |
| lnAg | -0.162 | -0.155 | -0.667 | -0.186 | 0.276 | 0.100 |
| | (-0.663) | (0.573) | (-1.71) | (-0.544) | (1.071) | (0.325) |
| lnPGDP | -0.009 | -0.341* | -0.311 | 0.072 | 0.014 | 0.156 |
| | (-0.044) | (-1.962) | (-0.836) | (0.222) | (0.062) | (0.78) |
| lnDR | 0.072 | -0.116 | 1.328* | 0.558 | 0.088 | 0.169 |
| | (0.221) | (-0.310) | (1.866) | (0.895) | (0.205) | (0.394) |
| lnPYBZ | 0.167 | 0.569*** | 0.435 | 0.024 | 0.072 | 0.294* |
| | (1.005) | (4.445) | (1.154) | (0.073) | (0.298) | (2.004) |
| lnYHR | 0.207* | 0.324*** | 0.193 | -0.065 | 0.003 | 0.319** |
| | (1.828) | (2.725) | (0.753) | (-0.291) | (0.016) | (2.340) |
| C | 14.660*** | 7.131*** | -13.377 | -34.475 | 27.931* | 9.289*** |
| | (2.641) | (4.295) | (-0.53) | (-1.562) | (1.772) | (4.877) |
| R | 0.974 | 0.894 | 0.995 | 0.996 | 0.999 | 0.924 |
| adj.$R^2$ | 0.974 | 0.876 | 0.986 | 0.989 | 0.997 | 0.912 |
| F | 124.180 | 48.935 | 115.48 | 145.9 | 575.36 | 80.33 |
| N | 402 | 248 | 248 | 248 | 247 | 248 |

注：（）内为*t*值，***、**和*分别表示在1%、5%和10%的水平上显著。

### 3.3.2　价格规制与服务提供能力

为进一步分析医疗服务价格规制对医疗服务供给能力的影响，本书进一步使用床位数作为医疗服务供给能力的测度变量，相对于医疗服务机构数量（lnHSN），这一变量能更能体现医疗服务的供应能力。表3-4是价格规制和医疗机构服务能力的回归结果。根据回归结果可见，价格规制对医疗卫生机构床位数（lnHBN）具有显著的负向影响

（$\beta$=-0.261，$p<0.01$），对医院床位数（ln$HBN$）也具有显著的负向影响（$\beta$=-0.232，$p<0.01$）。这表明，价格规制不仅对医院医疗服务能力具有负向影响，甚至对医疗和卫生体系的服务供给能力都具有负向的作用。

表3-4　　　　　　价格规制和医疗机构床位数量的回归结果

| 变量 | ln$HSN$ | ln$HBN$ | ln$TBN$ | ln$CTHBN$ | ln$NTBN$ |
|---|---|---|---|---|---|
| | 模型 1-1 | 模型 1-2 | 模型 1-3 | 模型 1-4 | 模型 1-5 |
| ln$prre$ | -0.261*** | -0.232*** | -0.141** | 0.649*** | -0.466* |
| | （-4.814） | （-3.563） | （-2.236） | （3.261） | （-1.689） |
| ln$P\_N$ | 1.014*** | 1.035*** | 0.011 | -3.949** | 2.303 |
| | （61.282） | （51.486） | （0.57） | （-2.516） | （1.219） |
| ln$CR$ | 0.068 | 0.221** | 0.068 | -0.249 | -0.800 |
| | （0.623） | （2.057） | （0.657） | （-0.323） | （-0.917） |
| ln$Ag$ | 0.022 | -0.234** | -0.056 | -0.274 | -0.065 |
| | （0.244） | （-2.155） | （-0.532） | （-1.42） | （-0.268） |
| ln$PGDP$ | -0.096* | -0.130* | -0.027 | 0.365 | 0.031 |
| | （-1.666） | （-1.948） | （-0.410） | （1.966） | （0.15） |
| ln$DR$ | 0.097 | 0.187 | 0.142 | 0.652* | 0.023 |
| | （0.749） | （1.212） | （0.945） | （1.836） | （0.057） |
| ln$PYBZ$ | 0.286*** | 0.455*** | 0.353*** | -0.031 | 0.142 |
| | （6.308） | （8.501） | （6.785） | （-0.194） | （0.624） |
| ln$YHR$ | 0.341*** | 0.449*** | 0.366*** | -0.132 | 0.124 |
| | （7.524） | （11.103） | （9.324） | （-1.18） | （0.807） |
| $C$ | 5.907*** | -34.475*** | 2.859*** | 28.440** | -12.534 |
| | （10.371） | （-1.562） | （4.261） | （2.33） | （-0.84） |
| $R$ | 0.978 | 0.965 | 0.79 | 0.976 | 0.962 |
| $adj.R^2$ | 0.976 | 0.963 | 0.78 | 0.937 | 0.893 |
| $F$ | 597.4 | 609.78 | 82.98 | 24.98 | 13.869 |
| $N$ | 402 | 402 | 402 | 248 | 247 |

注：（ ）内为$t$值，***、**和*分别表示在1%、5%和10%的水平上显著。

以千人床位数（ln$TBN$）来衡量人均医疗服务可得性，价格规制也对其具有显著的负向影响（$\beta$=-0.141，$p<0.05$）。这一结果也说明，在医疗机构数量减少且规模扩大的背景下，价格规制使人均可享有的医疗资源更加紧张，千人床位数的减少意味着其他配套医疗资源供应量的同步减少。其中，城市千人床位数（ln$CTHBN$）反而显著增加（$\beta$=0.649，$p<0.01$），而农村千人床位数（ln$NTBN$）有所降低（$\beta$=-0.466，$p<0.1$），城市千人床位

数的增加应该是得益于城市大医院规模的扩张和民营医院的发展，而农村千人床位数的降低也符合农村医院数和基层医院数降低的实际情况。

医疗服务的供给必然是由医务人员向患者提供的，以医疗机构卫生人员数量来考察医疗服务能力也是合适的，而医疗机构的床位数也必须有一定数量的设备和人员匹配。因此，进一步检验价格规制和医疗机构卫生人员数量的关系，回归结果见表3-5。其中，可以看出价格规制（ln$prre$）对卫生人员数（ln$HRN$）（$\beta$=-0.326，$p<0.01$）、卫生技术人员数（ln$HPN$）（$\beta$=-0.221，$p<0.01$）、城市医疗卫生人员数（ln$CHP$）（$\beta$=-0.231，$p<0.01$）和农村医疗卫生人员数（ln$NHRN$）（$\beta$=-0.404，$p<0.05$）都具有显著的负向影响。这表明，价格规制对医疗和卫生体系中的医务人员数量是具有负向影响的，即价格规制对医疗服务的提供能力具有负向的影响。

表3-5    价格规制和医疗机构卫生人员数量的回归结果

| 变量 | ln$HRN$ | ln$HPN$ | ln$CHP$ | ln$NHRN$ |
|---|---|---|---|---|
|  | 模型 2-1 | 模型 2-2 | 模型 2-3 | 模型 2-4 |
| ln$prre$ | -0.326*** (-6.504) | -0.221*** (-4.630) | -0.231*** (-3.219) | -0.404** (-2.210) |
| ln$P\_N$ | 1.000*** (64.674) | 1.014*** (68.622) | 0.989*** (44.568) | 1.084*** (19.204) |
| ln$CR$ | 0.018 (0.218) | 0.299*** (3.793) | 1.454*** (12.275) | -2.901*** (-9.631) |
| ln$Ag$ | -0.096 (-1.144) | -0.137* (-1.714) | 0.138 (1.146) | -1.149*** (-3.763) |
| ln$PGDP$ | 0.133** (2.593) | 0.033 (0.674) | -0.215*** (-2.916) | 0.879*** (4.682) |
| ln$DR$ | -0.110 (-0.924) | -0.113 (-0.992) | -0.675*** (-3.952) | 1.956*** (4.504) |
| ln$PYBZ$ | 0.282*** (6.840) | 0.277*** (7.036) | 0.172*** (2.915) | -0.049 (-0.327) |
| ln$YHR$ | 0.346*** (11.124) | 0.261*** (8.774) | 0.179*** (4.012) | 0.608*** (5.350) |
| $C$ | 5.15$2^{***}$ (9.694) | 4.374*** (8.620) | 2.376*** (3.115) | 5.600*** (2.888) |
| $R$ | 0.978 | 0.98 | 0.962 | 0.844 |
| $adj.R^2$ | 0.977 | 0.979 | 0.96 | 0.837 |
| $F$ | 1 014.26 | 1 109.37 | 562.81 | 119.61 |
| $N$ | 186 | 186 | 186 | 186 |

注：（ ）内为$t$值，***、**和*分别表示在1%、5%和10%的水平上显著。

### 3.3.3 价格规制与医疗机构载荷

前文主要分析价格规制对医疗服务机构的存量影响，即对医疗机构数量、床位及人员的影响。实际上，通过分析价格规制对医疗机构的服务负荷的影响，能进一步了解其对医疗机构的承载能力的政策影响。表3-6是价格规制和医疗机构服务承载能力的回归结果，主要从医师日均担负诊疗人次（ln$DDCN$）和医师日均担负住院床日（ln$DDBN$）来考察价格规制的政策效应。

从回归结果来看，价格规制对医师日均担负诊疗人次（ln$DDCN$）（$\beta$=0.741，$p<0.01$）和医师日均担负住院床日（ln $DDBN$）（$\beta$=0.467，$p<0.01$）都具有显著的正向影响；价格规制对公立医院医师日均担负诊疗人次（ln$PHDC$）（$\beta$=0.714，$p<0.01$）和公立医院医师日均担负住院床日（天）（ln$PHDB$）（$\beta$=0.334，$p<0.01$）也具有显著的正向影响；对民营医院医师日均担负诊疗人次（ln$MHDC$）（$\beta$=0.366，$p<0.1$）和民营医院医师日均担负住院床日（ln$MHDB$）（$\beta$=0.470，$p<0.1$）的影响虽然显著性降低了，但也具有正向的影响。医疗服务机构的医务人员，特别是公立医疗机构的医务人员往往是超负荷工作，医疗机构数量的减少会导致医疗资源总量的供应减少。医疗服务中的政府规制不仅体现在价格方面，还体现在医疗机构的扩建、人员的配置上，公立医疗机构的人员固定编制也受严格规制。在价格规制下，医院管理者为缩减成本、提升绩效，只能在不减少资产性投资的情况下，尽可能压缩人员开支。例如，减少各科室的人员配置，在全社会医疗服务供需双向增长的情况下，医疗机构的医务人员数量却未同比增长，医务人员所需承担的工作量便不断增加。在此背景下，医疗服务机构的载荷持续增加，特别是公立机构的医疗服务供给力已趋近极限。可见，价格规制对医疗机构服务供给实际上是具有不利影响的。

表3-6　　　　　　　价格规制和医疗机构服务载荷的回归结果

| 变量 | ln*DDCN*<br>模型3-1 | ln*PHDC*<br>模型3-2 | ln*MHDC*<br>模型3-3 | ln*DDBN*<br>模型3-4 | ln*PHDB*<br>模型3-5 | ln*MHDB*<br>模型3-6 |
|---|---|---|---|---|---|---|
| ln*prre* | 0.741*** | 0.714*** | 0.366* | 0.467*** | 0.334*** | 0.470* |
| | (4.634) | (3.395) | (1.955) | (4.766) | (2.771) | (1.858) |
| ln*P_N* | −0.002 | 0.084 | 0.076* | 0.074*** | 0.041 | −0.055 |
| | (−0.054) | (1.671) | (1.694) | (2.946) | (1.431) | (−0.907) |
| ln*CR* | −0.117 | −0.389 | −0.60** | −0.341** | −0.100 | −0.938** |
| | (−0.487) | (−1.246) | (−2.153) | (−2.306) | (−0.557) | (−2.493) |
| ln*Ag* | 0.207 | −0.242 | 0.327 | −0.026 | 0.211 | −0.240 |
| | (0.997) | (−0.914) | (1.384) | (−0.205) | (1.389) | (−0.754) |
| ln*PGDP* | 0.187** | 0.369** | −0.255 | −0.166* | −0.251** | 0.808*** |
| | (1.341) | (2.141) | (−1.661) | (−1.938) | (−2.535) | (3.895) |
| ln*DR* | −0.663** | −0.159 | 0.198 | 0.679*** | 0.273 | −0.133 |
| | (−2.321) | (−0.428) | (0.601) | (3.88) | (1.287) | (−0.30) |
| ln*PYBZ* | −0.250 | −0.028 | −0.102 | −0.069 | −0.149** | −0.156 |
| | (−2.355) | (−0.222) | (−0.906) | (−1.065) | (−2.046) | (−1.023) |
| ln*YHR* | −0.211 | 0.008 | 0.100* | 0.042 | −0.062 | −0.081 |
| | (−1.995) | (0.07) | (0.954) | (0.649) | (−0.915) | (−0.569) |
| *C* | 0.564 | 0.042 | 0.138 | 0.674 | 1.330 | −3.965* |
| | (0.642) | (0.649) | (1.146) | (0.783) | (1.408) | (−2.003) |
| *R* | 0.503 | 0.574 | 0.497 | 0.548 | 0.614 | 0.437 |
| *adj.R²* | 0.456 | 0.51 | 0.421 | 0.505 | 0.556 | 0.352 |
| *F* | 10.645 | 8.923 | 6.546 | 12.72 | 10.53 | 5.138 |
| *N* | 279 | 186 | 186 | 279 | 186 | 186 |

注：（ ）内为*t*值，***、**和*分别表示在1%、5%和10%的水平上显著。

### 3.3.4　稳健性检验

本书的价格规制是以医疗服务机构中的资本和劳动的比值来衡量的，对该数据是以"医疗卫生机构总资产/卫生人员数"之比进行测度的，为进一步检验前文回归结果的稳健性，以"医疗卫生机构总资产/卫生技术人员数"之比来构建价格规制指标。重复上述模型进行回归，结果见表3-7至表3-12，有关结果并未发生实质性变化。由于本书考察价格规制对医疗服务供给的影响，可能产生内生性问题。为解决内生性问题，借鉴郭蕾和肖有智（2016）、赵建国和李自炜（2019）的做法，在模型中加入滞后一期的价格规制，重复上述模型进行回归，结果并未发生实质性变化。

表3-7　　　　　　　　价格规制和医疗机构数量的稳健性检验Ⅰ

| 变量 | ln*HN* | ln*HN* | ln*PHN* | ln*PHN* | ln*MHN* | ln*MHN* |
|---|---|---|---|---|---|---|
| | 模型4-1 | 模型4-2 | 模型4-3 | 模型4-4 | 模型4-5 | 模型4-6 |
| ln*prre*(-1) | -0.370*** | | -0.959*** | | 1.395*** | |
| | (-3.031) | | (-4.908) | | (6.158) | |
| ln*prre* 1 | | -0.278** | | -0.376*** | | 1.145*** |
| | | (-2.504) | | (-4.206) | | (3.771) |
| ln*P_N* | 0.876*** | 0.858*** | 0.805*** | 0.700*** | 1.088*** | 1.137*** |
| | (22.021) | (21.718) | (15.515) | (13.161) | (8.624) | (8.827) |
| ln*CR* | -0.973*** | -1.007*** | 0.427 | -0.038 | 1.137 | -0.022 |
| | (-3.705) | (-3.814) | (1.297) | (-0.172) | (0.721) | (-0.035) |
| ln*Ag* | 0.032 | -0.045 | -0.098 | -0.056 | -0.427 | -0.607* |
| | (0.151) | (-0.208) | (-0.360) | (-0.624) | (-1.144) | (-1.938) |
| ln*PGDP* | 0.209 | 0.214 | -0.374** | -0.022 | -0.264 | -0.415 |
| | (1.520) | (1.539) | (-2.100) | (-0.239) | (-0.693) | (-1.296) |
| ln*DR* | -0.215 | -0.065 | -0.169 | 0.015 | 0.608 | 1.125* |
| | (-0.692) | (-0.211) | (-0.442) | (0.090) | (0.876) | (1.997) |
| ln*PYBZ* | 0.008 | -0.055 | 0.539*** | 0.124 | 0.486 | 0.667** |
| | (0.070) | (-0.540) | (4.176) | (1.515) | (1.493) | (2.514) |
| ln*YHR* | 0.212** | 0.208* | 0.308** | 0.084 | 0.229 | 0.378* |
| | (1.982) | (1.924) | (2.543) | (1.436) | (1.015) | (1.944) |
| *C* | 5.734*** | 5.536*** | 6.521*** | 2.267** | -9.343 | -1.797 |
| | (4.262) | (4.095) | (3.897) | (2.172) | (-0.370) | (-0.551) |
| *R* | 0.898 | 0.896 | 0.887 | 0.792 | 0.812 | 0.742 |
| adj.*R²* | 0.891 | 0.888 | 0.87 | 0.761 | 0.784 | 0.703 |
| *F* | 116.92 | 114.82 | 52.14 | 25.24 | 28.71 | 19.05 |
| *N* | 186 | 186 | 186 | 186 | 186 | 186 |

注：（ ）内为*t*值，***、**和*分别表示在1%、5%和10%的水平上显著。

表3-8 　　　　　　　 价格规制和医疗机构数量的稳健性检验Ⅱ

| 变量 | lnCHN | lnCHN | lnNHN | lnNHN | lnJHN | lnJHN |
|---|---|---|---|---|---|---|
| | 模型4-1 | 模型4-2 | 模型4-3 | 模型4-4 | 模型4-5 | 模型4-6 |
| lnprre(−1) | 0.384*** | | 0.509*** | | −0.288*** | |
| | (3.119) | | (3.379) | | (−3.076) | |
| lnprre 1 | | 0.460** | | 0.645*** | | −0.329*** |
| | | (2.256) | | (3.099) | | (−2.989) |
| lnP_N | 0.909*** | 0.880*** | 1.193*** | 1.214*** | 0.894 | 0.438 |
| | (19.203) | (21.547) | (9.781) | (10.104) | (1.015) | (0.503) |
| lnCR | 1.181*** | 1.459*** | −2.576*** | −2.263*** | 1.143** | 0.787** |
| | (4.380) | (5.697) | (−4.723) | (−4.447) | (2.644) | (2.125) |
| lnAg | 0.142 | 0.529** | 0.325 | 0.216 | 0.010 | 0.020 |
| | (0.811) | (2.438) | (1.449) | (0.954) | (0.094) | (0.195) |
| lnPGDP | −0.167 | −0.229 | 0.158 | 0.093 | −0.087 | −0.039 |
| | (−1.108) | (−1.633) | (0.727) | (0.423) | (−0.839) | (−0.379) |
| lnDR | 0.252 | −0.029 | 0.801 | 0.909** | 0.100 | 0.013 |
| | (0.902) | (−0.096) | (2.123) | (2.370) | (0.526) | (0.070) |
| lnPYBZ | 0.050 | 0.234** | −0.083 | −0.099 | 0.198** | 0.235** |
| | (0.444) | (2.233) | (−0.452) | (−0.513) | (2.214) | (2.461) |
| lnYHR | 0.030 | 0.204** | 0.014 | −0.010 | 0.097 | 0.134* |
| | (0.324) | (2.091) | (0.110) | (−0.072) | (1.562) | (2.009) |
| C | −0.879 | 1.827 | 6.157** | 4.834* | 0.584 | 5.645 |
| | (−0.624) | (1.340) | (2.588) | (1.990) | (0.084) | (0.845) |
| R | 0.931 | 0.967 | 0.671 | 0.672 | 0.99 | 0.99 |
| adj.R² | 0.921 | 0.962 | 0.62 | 0.622 | 0.99 | 0.99 |
| F | 90.14 | 171.54 | 13.22 | 13.33 | 1942.5 | 1910.6 |
| N | 186 | 186 | 186 | 186 | 186 | 186 |

注：（ ）内为 $t$ 值，***、**和*分别表示在1%、5%和10%的水平上显著。

表3-9 价格规制和医疗机构卫生床位数量的稳健性检验

| 变量 | ln$CTHBN$ | ln$CTHBN$ | ln$NTBN$ | ln$NTBN$ |
|---|---|---|---|---|
| | 模型5-1 | 模型5-2 | 模型5-3 | 模型5-4 |
| ln$prre(-1)$ | 0.234** | | −0.426* | |
| | (2.220) | | (−2.009) | |
| ln $prre$ 1 | | 0.517*** | | −0.325* |
| | | (3.900) | | (−1.735) |
| ln$P\_N$ | −0.011 | −0.014 | 2.555 | 2.049 |
| | (−0.199) | (−0.259) | (1.385) | (1.041) |
| ln$CR$ | −0.476 | −0.477* | −0.607 | −1.353 |
| | (−1.662) | (−1.809) | (−0.700) | (−1.716) |
| ln$Ag$ | −0.256 | −0.297** | −0.165 | −0.138 |
| | (−1.690) | (−2.163) | (−0.701) | (−0.553) |
| ln$PGDP$ | 0.060 | 0.079 | −0.008 | 0.074 |
| | (0.399) | (0.571) | (−0.037) | (0.347) |
| ln$DR$ | 0.539 | 0.585** | 0.298 | 0.195 |
| | (2.019) | (2.394) | (0.763) | (0.477) |
| ln$PYBZ$ | 0.223* | 0.097 | 0.181 | 0.181 |
| | (1.915) | (0.859) | (0.813) | (0.770) |
| ln$YHR$ | 0.053 | −0.038 | 0.142 | 0.163 |
| | (0.605) | (−0.458) | (0.955) | (1.034) |
| $C$ | 2.828* | 1.319 | −15.296 | −9.169 |
| | (1.957) | (0.944) | (−1.044) | (−0.588) |
| $R$ | 0.30 | 0.396 | 0.964 | 0.96 |
| $adj.R^2$ | 0.194 | 0.305 | 0.898 | 0.88 |
| $F$ | 2.838 | 4.347 | 14.61 | 12.94 |
| $N$ | 186 | 186 | 186 | 186 |

注：（ ）内为$t$值，***、**和*分别表示在1%、5%和10%的水平上显著。

表3-10 价格规制和医疗卫生机构人员数量的稳健性检验

| 变量 | ln*HRN* | ln*HPN* | ln*CHP* | ln*NHRN* |
|---|---|---|---|---|
| | 模型6-1 | 模型6-2 | 模型6-3 | 模型6-4 |
| ln*prre*(−1) | | −0.239*** | | −0.378*** |
| | | (−3.783) | | (−2.819) |
| ln*prre* 1 | −0.235*** | | −0.339*** | |
| | (−4.155) | | (−2.799) | |
| ln*P_N* | 1.011*** | 1.022*** | 0.955*** | 0.973*** |
| | (50.252) | (49.645) | (22.157) | (22.241) |
| ln*CR* | 1.207*** | 1.222*** | −1.446*** | −1.418*** |
| | (8.969) | (8.992) | (−5.018) | (−4.909) |
| ln*Ag* | −0.090 | −0.039 | −0.706*** | −0.626*** |
| | (−0.815) | (−0.352) | (−2.994) | (−2.640) |
| ln*PGDP* | −0.105 | −0.115 | 0.384** | 0.373** |
| | (−1.487) | (−1.616) | (2.53) | (2.46) |
| ln*DR* | −0.297* | −0.400** | 1.091*** | 0.932*** |
| | (−1.88) | (−2.491) | (3.22) | (2.733) |
| ln*PYBZ* | 0.255*** | 0.275*** | −0.520*** | −0.477*** |
| | (4.909) | (4.941) | (−4.678) | (−4.034) |
| ln*YHR* | 0.311*** | 0.303*** | −0.052 | −0.058 |
| | (5.629) | (5.462) | (−0.44) | (−0.496) |
| *C* | 2.317*** | 2.319*** | 4.374*** | 4.452*** |
| | (3.364) | (3.329) | (2.964) | (3.008) |
| *R* | 0.86 | 0.97 | 0.91 | 0.91 |
| *adj.R²* | 0.86 | 0.968 | 0.91 | 0.908 |
| *F* | 410.3 | 433.32 | 132.14 | 141.7 |
| *N* | 186 | 186 | 186 | 186 |

注：（ ）内为*t*值，***、**和*分别表示在1%、5%和10%的水平上显著。

表3-11　　　　　　价格规制和医师门诊服务载荷的稳健性检验

| 变量 | lnDDCN | | lnPHDC | | lnMHDC | |
|---|---|---|---|---|---|---|
| | 模型 7-1 | 模型 7-2 | 模型 7-3 | 模型 7-4 | 模型 7-5 | 模型 7-6 |
| $\ln prre(-1)$ | 0.570*** | | 1.015*** | | 0.269** | |
| | (4.423) | | (5.489) | | (2.337) | |
| $\ln prre\ 1$ | | 0.422*** | | 0.973*** | | 0.465** |
| | | (3.747) | | (4.498) | | (2.294) |
| $\ln P\_N$ | 0.049 | 0.036 | 0.069 | 0.103** | 0.084 | 0.085** |
| | (1.185) | (0.858) | (1.583) | (2.183) | (1.432) | (1.919) |
| $\ln CR$ | −0.403 | −0.014 | −0.846*** | −0.379 | −0.871*** | −0.583** |
| | (−1.573) | (−0.057) | (−2.887) | (−1.32) | (−2.823) | (−2.163) |
| $\ln Ag$ | 0.178 | 0.247 | −0.088 | −0.253 | 0.544*** | 0.328 |
| | (0.821) | (1.144) | (−0.378) | (−1.021) | (3.296) | (1.415) |
| $\ln PGDP$ | 0.342** | 0.161 | 0.391*** | 0.336** | 0.002 | −0.271* |
| | (2.393) | (1.110) | (2.601) | (2.072) | (0.012) | (−1.787) |
| $\ln DR$ | −0.502 | −0.746** | −0.179 | −0.220 | −0.430 | 0.161 |
| | (−1.652) | (−2.512) | (−0.555) | (−0.641) | (−1.485) | (0.499) |
| $\ln PYBZ$ | −0.053 | −0.046 | −0.021 | −0.096 | −0.136 | −0.129 |
| | (−0.497) | (−0.513) | (−0.19) | (−0.791) | (−1.079) | (−1.132) |
| $\ln YHR$ | −0.027 | −0.092 | −0.001 | −0.050 | −0.031 | 0.076 |
| | (−0.252) | (−0.90) | (−0.005) | (−0.446) | (−0.326) | (0.716) |
| $C$ | −1.939 | −0.865 | −2.165 | −3.565** | 1.883 | 2.469 |
| | (−1.385) | (−0.613) | (−1.534) | (−2.259) | (1.206) | (1.669) |
| $R$ | 0.533 | 0.466 | 0.683 | 0.625 | 0.377 | 0.509 |
| $adj.R^2$ | 0.476 | 0.415 | 0.628 | 0.568 | 0.283 | 0.435 |
| $F$ | 9.36 | 9.15 | 12.44 | 11.02 | 4.01 | 6.88 |
| $N$ | 279 | 279 | 186 | 186 | 186 | 186 |

注：（　）内为 $t$ 值，***、**和*分别表示在1%、5%和10%的水平上显著。

表3-12　　　　　　　　价格规制和医师住院服务载荷的稳健性检验

| 变量 | lnDDBN | | lnPHDB | | lnMHDB | |
|---|---|---|---|---|---|---|
| | 模型8-1 | 模型8-2 | 模型8-3 | 模型8-4 | 模型8-5 | 模型8-7 |
| lnprre(−1) | 0.141* | | 0.308*** | | 0.813*** | |
| | (1.766) | | (2.847) | | (3.475) | |
| lnprre 1 | | 0.156 | | 0.510*** | | 1.082*** |
| | | (2.349) | | (3.688) | | (4.028) |
| lnP_N | 0.055** | 0.059 | 0.037 | 0.051* | −0.066 | −0.033 |
| | (2.147) | (2.335) | (1.284) | (1.854) | (−1.20) | (−0.622) |
| lnCR | −0.022 | 0.001 | −0.133 | −0.165 | −1.384*** | −1.239*** |
| | (−0.138) | (0.009) | (−0.731) | (−0.952) | (−3.736) | (−3.673) |
| lnAg | 0.206 | 0.218 | 0.216 | 0.272* | −0.095 | −0.101 |
| | (1.533) | (1.644) | (1.431) | (1.851) | (−0.322) | (−0.355) |
| lnPGDP | −0.256*** | −0.291 | −0.242** | −0.271*** | 0.824*** | 0.762*** |
| | (−2.897) | (−3.321) | (−2.45) | (−2.861) | (4.334) | (4.135) |
| lnDR | 0.321* | 0.284 | 0.283 | 0.195 | −0.153 | −0.275 |
| | (1.705) | (1.523) | (1.336) | (0.964) | (−0.375) | (−0.701) |
| lnPYBZ | −0.060 | −0.040 | −0.143* | −0.167** | −0.158 | −0.228* |
| | (−0.894) | (−0.674) | (−2.004) | (−2.352) | (−1.145) | (−1.652) |
| lnYHR | 0.022 | 0.022 | −0.060 | −0.085 | −0.094 | −0.151 |
| | (0.331) | (0.333) | (−0.90) | (−1.284) | (−0.723) | (−1.175) |
| C | 1.650* | 1.887 | 1.502 | 1.032 | −3.595V | −4.855*** |
| | (1.902) | (2.298) | (1.622) | (1.116) | (−2.013) | (−2.704) |
| R | 0.565 | 0.577 | 0.617 | 0.652 | 0.537 | 0.565 |
| adj.R² | 0.512 | 0.525 | 0.559 | 0.592 | 0.456 | 0.489 |
| F | 10.65 | 11.18 | 10.65 | 10.84 | 6.69 | 7.50 |
| N | 279 | 279 | 186 | 186 | 186 | 186 |

注：（ ）内为t值，***、**和*分别表示在1%、5%和10%的水平上显著。

## 3.4 市场机制的调节效应

医疗服务业普遍施行需求审批许可证制度，目的是通过规制"不必要的重复投资"来降低医疗成本。该制度要求医疗机构在增加床位和购置诊疗设备等方面的超限额新增投资须经政府部门批准，这项制度实施的目的是减少医院购买过于昂贵的医疗设备、进行不必要的重复投资，从而让医院能够降低成本。对于CON制度及其他市场准入规制的有效性研究发现CON制度确实对医疗成本具有影响，其对行业的进入和扩张提供了有效的约束，阻碍了新增产能的增长，从而导致产能下降和集中度提高（Ford and Kaserman，1993）。由于医疗市场的不完全契约状态，如果不能准确界定政府与市场的功能边界，医疗服务市场资源配置效率难以实现（费太安，2013）、政府单一化模式导致的医疗服务支出剧增等问题，政府医疗服务规制将面临严峻挑战（Bamezai，1999；Bech，2011）。世界各国的医疗卫生体制因国情不同而具有差异，完全的政府或市场供应是罕见的，现代的医疗卫生体制基本是政府与市场相结合的方式。Jofre - Bone（2000）、Gaynor（2012）、Andritsos and Tang（2014）等都认为，形成一种私立医院和公立医院共存的混合市场更具有效率优势，也可以有效降低政府的医疗公共支出，进而提高了医疗服务质量水平。因此，国外学术界普遍认同引入竞争机制来改善医疗服务绩效问题（Brekke，2010；Lisac，2010）。

市场化并非否定政府医疗服务市场准入规制。准入规制政策的初衷是，杜绝各种不合法或不具有行医能力的主体进入医疗服务市场，以免对人民生命及健康造成不利影响。推行市场化改革是为了让具有市场进入资格的投资主体获得市场准入许可，从而破解医疗服务市场的供需失衡和垄断问题，形成具有竞争性的医疗服务市场。前文的分析可以说明，价格规制对中国的医疗服务市场的供给能力具有负面影响，也无法预测放开管制是否真的会形成"一管就死，一放就乱"的局面。由于政策具有"刚性"，政府规制会产生"路径依赖"，完全放松价格规制可能在短期内造成医疗服务市场的供给混乱，甚至形成价格失衡的局面。由于医疗服务的对象是全体国民，医疗服务价格短期的波动可能对整个医疗卫生体系产生影响，甚至会造成社会的不稳定。因此，以放松准入的市场化改革来增加医疗服务供给量可能是一种有效途径。

### 3.4.1 实证检验

本书在前文实证模型和分析框架的基础上，进一步对市场机制的调节效应进行检验。表3-13给出的是市场化与医疗机构数量的回归结果，从结果可以看出：市场化（$\ln MAR$）对医疗卫生机构数（$\ln HN$）的影响显著为正（$\beta=0.089$，$p<0.01$），对民营医疗卫生机构数（$\ln MHN$）的影响显著为正（$\beta=0.760$，$p<0.01$），说明市场化改革通过放松准入规制，有利于民营资本进入医疗服务市场。市场化（$\ln MAR$）对公立医疗卫生机构数（$\ln PHN$）的影响显著为负（$\beta=-0.240$，$p<0.01$），这也进一步表明，市场开放可能进一步导致公立医院数量的减少，一方面，大型医院会进一步扩张，而使医疗资源出现极化分布；另一方面，部分盈利能力低的中小型医院可能在市场竞争中被兼并、撤销或民营化。市场化与价格规制的交互项（$\ln MAR*\ln prre$）对医疗卫生机构数（$\ln HN$）、公立医疗卫生机构数（$\ln PHN$）及民营医疗卫生机构数（$\ln MHN$）的影响均显著，且对医疗卫生机构数（$\ln HN$）影响的系数由-0.299变为-0.037，对公立医疗卫生机构数（$\ln PHN$）影响的系数由-1.289变为-0.080，对民营医疗卫生机构数（$\ln MHN$）影响的系数由1.161变成0.239。这表明，在价格规制对医疗服务供给具有负向影响的同时，市场化能增加医疗机构总数量。

表3-14中，市场化（$\ln MAR$）对城市医疗卫生机构数（$\ln CHN$）具有显著的正向影响（$\beta=0.430$，$p<0.01$），对农村医疗卫生机构数（$\ln NHN$）具有一定的负向影响（$\beta=-0.21$，$p<0.1$），对基层医疗机构（$\ln JHN$）的影响并不显著。市场化与价格规制的交互项（$\ln MAR*\ln prre$）对城市医疗卫生机构数（$\ln CHN$）的影响也具有正向影响，但对农村医疗卫生机构数（$\ln NHN$）和基层医疗机构（$\ln JHN$）的影响不显著。这表明，通过市场化改革而放松准入，并不能有效增加农村医疗机构数量和基层医疗机构数量。因此，此类医疗卫生机构应主要由政府建设，并增加供给。

表3-13　　　　　市场化与医疗机构数量的回归结果 I

| 变量 | lnHN | | lnPHN | | lnMHN | |
|---|---|---|---|---|---|---|
| | 模型 9-1 | 模型 9-2 | 模型 9-3 | 模型 9-4 | 模型 9-5 | 模型 9-6 |
| lnMAR | 0.089*** | | −0.240*** | | 0.760*** | |
| | (3.984) | | (−3.514) | | (11.125) | |
| lnMAR*lnprre | | −0.037*** | | −0.080*** | | 0.239*** |
| | | (−3.363) | | (−3.555) | | (10.562) |
| lnP_N | 0.923*** | 0.988*** | 0.849*** | 0.850*** | 0.849*** | 0.857*** |
| | (12.889) | (13.907) | (14.464) | (14.446) | (14.464) | (14.114) |
| lnCR | −0.904*** | −1.598*** | −0.209 | −0.286 | −0.209 | 0.037 |
| | (−5.399) | (−3.941) | (−0.631) | (−0.851) | (−0.631) | (0.106) |
| lnAg | −0.053 | −0.215 | −0.205 | −0.187 | −0.205 | −0.263 |
| | (−1.029) | (−0.591) | (−0.696) | (−0.621) | (−0.696) | (−0.861) |
| lnPGDP | 0.037 | 0.141 | −0.370* | −0.337 | −0.370* | −0.470** |
| | (0.710) | (0.603) | (−1.910) | (−1.740) | (−1.910) | (−2.347) |
| lnDR | −0.031 | 0.667 | 0.314 | 0.312 | 0.314 | 0.361 |
| | (−0.338) | (1.334) | (0.769) | (0.754) | (0.769) | (0.853) |
| lnPYBZ | 0.013 | 0.026 | 0.426*** | 0.438*** | 0.426*** | 0.399*** |
| | (0.267) | (0.157) | (3.161) | (3.203) | (3.161) | (2.840) |
| lnYHR | 0.020 | 0.152 | 0.267** | 0.274** | 0.267** | 0.257* |
| | (0.612) | (0.954) | (2.037) | (2.08) | (2.037) | (1.890) |
| C | 6.008*** | 9.333*** | 4.735** | 4.688** | 4.735** | 4.746** |
| | (7.137) | (2.932) | (2.650) | (2.596) | (2.650) | (2.562) |
| R | 0.892 | 0.89 | 0.867 | 0.87 | 0.938 | 0.934 |
| adj.R² | 0.876 | 0.88 | 0.847 | 0.85 | 0.929 | 0.924 |
| F | 54.83 | 49.2 | 43.19 | 38.3 | 101.11 | 93.67 |
| N | 186 | 186 | 186 | 186 | 186 | 186 |

注：（ ）内为 $t$ 值，***、**和*分别表示在1%、5%和10%的水平上显著。

表3-14                    市场化与医疗机构数量的回归结果 Ⅱ

| 变量 | lnCHN | | lnNHN | | lnJHN | |
|---|---|---|---|---|---|---|
| | 模型10-1 | 模型10-2 | 模型10-3 | 模型10-4 | 模型10-5 | 模型10-6 |
| lnMAR | 0.430*** | | −0.210* | | −0.039 | |
| | (3.190) | | (−1.754) | | (−0.511) | |
| lnMAR*lnprre | | 0.118* | | 0.052 | | −0.032 |
| | | (1.874) | | (1.256) | | (−1.168) |
| lnP_N | 2.830 | 3.914 | −2.528 | 1.120*** | 1.057*** | 0.987*** |
| | (1.122) | (1.334) | (−1.166) | (10.094) | (16.252) | (13.263) |
| lnCR | 1.470 | 2.908** | 1.180 | −2.223*** | −1.060*** | −1.729*** |
| | (1.364) | (2.445) | (1.315) | (−3.527) | (−2.885) | (−4.094) |
| lnAg | 0.074 | 0.196 | 0.040 | −0.494 | 0.513 | −0.161 |
| | (0.249) | (0.523) | (0.14) | (−0.881) | (1.573) | (−0.431) |
| lnPGDP | 0.179 | 0.043 | 0.005 | 0.021 | 0.018 | 0.164 |
| | (0.593) | (0.128) | (0.022) | (0.057) | (0.084) | (0.667) |
| lnDR | −0.150 | −0.228 | 0.580 | 1.426 | 0.736 | 0.646 |
| | (−0.269) | (−0.343) | (1.233) | (1.839) | (1.625) | (1.244) |
| lnPYBZ | −0.428 | −0.132 | 0.182 | −0.575** | −0.160 | 0.034 |
| | (−1.576) | (−0.379) | (0.69) | (−2.143) | (−1.071) | (0.196) |
| lnYHR | −0.326* | −0.180 | 0.073 | 0.051 | −0.108 | 0.178 |
| | (−1.775) | (−0.767) | (0.417) | (0.204) | (−0.747) | (1.07) |
| C | −20.495 | −33.069 | 26.256 | 8.267** | 2.896 | 6.566*** |
| | (−1.045) | (−1.437) | (1.528) | (2.429) | (1.463) | (2.894) |
| R | 0.997 | 0.996 | 0.999 | 0.874 | 0.94 | 0.885 |
| adj.$R^2$ | 0.991 | 0.988 | 0.997 | 0.855 | 0.93 | 0.867 |
| F | 179.72 | 134.55 | 488.37 | 45.15 | 103.36 | 50.84 |
| N | 186 | 186 | 186 | 186 | 186 | 186 |

注：( ) 内为 t 值，***、**和*分别表示在1%、5%和10%的水平上显著。

表3-15给出的是市场化与医疗机构床位数的回归结果。从中可以看出，市场化（lnMAR）对医疗卫生机构床位数（lnHBN）具有显著的正向影响（$\beta=0.075$，$p<0.01$），对医院床位数（lnHNB）具有显著的正向影响（$\beta=0.114$，$p<0.01$），对千人床位数（lnTBN）也具有显著的正向影响（$\beta=0.074$，$p<0.05$）。这表明，市场化在增加医疗服务机构数量的同时，也能有效增加医疗机构固定设施的服务能力供给，但对农村千人床位数（lnNTBN）并不具有显著影响。

表3-15　　市场化与医疗机构床位数的回归结果

| 变量 | lnHSN 模型11-1 | lnHSN 模型11-2 | lnHBN 模型11-3 | lnHBN 模型11-4 | lnTBN 模型11-5 | lnTBN 模型11-6 | lnCTHBN 模型11-7 | lnCTHBN 模型11-8 | lnNTBN 模型11-9 | lnNTBN 模型11-10 |
|---|---|---|---|---|---|---|---|---|---|---|
| lnMAR | 0.075** (2.356) | | 0.114*** (3.178) | | 0.074** (2.352) | | 0.214** (2.335) | | 0.067 (1.643) | |
| lnMAR*lnprre | | 0.021** (2.081) | | 0.034*** (2.911) | | 0.021** (2.077) | | 0.085*** (2.925) | | 0.021 (1.579) |
| lnP_N | 1.00*** (36.768) | 1.002*** (36.547) | 0.978*** (31.727) | 0.980*** (31.469) | 0.00 (0.00) | 0.002 (0.088) | -3.913** (-2.283) | -4.146** (-2.537) | 0.004 (0.107) | 0.005 (0.137) |
| lnCR | -0.028 (-0.185) | -0.007 (-0.047) | 0.223 (1.283) | 0.257 (1.454) | -0.029 (-0.191) | -0.008 (-0.053) | 0.544 (0.743) | 0.691 (1.065) | -0.236 (-1.196) | -0.215 (-1.083) |
| lnAg | 0.160 (1.174) | 0.159 (1.149) | 0.086 (0.559) | 0.082 (0.521) | 0.160 (1.177) | 0.159 (1.152) | -0.013 (-0.065) | 0.001 (0.007) | 0.352* (1.999) | 0.348* (1.970) |
| lnPGDP | -0.219** (-2.440) | -0.229** (-2.525) | -0.283*** (-2.783) | -0.298*** (-2.896) | -0.218** (-2.434) | -0.228** (-2.519) | 0.383* (1.866) | 0.353* (1.846) | -0.041 (-0.358) | -0.051 (-0.436) |
| lnDR | 0.230 (1.216) | 0.238 (1.241) | 0.145 (0.676) | 0.155 (0.712) | 0.231 (1.217) | 0.243 (1.243) | 0.166 (0.439) | 0.111 (0.307) | -0.001 (-0.003) | 0.003 (0.014) |
| lnPYBZ | 0.184*** (2.942) | 0.185*** (2.910) | 0.245*** (3.462) | 0.244*** (3.389) | 0.184*** (2.941) | 0.185*** (2.909) | -0.036 (-0.193) | -0.116 (-0.633) | 0.318*** (3.787) | 0.318*** (3.757) |
| lnYHR | 0.132** (2.171) | 0.134** (2.177) | 0.169** (2.459) | 0.170** (2.441) | 0.132** (2.173) | 0.134** (2.178) | -0.134 (-1.073) | -0.195 (-1.569) | 0.114 (1.452) | 0.114 (1.447) |
| C | 6.091*** (7.358) | 6.085*** (7.272) | 6.166*** (6.576) | 6.161*** (6.484) | 3.787*** (4.571) | 3.781*** (4.515) | 27.176** (2.038) | 28.653*** (2.262) | 2.598** (2.427) | 2.601** (2.425) |
| R | 0.98 | 0.98 | 0.98 | 0.98 | 0.98 | 0.389 | 0.972 | 0.975 | 0.445 | 0.443 |
| Adj.R² | 0.98 | 0.98 | 0.98 | 0.98 | 0.98 | 0.296 | 0.926 | 0.933 | 0.359 | 0.357 |
| F | 425.88 | 402.32 | 416.87 | 363 | 356.45 | 4.212 | 20.043 | 23.4 | 5.21 | 5.16 |
| N | 186 | 186 | 186 | 186 | 186 | 186 | 186 | 186 | 186 | 186 |

注：（　）内为t值，***，**和*分别表示在1%，5%和10%的水平上显著。

同时，市场化与价格规制的交互项（ln*MAR* * ln*prre*）对医疗卫生机构床位数（ln*HBN*）具有显著的正向影响（β=0.021，p<0.01），对医院床位数（ln*HBN*）具有显著的正向影响（β=0.034，p<0.01），对千人床位数（ln*TBN*）也具有显著的正向影响（β=0.021，p<0.05），对农村千人床位数（ln*NTBN*）不具有显著影响。同时，交互项的影响系数均有降低，这表明市场化对医疗价格规制和医疗机构床位数之间存在调节效应。

表3-16是市场化和医疗服务人员数的回归结果。市场化（ln*MAR*）对城市医疗卫生人员数（ln*CHP*）具有正向影响，对医疗机构卫生技术人员数（ln*HPN*）具有微弱的正向影响。市场化与价格规制的交互项（ln*MAR* * ln*prre*）对卫生人员数（ln*HRN*）和卫生技术人员数（ln*HPN*）的影响更显著，但对农村医疗卫生人员数（ln*NHRN*）的影响仍然不显著。这表明，市场化对城市医疗机构的医疗人员数具有正向的影响，相对于价格规制的负向影响，市场化能起到一定程度上的调节效应。通过市场化能有效增加医疗卫生人员的供给数量，但市场化对农村地区医疗卫生人员的影响未见显著效果。

表3-16　　　　　**市场化和医疗服务人员数的回归结果**

| 变量 | ln*HRN* | | ln*HPN* | | ln*CHP* | | ln*NHRN* | |
|---|---|---|---|---|---|---|---|---|
| | 模型12-1 | 模型12-2 | 模型12-3 | 模型12-4 | 模型12-5 | 模型12-6 | 模型12-7 | 模型12-8 |
| ln*MAR* | 0.060 | | 0.074* | | 0.344*** | | 0.070 | |
| | (1.466) | | (1.802) | | (3.182) | | (0.606) | |
| ln*MAR**ln*prre* | | 0.036*** | | 0.040*** | | 0.098* | | 0.016 |
| | | (2.897) | | (3.315) | | (1.964) | | (0.435) |
| ln*P_N* | 0.653 | 0.466 | 0.593 | 0.404 | 2.718 | 3.456 | 1.087*** | 1.093*** |
| | (0.849) | (0.674) | (0.776) | (0.598) | (1.346) | (1.483) | (10.897) | (10.954) |
| ln*CR* | 0.127 | 0.070 | 0.328 | 0.290 | 1.399 | 2.455** | −2.373*** | −2.358*** |
| | (0.386) | (0.254) | (1.005) | (1.084) | (1.621) | (2.597) | (−4.212) | (−4.164) |
| ln*Ag* | −0.011 | 0.004 | −0.016 | −0.001 | 0.032 | 0.120 | −0.737 | −0.730 |
| | (−0.117) | (0.054) | (−0.18) | (−0.017) | (0.133) | (0.404) | (−1.475) | (−1.454) |

续表

| 变量 | lnHRN | | lnHPN | | lnCHP | | lnNHRN | |
|---|---|---|---|---|---|---|---|---|
| | 模型12-1 | 模型12-2 | 模型12-3 | 模型12-4 | 模型12-5 | 模型12-6 | 模型12-7 | 模型12-8 |
| lnPGDP | 0.142 | 0.145* | 0.168* | 0.168** | 0.111 | 0.009 | 0.478 | 0.469 |
| | (1.542) | (1.79) | (1.835) | (2.125) | (0.462) | (0.034) | (1.453) | (1.424) |
| lnDR | −0.031 | −0.078 | −0.056 | −0.102 | −0.372 | −0.436 | 1.288* | 1.299* |
| | (−0.184) | (−0.508) | (−0.329) | (−0.687) | (−0.835) | (−0.825) | (1.853) | (1.868) |
| lnPYBZ | 0.177** | 0.116 | 0.187** | 0.124 | −0.263 | −0.064 | −0.725*** | −0.717*** |
| | (2.131) | (1.497) | (2.266) | (1.653) | (−1.209) | (−0.232) | (−3.165) | (−3.109) |
| lnYHR | 0.093 | 0.054 | 0.104* | 0.063 | −0.205 | −0.111 | −0.059 | −0.051 |
| | (1.665) | (1.031) | (1.867) | (1.233) | (−1.394) | (−0.593) | (−0.263) | (−0.229) |
| C | 5.646 | 7.260 | 4.831 | 6.419 | −17.259 | −26.02 | 5.096* | 5.076 |
| | (0.944) | (1.355) | (0.812) | (1.228) | (−1.099) | (−1.423) | (1.678) | (1.669) |
| R | 0.99 | 0.99 | 0.99 | 0.99 | 0.99 | 0.997 | 0.889 | 0.89 |
| adj.R² | 0.99 | 0.99 | 0.99 | 0.99 | 0.99 | 0.992 | 0.872 | 0.87 |
| F | 1 529.76 | 1 909.58 | 1 684.4 | 2 181.45 | 273.92 | 208.44 | 53.09 | 52.88 |
| N | 186 | 186 | 186 | 186 | 186 | 186 | 186 | 186 |

注：（）内为 $t$ 值，***、**和*分别表示在1%、5%和10%的水平上显著。

表 3-17 是市场化（lnMAR）和医疗机构门诊服务载荷的回归结果。从回归结果来看，市场化（lnMAR）对医师日均担负诊疗人次（lnDDCN）具有显著的负向影响（$\beta=-0.083$，$p<0.05$），交互项也能有效降低医师日均担负诊疗人次（$\beta=-0.030$，$p<0.01$）；但两者对公立医师日均担负诊疗人次（lnPHDC）均不具有显著影响，对民营医师日均担负诊疗人次（lnMHDC）的影响也有限。但是，与价格规制的"增负"效应相比，通过市场化能有效降低医师的门诊载荷，也不会增加公立医院医师的负荷。这表明，市场化会增加医疗机构的门诊承载力，是有利的。

表3-17　　　　市场化和医师门诊服务载荷的回归结果

| 变量 | lnDDCN | | lnPHDC | | lnMHDC | |
|---|---|---|---|---|---|---|
| | 模型13-1 | 模型13-2 | 模型13-3 | 模型13-4 | 模型13-5 | 模型13-6 |
| lnMAR | −0.083** | | −0.046 | | 0.121** | |
| | (−2.504) | | (−1.398) | | (2.272) | |
| lnMAR*lnprre | | −0.030*** | | −0.020 | | 0.033 |
| | | (−2.72) | | (−1.779) | | (1.810) |
| lnP_N | −0.016 | −0.009 | −0.005 | 0.003 | 0.054 | 0.062 |
| | (−0.254) | (−0.141) | (−0.085) | (0.05) | (0.861) | (0.98) |
| lnCR | 0.774*** | 0.720*** | 0.784*** | 0.769 | −0.700** | −0.638 |
| | (3.375) | (3.279) | (3.43) | (3.496) | (−2.356) | (−2.139) |
| lnAg | −0.021 | −0.021 | −0.044 | −0.049 | 0.567*** | 0.556 |
| | (−0.247) | (−0.245) | (−0.521) | (−0.581) | (3.382) | (3.271) |
| lnPGDP | −0.095 | −0.083 | −0.123 | −0.118 | 0.001 | −0.026 |
| | (−1.069) | (−0.952) | (−1.408) | (−1.362) | (0.008) | (−0.153) |
| lnDR | −0.042 | −0.032 | 0.027 | 0.041 | −0.537* | −0.507 |
| | (−0.267) | (−0.207) | (0.177) | (0.264) | (−1.799) | (−1.682) |
| lnPYBZ | −0.068 | −0.048 | −0.051 | −0.028 | −0.118 | −0.099 |
| | (−0.884) | (−0.612) | (−0.673) | (−0.35) | (−0.947) | (−0.778) |
| lnYHR | −0.028 | −0.012 | −0.013 | 0.004 | −0.018 | −0.008 |
| | (−0.53) | (−0.213) | (−0.247) | (0.073) | (−0.187) | (−0.083) |
| C | −0.056 | 0.009 | 0.134 | 0.117 | 2.489 | 2.482 |
| | (−0.053) | (0.008) | (0.127) | (0.112) | (1.59) | (1.569) |
| R | 0.266 | 0.279 | 0.24 | 0.254 | 0.376 | 0.357 |
| adj.R² | 0.155 | 0.171 | 0.125 | 0.142 | 0.282 | 0.260 |
| F | 2.402 | 2.57 | 2.09 | 2.26 | 3.99 | 3.68 |
| N | 186 | 186 | 186 | 186 | 186 | 186 |

注：（ ）内为 $t$ 值，***、**和*分别表示在1%、5%和10%的水平上显著。

表3-18是市场化（ln*MAR*）和医师住院服务载荷的回归结果。从结果来看，市场化（ln*MAR*）对公立医院医师日均担负住院床日（ln*PHDB*）具有正向影响（$\beta=0.074$，$p<0.05$），交互项对其影响也显著为正（$\beta=0.021$，$p<0.05$），系数由表3-6中的0.334降至0.021。这表明，相对于门诊服务，患者对住院医疗服务还是偏好选择公立医疗机构。究其原因，可能是：公立医院住院可享受更全面的医疗保险保障，或者患者更信赖总体医疗服务水平更高的公立医疗机构。市场化（ln*MAR*）对民营医院医师日均担负住院床日（ln*MHDB*）的影响显著为负，更验证了这一点。总体来说看，市场化（ln*MAR*）也没有显著增加医疗机构医师的住院服务负荷。

表3-18　　市场化和医师住院服务载荷的回归结果

| 变量 | ln*DDBN* | | ln*PHDB* | | ln*MHDB* | |
|---|---|---|---|---|---|---|
| | 模型 14-1 | 模型 14-2 | 模型 14-3 | 模型 14-4 | 模型 14-5 | 模型 14-6 |
| ln*MAR* | 0.055 | | 0.074** | | −0.303*** | |
| | (1.480) | | (2.07) | | (−4.604) | |
| ln*MAR*\*ln*prre* | | 0.015 | | 0.021** | | −0.085*** |
| | | (1.262) | | (2.04) | | (−3.715) |
| ln*P_N* | 0.030 | 0.032 | 0.023 | 0.025 | −0.009 | −0.023 |
| | (0.937) | (1.004) | (0.751) | (0.820) | (−0.107) | (−0.269) |
| ln*CR* | 0.064 | 0.079 | 0.071 | 0.092 | −0.265 | −0.449 |
| | (0.355) | (0.432) | (0.406) | (0.522) | (−0.696) | (−1.157) |
| ln*Ag* | 0.244 | 0.244 | 0.252 | 0.250 | 0.040** | 0.061 |
| | (1.524) | (1.513) | (1.628) | (1.60) | (0.201) | (0.289) |
| ln*PGDP* | −0.260** | −0.267** | −0.243** | −0.253** | 0.337 | 0.426** |
| | (−2.471) | (−2.528) | (−2.39) | (−2.469) | (1.65) | (2.008) |
| ln*DR* | 0.135 | 0.141 | 0.129 | 0.136 | −0.008 | −0.058 |
| | (0.607) | (0.631) | (0.60) | (0.629) | (−0.023) | (−0.151) |
| ln*PYBZ* | −0.099 | −0.097 | −0.106 | −0.105 | 0.092 | 0.057 |
| | (−1.354) | (−1.314) | (−1.488) | (−1.458) | (0.585) | (0.345) |

续表

| 变量 | lnDDBN | | lnPHDB | | lnMHDB | |
|---|---|---|---|---|---|---|
| | 模型 14-1 | 模型 14-2 | 模型 14-3 | 模型 14-4 | 模型 14-5 | 模型 14-6 |
| lnYHR | -0.020 | -0.017 | -0.046 | -0.044 | 0.133 | 0.119 |
| | (-0.277) | (-0.242) | (-0.667) | (-0.635) | (1.148) | (0.971) |
| C | 2.233** | 2.226 | 2.073** | 2.067** | -0.631 | -0.767 |
| | (2.299) | (2.279) | (2.203) | (2.18) | (-0.32) | (-0.377) |
| R | 0.571 | 0.566 | 0.590 | 0.585 | 0.341 | 0.28 |
| adj.$R^2$ | 0.506 | 0.50 | 0.529 | 0.522 | 0.242 | 0.172 |
| F | 8.807 | 8.639 | 9.572 | 9.327 | 3.429 | 2.58 |
| N | 186 | 186 | 186 | 186 | 186 | 186 |

注：（）内为 t 值，***、**和*分别表示在1%、5%和10%的水平上显著。

### 3.4.2 稳健性检验

为检验市场化（lnMAR）的效应，本书重新考察市场化指标对医疗服务供给能力以及对价格规制与医疗服务供给能力的影响。前文的市场化（lnMAR）指标主要是根据"民营医疗机构数/公立医疗机构数"来测度的，但仅从机构数量来比较，很难有效反映医疗机构实际的服务供给能力。因此，除 MAR 外，还另外构建 MAR1 和 MAR2 两个指标来测度市场化程度。MAR1 是以"民营医院门诊诊疗人次/公立医院门诊诊疗人次"来测度；MAR2 是以"民营医院入院诊疗人次/公立医院入院诊疗人次"来测度的，分别从门诊服务和住院服务两方面来衡量市场化程度。限于篇幅，本书仅以市场化（lnMAR1）为代理变量进行稳健性检验，结果见表 3-19 至表 3-24，按照上述模型重新进行回归分析，主要变量的结果均未发生实质性改变。

表3-19　　　　　　　　市场化和医疗机构数量的回归结果 Ⅰ

| 变量 | lnHN | | lnPHN | | lnMHN | |
|---|---|---|---|---|---|---|
| | 模型15-1 | 模型15-2 | 模型15-3 | 模型15-4 | 模型15-5 | 模型15-6 |
| lnMARI | 0.081*** | | -0.169** | | 0.476*** | |
| | (3.232) | | (-2.266) | | (5.331) | |
| lnMARI*lnprre | | 0.031*** | | -0.048** | | 0.189*** |
| | | (4.361) | | (-3.957) | | (8.352) |
| lnP_N | 0.925*** | 0.912*** | 0.837*** | 0.749** | 0.976*** | 0.863*** |
| | (12.588) | (12.763) | (13.252) | (11.273) | (12.884) | (9.918) |
| lnCR | -0.787*** | -0.810*** | -0.183 | -0.089 | -1.265*** | -0.048 |
| | (-4.753) | (-5.423) | (-0.519) | (-0.378) | (-3.003) | (-0.124) |
| lnAg | -0.048 | -0.050 | -0.276 | -0.125 | 0.027 | -0.134 |
| | (-0.869) | (-1.020) | (-0.888) | (-1.356) | (0.073) | (-0.669) |
| lnPGDP | 0.029 | 0.020 | -0.386* | -0.025 | 0.964*** | 0.464** |
| | (0.521) | (0.409) | (-1.876) | (-0.261) | (3.901) | (2.256) |
| lnDR | -0.032 | -0.042 | 0.298 | 0.153 | -0.056 | 0.301 |
| | (-0.322) | (-0.475) | (0.685) | (0.905) | (-0.107) | (0.817) |
| lnPYBZ | 0.057 | -0.008 | 0.346** | 0.096 | 0.565*** | 0.170 |
| | (1.242) | (-0.173) | (2.481) | (1.123) | (3.383) | (1.043) |
| lnYHR | 0.047 | 0.002 | 0.209 | 0.058 | 0.395** | 0.142 |
| | (1.443) | (0.047) | (1.525) | (0.971) | (2.406) | (1.185) |
| C | 6.013*** | 5.856*** | 4.272** | 0.647 | 5.859** | 4.261** |
| | (6.75) | (7.272) | (2.225) | (0.575) | (2.546) | (2.118) |
| R | 0.768 | 0.781 | 0.85 | 0.77 | 0.915 | 0.892 |
| adj.R² | 0.734 | 0.747 | 0.827 | 0.736 | 0.903 | 0.876 |
| F | 21.99 | 23.63 | 37.69 | 22.23 | 71.86 | 54.91 |
| N | 186 | 186 | 186 | 186 | 186 | 186 |

注：（ ）内为 t 值，***、**和*分别表示在1%、5%和10%的水平上显著。

表3-20 市场化和医疗机构数量的回归结果Ⅱ

| 变量 | lnCHN | | lnNHN | | lnJHN | |
|---|---|---|---|---|---|---|
| | 模型16-1 | 模型16-2 | 模型16-3 | 模型16-4 | 模型16-5 | 模型16-6 |
| lnMAR1 | 0.225*** | | 0.268** | | 0.123*** | |
| | (4.028) | | (2.063) | | (2.693) | |
| lnMAR1*lnprre | | 0.041** | | 0.088*** | | 0.024*** |
| | | (2.275) | | (3.334) | | (3.408) |
| lnP_N | 0.858*** | 0.886*** | 1.084*** | 1.102*** | 1.140*** | 0.921*** |
| | (15.648) | (16.194) | (9.836) | (8.605) | (15.45) | (12.39) |
| lnCR | 1.435*** | 1.479*** | −2.296*** | −2.039*** | −0.723*** | −0.690*** |
| | (5.337) | (5.262) | (−3.748) | (−4.12) | (−2.654) | (−4.598) |
| lnAg | 0.118 | 0.161 | −0.493 | 0.378 | 0.048 | −0.070 |
| | (0.701) | (0.841) | (−0.907) | (1.638) | (0.441) | (−1.432) |
| lnPGDP | −0.103 | −0.194 | 0.097 | 0.126 | 0.023 | 0.028 |
| | (−0.659) | (−1.175) | (0.269) | (0.57) | (0.206) | (0.566) |
| lnDR | 0.033 | 0.096 | 1.348 | 0.631 | 0.213 | 0.030 |
| | (0.115) | (0.31) | (1.778) | (1.612) | (1.073) | (0.347) |
| lnPYBZ | 0.117 | 0.101 | −0.551** | −0.125 | 0.051 | 0.032 |
| | (1.087) | (0.844) | (−2.159) | (−0.647) | (0.581) | (0.692) |
| lnYHR | 0.056 | 0.057 | 0.055 | −0.016 | 0.046 | 0.026 |
| | (0.645) | (0.576) | (0.228) | (−0.117) | (0.736) | (0.806) |
| C | 0.489 | −0.015 | 9.222*** | 6.780*** | 3.819*** | 5.167*** |
| | (0.334) | (−0.01) | (2.741) | (2.801) | (2.873) | (6.288) |
| R | 0.919 | 0.928 | 0.88 | 0.675 | 0.833 | 0.754 |
| adj.R² | 0.907 | 0.917 | 0.862 | 0.625 | 0.809 | 0.716 |
| F | 75.08 | 85.35 | 47.73 | 13.52 | 33.24 | 20.26 |
| N | 186 | 186 | 186 | 186 | 186 | 186 |

注：（）内为t值，***、**和*分别表示在1%、5%和10%的水平上显著。

表3-21　市场化和医疗机构床位数量的回归结果

| 变量 | lnHSN 模型17-1 | lnHSN 模型17-2 | lnHBN 模型17-3 | lnHBN 模型17-4 | lnTBN 模型17-5 | lnTBN 模型17-6 | lnCTHBN 模型17-7 | lnCTHBN 模型17-8 | lnNTBN 模型17-9 | lnNTBN 模型17-10 |
|---|---|---|---|---|---|---|---|---|---|---|
| $lnMARI$ | 0.096*** (3.038) | | 0.139*** (3.937) | | 0.096*** (3.033) | | 0.120** (2.237) | | 0.091* (1.899) | |
| $lnMARI*lnprre$ | | 0.061*** (8.728) | | 0.07*** (8.998) | | 0.061*** (8.74) | | 0.050*** (3.307) | | 0.033** (2.349) |
| $lnP\_N$ | 0.992*** (37.02) | 0.979*** (30.39) | 0.967*** (32.19) | 0.943*** (25.62) | -0.009 (-0.31) | -0.022 (-0.68) | -0.043 (-0.74) | -0.066 (-1.16) | 0.016 (0.34) | 0.016 (0.33) |
| $lnCR$ | -0.037 (-0.24) | -0.101 (-0.78) | 0.210 (1.26) | 0.079 (0.54) | -0.038 (-0.25) | -0.101 (-0.78) | -0.333 (-1.24) | -0.288 (-1.12) | -0.357 (-1.54) | -0.325 (-1.41) |
| $lnAg$ | 0.165 (1.25) | 0.048 (0.84) | 0.097 (0.65) | 0.008 (0.13) | 0.166 (1.25) | 0.050 (0.88) | -0.221 (-1.47) | -0.213 (-1.55) | 0.201 (1.35) | 0.168 (1.16) |
| $lnPGDP$ | -0.202*** (-2.31) | 0.074 (1.25) | -0.258*** (-2.64) | 0.088 (1.34) | -0.201** (-2.30) | 0.074 (1.24) | 0.069 (0.46) | 0.086 (0.62) | 0.028 (0.21) | 0.017 (0.12) |
| $lnDR$ | 0.212 (1.15) | 0.112 (1.06) | 0.122 (0.58) | 0.100 (0.85) | 0.213 (1.15) | 0.111 (1.05) | 0.432 (1.61) | 0.412 (1.65) | 0.028 (0.11) | 0.014 (0.05) |
| $lnPYBZ$ | 0.199*** (3.36) | 0.088* (1.73) | 0.269*** (4.07) | 0.114** (2.00) | 0.199*** (3.36) | 0.088* (1.72) | 0.279*** (2.65) | 0.166 (1.53) | 0.302*** (3.27) | 0.250** (2.55) |
| $lnYHR$ | 0.139** (2.39) | 0.049 (1.36) | 0.182*** (2.79) | 0.065 (1.63) | 0.139** (2.39) | 0.049 (1.37) | 0.092 (1.14) | 0.012 (0.14) | 0.180** (2.43) | 0.146* (1.91) |
| $C$ | 6.421*** (7.89) | 3.609*** (5.71) | 6.640*** (7.28) | 2.93*** (4.11) | 4.117*** (5.05) | 1.308** (2.07) | 3.860*** (2.69) | 2.970** (2.21) | 2.879** (2.29) | 2.515** (2.04) |
| $R$ | 0.986 | 0.962 | 0.981 | 0.959 | 0.437 | 0.826 | 0.299 | 0.355 | 0.451 | 0.473 |
| $adj.R^2$ | 0.983 | 0.956 | 0.978 | 0.953 | 0.352 | 0.799 | 0.193 | 0.257 | 0.367 | 0.391 |
| $F$ | 453.05 | 168.2 | 345.17 | 156.8 | 5.14 | 31.42 | 2.83 | 3.65 | 5.35 | 5.82 |
| $N$ | 186 | 186 | 186 | 186 | 186 | 186 | 186 | 186 | 186 | 186 |

注：（ ）内为 $t$ 值，***，**和*分别表示在1%，5%和10%的水平上显著。

表3-22　　市场化和医疗机构卫生人员数量的回归结果

| 变量 | lnHRN | | lnHPN | | lnCHP | | lnNHRN | |
|---|---|---|---|---|---|---|---|---|
| | 模型18-1 | 模型18-2 | 模型18-3 | 模型18-4 | 模型18-5 | 模型18-6 | 模型18-7 | 模型18-8 |
| lnMARI | 0.063** (2.362) | | 0.093*** (3.351) | | 0.194*** (3.726) | | 0.247** (2.175) | |
| lnMARI*lnprre | | 0.016** (1.99) | | 0.021*** (3.133) | | 0.017*** (2.865) | | 0.053*** (3.314) |
| lnP_N | 0.996*** (31.21) | 1.005*** (32.17) | 1.002*** (29.32) | 1.019*** (30.39) | 0.883*** (16.23) | 0.934*** (16.72) | 1.163*** (9.27) | 1.202*** (9.73) |
| lnCR | -0.201 (-1.43) | -0.117 (-0.85) | 0.105 (0.71) | 0.228 (1.57) | 1.536*** (5.98) | 1.605*** (5.79) | -2.241*** (-3.90) | -2.011*** (-3.51) |
| lnAg | -0.040 (-0.56) | -0.038 (-0.54) | -0.003 (-0.04) | -0.006 (-0.08) | -0.077 (-0.52) | -0.036 (-0.20) | -0.455 (-1.46) | -0.435 (-1.37) |
| lnPGDP | 0.116 (1.60) | 0.101 (1.44) | 0.095 (1.28) | 0.071 (0.98) | -0.026 (-0.17) | -0.110 (-0.69) | 0.180 (0.57) | 0.124 (0.39) |
| lnDR | 0.013 (0.09) | 0.010 (0.07) | -0.073 (-0.55) | -0.068 (-0.51) | -0.262 (-1.00) | -0.164 (-0.55) | 0.456 (0.81) | 0.488 (0.84) |
| lnPYBZ | 0.255*** (4.84) | 0.296*** (6.20) | 0.236*** (4.32) | 0.298*** (6.00) | 0.210** (2.07) | 0.309*** (2.90) | -0.078 (-0.35) | 0.053 (0.25) |
| lnYHR | 0.149*** (3.85) | 0.172*** (4.78) | 0.142*** (3.56) | 0.177*** (4.73) | 0.095 (1.20) | 0.161* (1.85) | 0.060 (0.35) | 0.139 (0.85) |
| C | 4.870*** (6.72) | 4.682*** (6.67) | 3.659*** (4.83) | 3.350*** (4.55) | 0.519 (0.37) | 0.194 (0.13) | 10.29*** (3.38) | 9.604*** (3.18) |
| R | 0.972 | 0.97 | 0.97 | 0.97 | 0.93 | 0.933 | 0.72 | 0.717 |
| adj.R² | 0.968 | 0.965 | 0.966 | 0.97 | 0.92 | 0.923 | 0.678 | 0.675 |
| F | 230.52 | 214.33 | 216.49 | 190.8 | 87.6 | 92.45 | 17.08 | 16.81 |
| N | 186 | 186 | 186 | 186 | 186 | 186 | 186 | 186 |

注：（　）内为t值，***、**和*分别表示在1%、5%和10%的水平上显著。

表3-23　　市场化和医疗机构医师门诊服务载荷的回归结果

| 变量 | ln*DDCN* | | ln*PHDC* | | ln*MHDC* | |
|---|---|---|---|---|---|---|
| | 模型19-1 | 模型19-2 | 模型19-3 | 模型19-4 | 模型19-5 | 模型19-6 |
| ln*MAR1* | -0.119*** | | -0.078** | | 0.122** | |
| | (-3.356) | | (-2.149) | | (2.029) | |
| ln*MAR1*\*ln*prre* | | -0.042*** | | -0.035*** | | 0.009** |
| | | (-3.672) | | (-3.045) | | (2.424) |
| ln*P_N* | -0.001 | 0.000 | 0.009 | 0.020 | 0.054 | 0.092 |
| | (-0.016) | (0.007) | (0.140) | (0.326) | (0.840) | (1.437) |
| ln*CR* | 0.785*** | 0.446** | 0.811*** | 0.568*** | -0.699** | -0.618** |
| | (3.640) | (2.352) | (3.667) | (2.918) | (-2.341) | (-2.032) |
| ln*Ag* | -0.043 | -0.068 | -0.065 | -0.098 | 0.582*** | 0.567*** |
| | (-0.519) | (-0.883) | (-0.764) | (-1.248) | (3.442) | (3.262) |
| ln*PGDP* | -0.111 | -0.096 | -0.135 | -0.133 | 0.006 | -0.037 |
| | (-1.320) | (-1.287) | (-1.565) | (-1.737) | (0.034) | (-0.22) |
| ln*DR* | -0.006 | 0.074 | 0.058 | 0.148 | -0.535* | -0.454 |
| | (-0.039) | (0.528) | (0.38) | (1.035) | (-1.781) | (-1.455) |
| ln*PYBZ* | -0.084 | -0.147*** | -0.050 | -0.087 | -0.064 | 0.009 |
| | (-1.25) | (-2.61) | (-0.727) | (-1.502) | (-0.543) | (0.076) |
| ln*YHR* | -0.042 | -0.072 | -0.015 | -0.032 | 0.019 | 0.063 |
| | (-0.887) | (-1.748) | (-0.316) | (-0.768) | (0.21) | (0.711) |
| *C* | -0.548 | 0.337 | -0.259 | 0.283* | 2.996* | 2.536 |
| | (-0.521) | (0.368) | (-0.241) | (0.301) | (1.875) | (1.571) |
| *R* | 0.323 | 0.339 | 0.273 | 0.323 | 0.365 | 0.321 |
| *adj.R²* | 0.221 | 0.239 | 0.163 | 0.221 | 0.269 | 0.218 |
| *F* | 3.17 | 3.41 | 2.49 | 3.16 | 3.805 | 3.13 |
| *N* | 186 | 186 | 186 | 186 | 186 | 186 |

注：（ ）内为*t*值，***、**和\*分别表示在1%、5%和10%的水平上显著。

表3-24　　　　市场化和医疗机构医师住院服务载荷的回归结果

| 变量 | lnDDBN | | lnPHDB | | lnMHDB | |
|---|---|---|---|---|---|---|
| | 模型20-1 | 模型20-2 | 模型20-3 | 模型20-4 | 模型20-5 | 模型20-6 |
| lnMAR1 | 0.036 | | 0.068** | | -0.345*** | |
| | (1.126) | | (2.254) | | (-4.687) | |
| lnMAR1*lnprre | | 0.002 | | 0.008** | | -0.057*** |
| | | (0.159) | | (2.128) | | (-2.556) |
| lnP_N | 0.046 | 0.060 | 0.032 | 0.035 | 0.007 | -0.004 |
| | (1.124) | (1.449) | (0.812) | (1.078) | (0.09) | (-0.068) |
| lnCR | -0.153 | -0.113 | -0.057 | 0.086 | -0.265 | -0.880** |
| | (-0.88) | (-0.645) | (-0.346) | (0.464) | (-0.705) | (-2.483) |
| lnAg | 0.167** | 0.153* | 0.111 | 0.291* | -0.003 | -0.100 |
| | (2.052) | (1.804) | (1.453) | (1.832) | (-0.016) | (-0.328) |
| lnPGDP | -0.045 | -0.058 | -0.073 | -0.249** | 0.321 | 0.780*** |
| | (-0.53) | (-0.681) | (-0.928) | (-2.361) | (1.586) | (3.84) |
| lnDR | -0.025 | 0.004 | 0.056 | 0.140 | 0.023 | -0.124 |
| | (-0.166) | (0.026) | (0.395) | (0.624) | (0.064) | (-0.286) |
| lnPYBZ | -0.177*** | -0.150** | -0.197*** | -0.068 | -0.025 | -0.052 |
| | (-2.808) | (-2.528) | (-3.325) | (-0.951) | (-0.173) | (-0.383) |
| lnYHR | -0.071 | -0.056 | -0.093** | -0.018 | 0.052 | 0.005 |
| | (-1.559) | (-1.259) | (-2.173) | (-0.251) | (0.481) | (0.039) |
| C | 1.048 | 0.852 | 1.168 | 2.058** | -2.126 | -3.528* |
| | (1.192) | (0.966) | (1.405) | (2.101) | (-1.076) | (-1.874) |
| R | 0.457 | 0.444 | 0.527 | 0.561 | 0.344 | 0.461 |
| adj.R² | 0.375 | 0.361 | 0.456 | 0.495 | 0.245 | 0.38 |
| F | 5.58 | 5.30 | 7.38 | 8.47 | 3.47 | 5.68 |
| N | 186 | 186 | 186 | 186 | 186 | 186 |

注：（）内为t值，***、**和*分别表示在1%、5%和10%的水平上显著。

综上，在中国医疗卫生体制改革过程中，以市场化为代表的自愿型工具的运用，并没有实现通过有效的市场竞争降低居民医疗费用，反而增加了医疗成本。市场作为最有效的资源配置方式已是共识，虽然医疗服务市场存在特殊性，但以市场机制为基础的医疗卫生体系是世界各国医疗改革的基本共识，缺乏市场基础的医疗卫生体系可能在短期内取得一定的效果，但这种"效果"的代价是巨大的，且不会具有可持续性。我国在医疗体制改革过程中，每一次重要的医疗改革方案都提出"进一步开放医疗服务市场""放松市场准入""构建多元医疗服务主体"，但居民的医疗费用和就医负担并没有因市场化改革而降低。这表明：

（1）医疗市场化改革并不充分，各项改革方案中的改革理念并未得到有效践行。

（2）市场化改革过程中的相关配套政策并未有效制定并实施，民营医疗机构并未获得与公立医疗机构同等的待遇。

（3）部分地区或部门在改革过程中对于市场化改革认识存在不足，市场化改革并不意味着完全的商业化和所有公立医院的产权改革，过多的行政干预才是市场化改革不成功的主要原因。

## 3.5 小结

价格规制是中国政府调控医疗服务市场的一种政策工具，其目的是通过收益率规制等方式，直接指导或调整医疗市场主体的行为，以实现既定的公共政策目标。由于医疗服务市场具有自然垄断特征，价格规制被视作必要的政府规范性措施，其目的是以政府制定的低价向全社会提供医疗服务，以保障基本医疗服务的可得性。为分析价格规制对医疗服务供应的实际影响，本书对价格规制和医疗服务供给进行了实证检验。

研究发现：

（1）政府医疗服务价格规制导致医疗机构数量减少，公立医院只能不断兼并、整合，向规模化发展，农村医院和基层医疗机构数量和规模也不断下降，居民就医的便捷性降低了。

（2）价格规制影响全社会人均医疗资源可分配量，千人床位数和卫生人员数降低了，表明居民就医更"拥挤"，居民就医的便利度降低了。

（3）受价格规制的影响，医疗机构为缩减开支，只能以相对较少的医务人员提供医疗服务，医护人员的工作量和负荷增加。

（4）通过引入市场化指标，检验其对价格规制和医疗服务供给能力的影响，发现市场化不仅能有效增强医疗服务供给能力，对价格规制和医疗服务供给能力关系也具有调节效应。

因此，中国在医疗卫生领域的改革进程中，放松规制对增强医疗服务供给能力是有利的。价格规制限制了医疗机构的供给能力提升，政府对医疗卫生机构提供服务的价格规制，是对全社会医疗服务支付价格的扭曲性"节约"，这种扭曲的成本被转移成医务人员的工作负荷。从表面看，医疗服务价格受政府严格"约束"，但违背市场规律而产生的负外部性，反而导致全社会的就医成本增加。逐步放松价格规制、降低准入门槛、引入竞争机制，可以有效增强医疗服务供给能力。

# 4 价格规制与医疗服务供给质量

## 4.1 理论分析和研究假设

### 4.1.1 理论分析

中国医疗卫生体制改革过程是政府医疗规制政策的变迁历程。自20世纪80年代至今，政府医疗服务规制改革通过不断的思想调整，基本确立了改革的基本思路：以"健康中国"为目标的公益性基本医疗卫生保障体系。中国医疗服务规制改革被普遍认为是没有"受益者"的改革（刘继同，2005），2005年国务院发展研究中心的《中国医疗体制改革的评价与建议报告》更直接指出："医改是不成功的，原因在于市场化改革没有遵循医疗卫生事业的发展规律。"政府在医疗服务领域是否有必要实施合理的规制，在理论上已无须争论，目前争议的焦点在于政府规制措施是否有效。完善的医疗服务体系应以市场资源配置方式及医疗价格形成机制为基础（顾昕，2005），实施有效的政府规制，抑制过度市场化导致的政府失职与市场失灵（李玲，2005）。我国医疗卫生体制是以政府为主导的公共医疗服务供给模式，并未形成以市场供需为基础的价格调节机制。为抑制医疗服务成本的快速增长，提供更好的医疗服务产品，政府以直接的行政指令强制规范医疗服务机构的诊疗及服务行为，设定医疗服务价格和医院药品利润率上限，保障医疗服务低成本供给，但政府医疗服务价格规制措施基本以"降费"为目标，未建立以医疗服务质量为核心的价格机制。因此，政府医疗服务价格规制措施在政策实施过程中，并未获得广泛的社会认同。医疗卫生关乎民生保障，影响公众健康和社会和谐，因此，深入分析政府医疗服务价格规制措施的政策效果，对调整价格规制方式、提高规制效果具有实际意义，也为中国医疗卫生体制改革提供理论依据。

本书旨在通过实证方法探究医疗服务价格规制对于医疗服务质量的具体影响，从医疗结果及成本效率等方面深入分析政府价格规制改革对于公立医疗机构医疗服务质量的即时影响和长期影响。实际上，社会公众对于医疗产品及服务的关注焦点不仅在于"价格"，更关注"质量"，如何建立一种与医疗价格匹配的质量保障机制是价格规制的重点。价格规制措施对医疗服务质量的影响国内外已有相关研究，但具体影响效果并未取得一致性的结论，国内对相关议题的实证分析更是罕见。本书以价格规制理论为基础，分析价格规制与医疗服务质量间的内在关系，客观评价政府价格规制的政策效果，结合中国医疗卫生体制特点，为破解政府"规制失灵"困境提供理论参考。

### 4.1.2　研究假设

国外关于规制理论研究可分成两部分：规范理论和实证理论。早期的规制研究集中于福利经济和产业经济领域，主要关注政府在通过规制纠正市场失灵过程中的作用。大多数规制领域的经济政策评估往往都是效用主义，即评价政策结果的总效用。一般而言，规制包括经济规制和社会规制。两者的区别在于各自的目的和方法不同。经济规制在于控制市场的进入和退出（准入控制）、价格（价格控制）和产出（生产控制）；社会规制处理的是经济行为对公民健康、福利或社会保障的影响。

实际上，两者的区别并不清晰，经济规制可能被用作社会用途，社会规制也用到价格、产出和准入控制。本书中的价格规制主要是指政府对医疗服务的价格和费率管控政策。

国外相关研究包括两方面：

一方面，早期的医疗价格规制研究的主要视角是对医疗市场中价格规制必要性的研究。Kenneth Arrow（1963）在论文《不确定性和医疗保健的福利经济学》之中已论述：医疗服务市场具有特殊性。由于疾病的不可预测与高风险，医疗产品和服务的需求往往是不规则、不稳定的；医疗知识的复杂性导致医疗产品的最终效用存在不确定性；医疗市场中存在信息不对称，其条件下的多重委托-代理关系会加剧医疗市场失灵；医疗行业存在普遍的歧视性定价，偏离竞争准则而形成一种集体垄断机制。直接后果是导致诱导消费和医疗费用上涨。公立医院在医疗服务体系中被赋予特定的社会责任：以非营利方式向社会提供公共医疗产品和服务。医疗服务市场中的自然垄断性特征导致行业内竞争的低效率，对医疗服务实施规制是为有效规避医疗服务市场运作风险，实现公共医疗服务公共利益目标而采取的有效政府政策工具，可以提高社会整体福利（Owen and Braeutigam，1978）。Evans（1974）在供给诱导需求（Shain and Roemer，1959）研究基础上进一步提出，医疗需求的供方引导会导致"反常"的价格反应，并增加供应数量和提高需求价格。公共利益规制理论认为，医疗卫生服务产品具有准公共物品的属性（Feldstein，1988），医疗保健服务的特殊性要求更关注社会分配的公平性（Reinhardt，1989）。医疗服务领域的市场失灵不容易通过某种形式的竞争加以纠正，应加强政府对医疗服务市场的监管（Leffler，2000）。

另一方面，学者们普遍认为，过高的医疗成本会使公共福利受损。因此，医疗价格规制的相关研究主要是对设定费率定价制度这种规制形式效果的评价。早期关于设置费率的研究主要集中在对医疗保健费用的影响方面。大部分研究认为，国家控制住院费用对医疗成本监管有所改善（Biles et al.，1980），通过评估医院住院费率规制和价格调控效果，发现价格管制能有效地降低医院运营成本的增长率

（Melnick et al.，1981），缓解各级政府面临新的财政预算压力（Sloan，1983；Morrisey et al.，1983）。但是，部分学者认为，医疗服务成本节约并非由于"监管成功"（regulatory success），而是"均值回归"（regression to the mean）（Dranove and Cone，1985），医疗服务成本高的地区的规制效果可能更明显。医院费率管制降低了平均成本增长率，但并没有显著降低医院的总费用（Melnick et al.，1995）。医院费率监管的成本控制效应下降，而市场竞争的成本控制效应增加。这些发现增加了对其他人（例如，McDonough，1997）提出的论点的支持，即随着监管的成本控制效应减弱以及可行的组织替代方案——竞争性合同的成本控制效应——的增加，医院费率监管的机会成本增加（Schneider，2003）。

国内普遍认为，医疗服务价格不规范问题致使不合理医疗行为出现，导致公众的医疗费用负担加重（李丽，2007）；政府有效的规制措施可以在一定程度上缓解医患双方之间客观存在的信息不对称现象，医疗服务与每一位民众息息相关且是一项十分重要的公共服务，关系着民众的健康状况，政府有责任通过规制途径对基本医疗服务的供给给予保障（宋华琳，2009），医疗服务活动中的"道德风险"更要求政府强化价格规制（颜涛，2009）。对于医疗服务价格规制对医疗质量的影响，周小梅（2008）发现，对医疗服务市场进行规制不利于医疗服务质量的提升，且规制越严格越不利于医疗服务行业的技术创新。同时，当医疗服务行业的约束变多、效率降低时，人们会为了避开规制采取向医生行贿及必要的转移就医等措施。如此，会产生额外的就医成本，加重患者的费用负担，不利于社会福利的提升。朱恒鹏（2007）则认为，医疗服务价格规制政策会在一定程度上扭曲医疗、医药价格，导致医疗费用持续上涨，加剧医疗资源的不合理配置程度。公立医院在实施药品零差率政策后，次均门诊费用、次均住院费用并未降低，反而显著增加，从成本–收益角度来看，医疗质量不升反降（金春林等，2010；田立启等，2011；张丽青等，2012；于春富和牟蔚平，2012；杨敬，2012；沈荣生，2013；彭宅文和岳经纶，2018；房莉杰，2018）。在其他研究中，李欢（2013）从实证角度分析说明，医疗保险的介入一定程度上使得医疗服务供给方的价格竞争弱化，降低医保共付率有利于均衡提升医疗服务质量；汪丁丁（2005）提出，建立医疗成本审核委员会，借助非公立机构参与，实现合理有效资源配置的医疗费用；李桂珍（2009）提出，引入第三方质量评估组织比政府直接规制更能节约规制成本。针对目前"看病贵，看病难"的问题，对当前医疗资源配置不公平、医疗费用增长过快、医疗服务质量较低问题进行分析，认为政府需从体制规制入手，从价格、质量等方面实行全方位规制（韩蕾，2014）。

基于此，本书提出以下假设：

假设 $H_4$：价格规制影响医疗服务质量，即医疗服务价格规制与医疗服务质量具有负相关关系。

假设 $H_5$：价格规制影响卫生服务质量，即医疗服务价格规制与卫生服务质量具有负相关关系。

## 4.2 研究设计

### 4.2.1 数据来源

本书研究指标的原始数据主要来自中国各省、自治区、直辖市的统计年鉴、中国卫生统计年鉴、中国工业统计年鉴、EPS全球统计数据分析平台、中经网统计数据库及 Wind 数据库，以 2000—2018 年为样本区间，对中国 31 个省、自治区、直辖市的相关原始数据进行实证分析。

### 4.2.2 研究模型和变量说明

为验证前文所提假设，考察医疗服务价格规制对医疗服务供给能力的影响。本书借鉴现有研究（肖兴志和韩超，2011；郭蕾和肖有智，2016，赵建国和李自炜，2019），选取 2000—2018 年中国 31 个省、自治区、直辖市的面板数据进行实证检验，分别考察价格规制对医疗服务质量的影响，并从多视角进行检验。基于上述思路，本书建立以下基准回归模型：

$$y_{i,t} = \beta_0 + \beta_1 prre_{i,t} + \beta_2 P\_N_{i,t} + \beta_3 CR_{i,t} + \beta_4 PGDP_{i,t} + \beta_5 Ag_{i,t} + \beta_6 DR_{i,t} +$$
$$\beta_7 YHR_{i,t} + \beta_8 PYBZ_{i,t} + \lambda_i + \varphi_i + e_{i,t} \tag{4.1}$$

该模型中，$i$ 和 $t$ 分别表示省份和年份，$prre_{i,t}$ 表示价格规制变量，$P\_N_{i,t}$ 表示常住人口数，$CR_{i,t}$ 表示城市化率，$PGDP_{i,t}$ 表示地区人均GDP，$Ag_{i,t}$ 表示人口老龄化水平，$DR_{i,t}$ 表示人口死亡率，$YHR_{i,t}$ 表示医保覆盖率，$PYBZ_{i,t}$ 表示人均医疗保障经费支出的保障程度，$\lambda_i$ 表示地区固定效应，$\varphi_i$ 表示时间固定效应，$e_{i,t}$ 表示随机误差项。

本书的自变量是价格规制（$prre$）。自20世纪80年代以来，中国在医疗体制改革的实践过程中，医院主管机构和地方物价部门会统一设置相关医疗服务的固定价格和收费标准，通过设定医疗服务价格上限，以控制医疗成本、抑制医疗费用过快增长。医疗服务价格规制既需要保证其价格高于边际成本，维持医疗机构提供正常服务的激励，又不能形成过高的垄断价格，以免造成过重的社会负担。这种严格的价格规制方式实际上是收益率规制的衍生，收益率规制对象是医疗机构的资本收益率，这种规制形式可以通过资本的进入意愿直接体现。理论上，每一劳动与资本的边际技术替代率都对应着唯一的要素投入结构，这种规制形式具有很强的成本传递效应，医疗机构投资所产生的资本支出和运营费用会直接转移到产品价格上。因此，从生产要素的投入结构来构造价格规制指标是合理的（肖兴志和韩超，2011；郭蕾和肖有智，2016），本书选择以医疗服务机构中资本和劳动的使用比例作为价格规制代理变量（赵建国和李自炜，2019）。

本书的因变量是医疗服务供给质量（$y_{i,t}$），包括急诊病死率（$SBD$）、急诊观察室病死率（$SGD$）、住院病死率（$IHD$）、孕产妇死亡率（$PRD$）、传染病发病率（$LGD$）及传染病死亡率（$LDD$）。其中，急诊病死率（$SBD$）、急诊观察室病死率（$SGD$）和住院病死率（$IHD$）仅是对医疗服务供给质量的测度；传染病发病率（$LGD$）和传染病死亡率（$LDD$）是对医疗卫生服务供给质量的测度。医疗和卫生在中国医疗卫生体系中发挥着不同的作用，但很难被界定分离，且国家统计局公布的国家卫生经费数据中，2007年前为卫生经费支出，2007年后为医疗卫生经费支出。本书对医疗服务供给的研究实际上是包括医疗服务和公共卫生服务的。

借鉴现有研究的常见做法，本书还控制了如下变量：$P\_N$ 表示常住人口数，一般而言，人口因素对医疗资源量存在影响，常住人口较多地区的医疗卫生资源相对丰富；$CR$ 是城市化率，城市化的发展对城市医疗资源供给也具有影响；$PGDP$ 是地区人均 GDP，人均 GDP 是衡量地区经济发展水平的重要指标，经济发展水平对地区医疗资源也具有重要影响；$Ag$ 是人口老龄化水平，老龄化因素也会影响医疗资源的分布；$DR$ 是人口死亡率，人口的死亡率往往和医疗水平具有一定的关系；$PYBZ$ 是人均医疗保障经费支出的保障程度；$YHR$ 是医保覆盖率，最后两者体现了医疗保障的覆盖面和保障深度，社会保障水平与医疗服务供给能力具有一定的关联。

### 4.2.3　描述性统计结果

表 4-1 是主要变量的描述性统计结果。从价格规制变量来看，最大值 82.52，最小值为 7.04，标准差为 9.90，这表明，不同年度或不同地区间的价格规制存在较大差异。急诊病死率（$SBD$）的均值为 0.09，最大值 0.40，最小值为 0.02；急诊观察室病死率（$SGD$）均值为 0.13，最大值为 2.91，最小值为 0；以两者来衡量医疗水平，则表明不同地区之间的医疗水平是存在差异的。同时，考虑到传染病的防治与地方的医疗卫生服务的供给质量有关联，因此选择传染病发病率（$LGD$）和传染病死亡率（$LDD$）作为衡量医疗服务供给质量的代理变量，传染病发病率（$LGD$）的均值为 263.57，最大值为 738.19，最小值为 100.88，标准差为 100.28；传染病死亡率（$LDD$）的均值为 1.05，最大值为 7.35，最小值为 0.09，标准差为 1.12。可见，受经济发展水平等因素的影响，不同地区的公共医疗卫生水平也具有很大差异。

表4-1 　　　　　　　　　　　　描述性统计结果

| 变量 | $N$ | 均值 | 中位数 | 最大值 | 最小值 | 标准差 |
| --- | --- | --- | --- | --- | --- | --- |
| *prre* | 402 | 21.57 | 19.93 | 82.52 | 7.04 | 9.90 |
| *CR* | 439 | 52.35 | 50.91 | 89.60 | 20.85 | 14.71 |
| *P_N* | 558 | 4 260.55 | 3 796.00 | 11 169.00 | 258.00 | 2 703.87 |
| *LGD* | 496 | 263.57 | 244.31 | 738.19 | 100.88 | 100.28 |
| *LDD* | 496 | 1.05 | 0.64 | 7.35 | 0.09 | 1.12 |
| *SGD* | 310 | 0.13 | 0.05 | 2.91 | 0.00 | 0.34 |
| *SBD* | 310 | 0.09 | 0.08 | 0.40 | 0.02 | 0.06 |
| *PGDP* | 558 | 30 465.88 | 24 570.5 | 124 571 | 2 662 | 24 168.65 |
| *DR* | 558 | 6.01 | 6.07 | 7.98 | 4.21 | 0.70 |
| *PYBZ* | 434 | 0.77 | 0.77 | 1.17 | 0.01 | 0.12 |
| *YHR* | 403 | 0.31 | 0.26 | 1.09 | 0.03 | 0.22 |
| *Ag* | 310 | 9.28 | 9.16 | 14.41 | 1.00 | 2.20 |

　　表4-2给出的是变量之间的相关性检验。从中可以看出，价格规制（*prre*）与常住人口数（*P_N*）、传染病发病率（*LGD*）、急诊病死率（*SBD*）、人口死亡率（*DR*）、孕产妇死亡率（*PRD*）之间的相关系数为负，与其他主要变量的相关系数为正，并且均达到在1%的水平上显著（无论 Pearson 检验，还是 Spearman 检验）。总体来看，部分变量间的相关系数超过 0.70，变量间具有高度的相关性，但在回归检验过程中，所有模型的 *DW* 值基本围绕 2 范围变动，表明变量不存在严重的多重共线性问题。

表4-2

**主要变量的相关性检验结果**

| | prre | CR | P_N | LGD | LDD | SGD | PGDP | SBD | DR | PYBZ | YHR | IHD | PRD | Ag |
|---|---|---|---|---|---|---|---|---|---|---|---|---|---|---|
| prre | 1.00 | 0.729** | -0.04 | -0.280** | 0.00 | 0.173** | 0.850** | -0.165** | -0.137** | 0.471** | 0.768** | 0.428** | -0.642** | 0.463** |
| CR | 0.729** | 1.00 | -0.04 | -0.273** | -0.217** | 0.312** | 0.860** | -0.03 | -0.255** | 0.333** | 0.795** | 0.539** | -0.770** | 0.512** |
| P_N | -0.04 | -0.04 | 1.00 | -0.346** | 0.091* | 0.01 | 0.02 | -0.256** | 0.388** | -0.122* | -0.10 | -0.06 | -0.300** | 0.307** |
| LGD | -0.280** | -0.273** | -0.346** | 1.00 | 0.248** | -0.261** | -0.269** | -0.05 | -0.269** | -0.182** | -0.245** | -0.283** | 0.423** | -0.555** |
| LDD | 0.00 | -0.217** | 0.091* | 0.248** | 1.00 | -0.239** | -0.01 | -0.396** | 0.110** | 0.08 | 0.02 | 0.00 | 0.08 | -0.04 |
| SGD | 0.173** | 0.312** | 0.01 | -0.261** | -0.239** | 1.00 | 0.367** | 0.396** | -0.165** | 0.02 | 0.254** | 0.425** | -0.264** | 0.159** |
| PGDP | 0.850** | 0.860** | 0.02 | -0.269** | -0.01 | 0.367** | 1.00 | -0.03 | -0.150** | 0.501** | 0.901** | 0.489** | -0.827** | 0.546** |
| SBD | -0.165** | -0.03 | -0.256** | -0.05 | -0.396** | 0.396** | -0.03 | 1.00 | -0.09 | 0.11 | 0.01 | 0.268** | 0.166** | -0.11 |
| DR | -0.137** | -0.255** | 0.388** | -0.269** | 0.110** | -0.165** | -0.150** | -0.09 | 1.00 | 0.137** | -0.220** | -0.215** | 0.03 | 0.361** |
| PYBZ | 0.471** | 0.333** | -0.122* | -0.182** | 0.08 | 0.02 | 0.501** | 0.11 | 0.137** | 1.00 | 0.534** | 0.170** | -0.362** | 0.391** |
| YHR | 0.768** | 0.795** | -0.10 | -0.245** | 0.02 | 0.254** | 0.901** | 0.01 | -0.220** | 0.534** | 1.00 | 0.505** | -0.701** | 0.503** |
| IHD | 0.428** | 0.539** | -0.06 | -0.283** | 0.00 | 0.425** | 0.489** | 0.268** | -0.215** | 0.170** | 0.505** | 1.00 | -0.258** | 0.367** |
| PRD | -0.642** | -0.770** | -0.300** | 0.423** | 0.08 | -0.264** | -0.827** | 0.166** | 0.03 | -0.362** | -0.701** | -0.258** | 1.00 | -0.580** |
| Ag | 0.463** | 0.512** | 0.307** | -0.555** | -0.04 | 0.159** | 0.546** | -0.11 | 0.361** | 0.391** | 0.503** | 0.367** | -0.580** | 1.00 |

注：左下角为 Pearson 相关性检验，右上角为 Spearman 相关性检验，**和*表示分别在 5% 和 10% 的水平（双侧）上显著。

## 4.3 实证结果与分析

### 4.3.1 回归结果

表4-3是价格规制和医疗服务供给质量的回归结果。从回归结果来看，医疗服务价格规制对部分医疗服务供给质量指标具有显著影响。其中，价格规制对急诊病死率（lnSBD）具有显著的负向影响（$\beta$=-0.06，$p<0.01$），这表明，政府医疗服务价格规制对医疗机构急诊医疗服务的供给质量是具有积极影响的。但是，价格规制对住院病死率在5%的水平上具有显著的正向影响。这表明，政府价格规制对医疗机构住院服务的供给质量具有正向影响，价格规制对住院医疗服务质量的提升是不利的。

表4-3　　价格规制和医疗服务供给质量的回归结果

| 变量 | lnSBD | lnSGD | lnIHD | lnPRD | lnLGD | lnLDD |
|---|---|---|---|---|---|---|
| | 模型1-1 | 模型1-2 | 模型1-3 | 模型1-4 | 模型1-5 | 模型1-6 |
| ln*prre* | -0.06*** | -0.03 | 0.56** | 0.09 | 0.18* | 0.81*** |
| | （-2.97） | （-0.34） | （2.26） | （1.02） | （1.87） | （3.48） |
| ln*PGDP* | -0.02 | 0.26*** | -0.11 | -0.38*** | -0.22** | -0.36 |
| | （-1.03） | （2.80） | （-1.11） | （-4.14） | （-2.23） | （-1.51） |
| ln*P_N* | -0.01** | -0.06*** | -1.87 | -0.39*** | -0.02 | 0.16*** |
| | （-2.05） | （-2.81） | （0.44） | （-5.07） | （-0.76） | （2.59） |
| ln*Ag* | -0.01 | 0.02* | -0.01 | -0.02* | -0.04*** | 0.04 |
| | （-2.01） | （1.69） | （0.01） | （-1.81） | （-3.50） | （1.37） |
| ln*DR* | 0.01 | -0.01 | -0.09 | 0.01 | -0.12*** | -0.12 |
| | （0.84） | （-0.30） | （1.24） | （0.22） | （-3.55） | （-1.53） |
| ln*CR* | 0.00*** | 0.01** | 0.03*** | -0.02*** | 0.00 | -0.03*** |
| | （3.32） | （2.06） | （3.55） | （-4.26） | （-1.29） | （-4.45） |
| ln*YHR* | -0.01 | -0.29*** | 0.10 | 0.06 | 0.06 | 0.35 |
| | （-0.24） | （-2.68） | （0.40） | （0.53） | （0.49） | （1.15） |

续表

| 变量 | lnSBD | lnSGD | lnIHD | lnPRD | lnLGD | lnLDD |
|---|---|---|---|---|---|---|
| | 模型 1-1 | 模型 1-2 | 模型 1-3 | 模型 1-4 | 模型 1-5 | 模型 1-6 |
| lnPYBZ | 0.11** | −1.41*** | −0.20 | −0.20 | 0.15 | 0.81 |
| | (2.19) | (−5.89) | (−0.10) | (−0.90) | (0.61) | (1.35) |
| C | 0.37*** | −0.89 | 12.47 | 10.80*** | 8.26*** | 0.46 |
| | (2.86) | (−1.49) | (−1.06) | (14.32) | (13.13) | (0.30) |
| R | 0.131 | 0.299 | 0.96 | 0.599 | 0.355 | 0.239 |
| adj.$R^2$ | 0.102 | 0.276 | 0.947 | 0.588 | 0.336 | 0.216 |
| F | 4.507 | 12.77 | 73.34 | 5.49 | 18.55 | 10.58 |
| N | 248 | 248 | 155 | 279 | 279 | 279 |

注：( ) 内为 $t$ 值，***、**和*分别表示在1%、5%和10%的水平上显著。

公共卫生服务和预防保健项目的主要作用，一般被认为是控制传染病发病率。从回归结果可以看出，价格规制在传染病发病率10%的水平上具有显著的正向影响。不考虑其他因素的影响，价格规制在一定程度上增加了传染病的发生概率。前文已论证，由于采用价格规制政策，基层医疗卫生机构的医疗服务供给能力被削弱，导致基层医疗卫生部门缺乏足够的人力和资金预防传染性疾病的发生和传播，从而引起传染性疾病发生率的增加。此外，价格规制对传染病死亡率具有显著的正向影响（$\beta$=0.81，$p$<0.01），这表明，价格规制对传染性疾病的死亡率具有正向影响。政府规制反而导致传染性疾病死亡率的上升，这主要是由于价格规制降低了医疗服务的供给能力，在传染病预防及诊疗资源不足的情况下，感染者的死亡率上升了。

上述结果表明，政府的医疗服务价格规制对医疗服务供给质量的影响实际上是呈现分化特点的。一方面，价格规制对门诊和住院医疗服务供给质量具有差异，价格规制对急诊医疗服务供给质量具有积极影响，降低了急诊患者的病死率；价格规制对住院医疗服务供给质量具有负面影响，住院患者的死亡率上升了。这可能是由于住院患者就医过程中，所需医疗服务供给量相对更多的原因。另一方面，价格规制对公共卫生领域的医疗服务供给质量具有负面作用。相对于医疗市场，政府规制对公共卫生领域的影响更大，导致传染病死亡率受价格规制影响而升高。

### 4.3.2 稳健性检验

由于本书考察价格规制对医疗服务供给的影响，可能产生内生性问题。为解决内生性问题，借鉴郭蕾和肖有智（2016）、赵建国和李自炜（2019）的做法，在模型中加入滞后一期的价格规制，通过引入滞后项可以避免普通最小二乘法有偏性的问题，还能在一定程度上消除异方差和序列相关，估算结果更有效。重复上述模型进行回归，结果并未发生实质性变化（结果见表4-4）。

表4-4　　价格规制和医疗服务供给质量的稳健性检验 I

| 变量 | ln*SBD* | ln*SGD* | ln*IHD* | ln*PRD* | ln*LGD* | ln*LDD* |
|---|---|---|---|---|---|---|
| | 模型2-1 | 模型2-2 | 模型2-3 | 模型2-4 | 模型2-5 | 模型2-6 |
| ln*prre*(-1) | -0.71*** (-3.48) | -0.05 (-0.52) | 0.32 (2.15) | 0.08 (0.71) | 0.08 (0.90) | 0.54*** (2.59) |
| ln*PGDP* | -0.36* (-1.71) | 0.26*** (2.96) | -0.01 (-0.05) | -0.52*** (-4.37) | -0.16* (-1.70) | -0.18 (-0.79) |
| ln*P_N* | -0.14*** (-2.55) | -0.06*** (-2.86) | 0.03 (0.26) | -0.33*** (-10.30) | -0.02 (-0.99) | 0.14** (2.34) |
| ln*Ag* | 0.00 (-0.08) | 0.02* (1.73) | 0.00 (-0.18) | -0.01 (-0.43) | -0.04*** (-3.50) | 0.04 (1.27) |
| ln*DR* | -0.02 (-0.23) | -0.01 (-0.37) | -0.07 (-1.14) | -0.16*** (-3.66) | -0.12*** (-3.46) | -0.11 (-1.32) |
| ln*CR* | 0.02*** (3.58) | 0.01** (2.07) | 0.03*** (3.19) | -0.03*** (-7.34) | 0.00 (-1.25) | -0.03*** (-4.41) |
| ln*YHR* | -0.03 (-0.12) | -0.29*** (-2.69) | 0.06 (0.35) | 0.15 (0.91) | 0.06 (0.48) | 0.34 (1.13) |
| ln*PYBZ* | 1.67** (2.97) | -1.41*** (-5.89) | 0.17 (0.50) | 0.71** (2.18) | 0.17 (0.67) | 0.89 (1.45) |
| *C* | 1.69 (1.22) | -0.90 (-1.53) | -3.66*** (-2.59) | 11.96*** (14.80) | 8.03*** (13.02) | -0.37 (-0.24) |
| *R* | 0.158 | 0.322 | 0.341 | 0.762 | 0.326 | 0.145 |
| *adj.R²* | 0.130 | 0.299 | 0.305 | 0.755 | 0.306 | 0.119 |
| *F* | 5.62 | 14.18 | 9.44 | 108.2 | 16.32 | 5.70 |
| *N* | 248 | 248 | 155 | 279 | 279 | 279 |

注：（ ）内为*t*值，***、**和*分别表示在1%、5%和10%的水平上显著。

　　本书的价格规制是以医疗服务机构中的资本和劳动的比值来衡量的，对该数据是以"医疗卫生机构总资产/卫生人员数"之比进行测度的，为进一步检验前文回归结果的稳健性，以"医疗卫生机构总资产/卫生技术人员数"之比来构建价格规制指标（prre_1）。重复上述模型进行回归，结果并未发生实质性变化（见表4-5）。

表4-5　　　　　价格规制和医疗服务供给质量的稳健性检验 Ⅱ

| 变量 | lnSBD | lnSGD | lnIHD | lnPRD | lnLGD | lnLDD |
|---|---|---|---|---|---|---|
| | 模型 3-1 | 模型 3-2 | 模型 3-3 | 模型 3-4 | 模型 3-5 | 模型 3-6 |
| ln$prre$_1 | −0.76*** | −0.03 | 0.35 | 0.14 | 0.11* | 0.75*** |
| | (−3.55) | (−0.38) | (1.12) | (1.09) | (1.68) | (3.08) |
| ln$PGDP$ | −0.31 | 0.26*** | −0.79** | −0.57*** | −0.15 | −0.35 |
| | (−1.41) | (2.82) | (−2.16) | (−4.33) | (−1.51) | (−1.44) |
| ln$P\_N$ | −0.17*** | −0.07*** | 0.08 | −0.33*** | −1.02** | 0.17*** |
| | (−3.03) | (−2.77) | (1.27) | (−9.72) | (−2.38) | (2.77) |
| ln$Ag$ | −0.01 | 0.02* | 0.09*** | −0.01 | −0.01 | 0.03 |
| | (−0.29) | (1.70) | (3.22) | (−0.52) | (−1.05) | (1.04) |
| ln$DR$ | 0.02 | −0.01 | −0.29*** | −0.16*** | 0.00 | −0.12 |
| | (0.31) | (−0.29) | (−3.78) | (−3.69) | (−0.02) | (−1.43) |
| ln$CR$ | 0.02*** | 0.01** | 0.04*** | −0.03*** | 0.00 | −0.03*** |
| | (3.23) | (2.02) | (4.85) | (−7.11) | (−0.13) | (−3.83) |
| ln$YHR$ | −0.04 | −0.29*** | −0.18 | 0.15 | 0.03 | 0.36 |
| | (−0.16) | (−2.69) | (−0.80) | (0.93) | (0.42) | (1.19) |
| ln$PYBZ$ | 1.65** | −1.41*** | 1.64*** | 0.68** | −0.32** | 0.75 |
| | (2.94) | (−5.90) | (2.60) | (2.10) | (−1.99) | (1.23) |
| $C$ | 1.87 | −0.87 | 1.75 | 12.07*** | 15.21*** | 0.10 |
| | (1.37) | (−1.49) | (0.73) | (14.75) | (4.78) | (0.06) |
| $R$ | 0.16 | 0.321 | 0.537 | 0.763 | 0.866 | 0.153 |
| $adj.R^2$ | 0.132 | 0.299 | 0.512 | 0.756 | 0.845 | 0.128 |
| $F$ | 5.68 | 14.15 | 21.16 | 108.56 | 40.84 | 6.10 |
| $N$ | 248 | 248 | 155 | 279 | 279 | 279 |

　　注：（）内为$t$值，***、**和*分别表示在1%、5%和10%的水平上显著。

## 4.4　财政补偿机制的中介效应

政府为保证医疗产品或服务的有效供给、抑制医疗服务价格过快增长而实行价格规制。规制价格往往远低于市场均衡价格。在中国，公立医疗机构是受规制的主要对象，其提供的医疗服务并非全为公共物品，但几乎所有的医疗服务项目均受政府管制。医疗机构在实际运行过程中又是一种自负盈亏的市场主体。同时，考虑到价格规制会引起医疗机构对生产要素结构进行调整，也可能导致医疗服务业生产要素投入结构的扭曲，反而导致医疗服务成本的增加，进一步刺激医疗服务及产品价格的增长，降低生产效率，增加社会负担和民众就医成本。因此，政府的财政补偿机制在价格规制与医疗服务供给质量间具有一定的传导作用，也对价格规制作用的有效发挥起到重要的保障作用。

对于中介效应的检验，本书根据温忠麟和叶宝娟（2014）的步骤进行检验，具体检验模型如下：

$$Y=a \cdot X+Control_{i,\,t-1} \tag{4.2}$$

$$M_{i,\,t-1}=\beta \cdot X+Control_{i,\,t-1} \tag{4.3}$$

$$Y=\gamma \cdot X+\delta \cdot M+Control_{i,\,t-1} \tag{4.4}$$

$a$、$\beta$、$\delta$、$\gamma$ 为检验系数，第一步检验 $X$ 对 $Y$ 的影响，若 $a$ 显著，则进行第二步。若 $\beta$、$\delta$ 都不显著，则不存在中介效应；若 $\beta$、$\delta$ 显著，则说明 $X$ 至少存在有一部分对 $Y$ 的影响是通过 $M$ 实现的。若 $\gamma$ 不显著，则说明是完全中介，即 $X$ 都是通过 $M$ 对 $Y$ 产生影响；若 $\gamma$ 显著，则说明是部分中介，即 $X$ 对 $Y$ 的影响部分是通过 $M$ 实现的。

### 4.4.1　价格规制、财政补偿与急诊病死率

为检验财政补偿机制的中介效应，本书设定模型如下：

$$\ln SBD_{i,\,t}=a \cdot \ln prre_{i,\,t}+Control_{i,\,t} \tag{4.5}$$

$$\ln Fia_{i,\,t}=\beta \cdot \ln prre_{i,\,t}+Control_{i,\,t} \tag{4.6}$$

$$\ln SBD_{i,\,t}=\gamma \cdot \ln prre_{i,\,t}+\delta \cdot \ln Fia_{i,\,t}+Control_{i,\,t} \tag{4.7}$$

医疗服务供给质量是以急诊病死率（$SBD$）来度量的，财政补偿机

制（*Fia*）是以政府医疗卫生财政支出为代理变量的。

通过中介效应检验（结果见表4-6），在模型4-1中，价格规制对急诊病死率的影响显著（*a*=-0.06，*p*<0.01），价格规制可以有效降低急诊病死率；在模型4-2中，价格规制对财政补偿机制的影响显著（*β*=0.21，*p*<0.05），价格规制可以在一定程度上增加财政补偿。在模型4-3中，财政补偿机制对急诊病死率的影响显著，财政补偿机制对降低急诊病死率也具有显著影响。在模型4-4中，价格规制和财政补偿机制对急诊病死率的影响均显著，其中*γ*值为-0.70，*δ*值为-0.21。*γ*显著，说明是部分中介，即意味着价格规制对急诊病死率的影响部分是通过ln*Fia*实现的。

表4-6 财政补偿机制的中介效应

| 模型 | ln*SBD* | ln*Fia* | ln*SBD* | ln*SBD* |
|---|---|---|---|---|
| | 模型4-1 | 模型4-2 | 模型4-3 | 模型4-4 |
| ln*prre* | -0.06*** (-2.97) | 0.21** (2.45) | | -0.70*** (-3.34) |
| ln*Fia* | | | -0.22** (-2.10) | -0.21** (2.05) |
| ln*PGDP* | -0.02 (-1.03) | 1.46*** (16.47) | 0.06 (0.33) | -0.66** (-2.10) |
| ln*P_N* | -0.01** (-2.05) | 0.58*** (25.65) | -0.01 (-0.06) | -0.27** (-2.49) |
| ln*Ag* | -0.01 (-2.01) | 0.02 (1.43) | 0.01 (0.99) | -0.01 (0.42) |
| ln*DR* | 0.01 (0.84) | -0.20*** (-6.66) | 0.02 (0.34) | 0.05 (0.69) |
| ln*CR* | 0.00*** (3.32) | -0.03*** (-11.79) | 0.00 (0.21) | 0.03*** (3.71) |
| ln*YHR* | -0.01 (-0.24) | 0.00 (0.02) | 0.03 (0.23) | 0.00 (0.02) |
| ln*PYBZ* | 0.11** (2.19) | 1.12*** (4.95) | -0.15 (-0.64) | 1.52*** (2.63) |
| *C* | 0.37*** (2.86) | -4.01*** (-6.96) | -0.33 (-0.27) | 2.27 (1.47) |
| *R* | 0.131 | 0.90 | 0.130 | 0.157 |
| *adj.R*² | 0.102 | 0.897 | 0.102 | 0.126 |
| *F* | 4.507 | 303.9 | 4.50 | 4.94 |
| *N* | 248 | 279 | 248 | 248 |

注：（）内为*t*值，***、**和*分别表示在1%、5%和10%的水平上显著。

上述结果说明，财政补偿机制在与价格规制和急诊病死率的影响过程中起着中介作用。财政补助能有效降低急诊的病死率，同时有效保障价格规制作用的有效发挥。也就是说，医疗服务供给质量的提升需要价格规制和财政补偿机制的共同作用。

### 4.4.2 价格规制、财政补偿与传染病死亡率

为检验财政补偿机制的中介效应，本书设定模型如下：

$$\ln LDD_{i,t} = a \cdot \ln prre_{i,t} + Control_{i,t} \tag{4.8}$$

$$\ln Fia_{i,t} = \beta \cdot \ln LDD_{i,t} + Control_{i,t-1} \tag{4.9}$$

$$\ln LDD_{i,t} = \gamma \cdot \ln prre_{i,t} + \delta \cdot \ln Fia_{i,t} + Control_{i,t-1} \tag{4.10}$$

医疗服务供给质量是以传染病死亡率（$LDD$）来度量的，财政补偿机制（$Fia$）是以政府医疗卫生财政支出为代理变量的。

通过中介效应检验（结果见表4-7），在模型5-1中，价格规制对传染病死亡率的影响显著（$a=0.81$，$p<0.01$），价格规制增加了传染病死亡率。模型5-2中，价格规制对财政补偿机制的影响显著（$\beta=0.21$，$p<0.05$），价格规制可以在一定程度上增加财政补偿。在模型5-3中，财政补偿机制对传染病死亡率的影响显著。在模型5-4中，价格规制和财政补偿机制对传染病死亡率的影响均显著，其中 $\gamma$ 值为0.69，$\delta$ 值为0.56。$\gamma$ 显著，说明是部分中介，即意味着价格规制对传染病死亡率的影响部分是通过财政补偿机制实现的。上述结果说明，财政补偿机制在与价格规制和传染病死亡率的影响过程中起着中介作用。

表4-7　　　　　　　　　　**财政补偿机制的中介效应**

| 变量 | $\ln LDD$ | $\ln Fia$ | $\ln LDD$ | $\ln LDD$ |
| --- | --- | --- | --- | --- |
| | 模型5-1 | 模型5-2 | 模型5-3 | 模型5-4 |
| $\ln prre$ | 0.81*** | 0.21** | | 0.69*** |
| | （3.48） | （2.45） | | （3.00） |
| $\ln Fia$ | | | 0.63*** | 0.56*** |
| | | | （3.92） | （3.50） |
| $\ln PGDP$ | −0.36 | 1.46*** | −0.90*** | −1.17*** |
| | （−1.51） | （16.47） | （−2.82） | （−3.57） |

续表

| 变量 | $\ln LDD$ | $\ln Fia$ | $\ln LDD$ | $\ln LDD$ |
|---|---|---|---|---|
| | 模型 5-1 | 模型 5-2 | 模型 5-3 | 模型 5-4 |
| $\ln P\_N$ | $0.16^{***}$ | $0.58^{***}$ | $-0.25^{***}$ | $-0.17$ |
| | $(2.59)$ | $(25.65)$ | $(-2.29)$ | $(-1.52)$ |
| $\ln Ag$ | $0.04$ | $0.02$ | $0.03$ | $0.03$ |
| | $(1.37)$ | $(1.43)$ | $(1.09)$ | $(1.08)$ |
| $\ln DR$ | $-0.12$ | $-0.20^{***}$ | $0.00$ | $-0.01$ |
| | $(-1.53)$ | $(-6.66)$ | $(0.02)$ | $(-0.14)$ |
| $\ln CR$ | $-0.03^{***}$ | $-0.03^{***}$ | $-0.01$ | $-0.01^{*}$ |
| | $(-4.45)$ | $(-11.79)$ | $(-1.28)$ | $(-1.65)$ |
| $\ln YHR$ | $0.35$ | $0.00$ | $0.34$ | $0.34$ |
| | $(1.15)$ | $(0.02)$ | $(1.15)$ | $(1.17)$ |
| $\ln PYBZ$ | $0.81$ | $1.12^{***}$ | $0.18$ | $0.19$ |
| | $(1.35)$ | $(4.95)$ | $(0.29)$ | $(0.31)$ |
| $C$ | $0.46$ | $-4.01^{***}$ | $1.86$ | $2.70^{*}$ |
| | $(0.30)$ | $(-6.96)$ | $(1.14)$ | $(1.65)$ |
| $R$ | $0.239$ | $0.90$ | $0.171$ | $0.197$ |
| $adj.R^2$ | $0.216$ | $0.897$ | $0.146$ | $0.171$ |
| $F$ | $10.58$ | $303.9$ | $6.94$ | $7.35$ |
| $N$ | $279$ | $279$ | $279$ | $279$ |

注：（ ）内为 $t$ 值，***、**和*分别表示在1%、5%和10%的水平上显著。

## 4.5 政府医药控费机制的失灵

国内关于价格规制的研究中，普遍认为医疗服务价格不规范问题是不合理医疗行为出现的重要原因，通过有效的规制能够在一定程度上减轻信息不对称的程度，有必要通过政府制定合理的规制政策来保障基本医疗服务供给（李丽，2007；宋华琳，2009）。周小梅（2008）发现，对医疗服务市场进行规制不利于医疗服务质量的提升，且规制越严格，越不利于医疗服务行业的技术创新。同时，当医疗服务行业的约束变多、效率降低时，人们会为了避开规制采取向医生行贿及必要的转移就医等措施，会产生额外的就医成本，加重患者的费用负担，不利于社会福利的提升。朱恒鹏（2007）则认为，医疗服务价格规制政策会在一定程度上扭曲医疗、医药价格，导致医疗费用持续上涨，加剧医疗资源的不合理配置程度；公立医院在实施药品零差率政策后，次均门诊费用、次均住院费用并未降低，反而显著增加，从成本-收益角度来看，医疗质量不升反降（金春林等，2010；田立启等，2011；张丽青等，2012；于春富和牟蔚平，2012；杨敬，2012；沈荣生，2013；彭宅文和岳经纶，2018；房莉杰，2018）。

中国的医疗服务供应主体是公立医疗机构，受价格规制约束，且政府财政投入有限，而医疗机构的医疗服务供给又受到主管机构的各种考核评估，为提供足够的医疗服务，公立医院只能自我扩张，而扩张所需的经费只能自筹。在绝大多数地区，公立医院是事业单位属性的，其医护及管理人员是具有事业编制的正式员工，但在编制管理约束下，扩张产生的人员缺口往往只能通过"编外合同"或临时工来进行补充，补充人员的工资是没有财政的"统筹"收入，只能依赖医院业务收入支付薪酬，工资水平往往和各科室的业务收入挂钩。这也被认为是出现过度诊疗的体制原因。中国的医疗服务市场是以公立医疗机构为主的，非公立医院无论是在设施还是人员等方面都无法与公立医院进行竞争，缺乏竞争压力且具有营利属性的公立医院是导致患者就医成本高涨的直接原因。因此，自中国医疗卫生体制改革以来，医疗服务价格规制主要目标就是控制价格。但价格控制政策有可能导致医疗服务质量的降低。医疗机构可以选择在价格受控的背景下，通过降低服务标准来压缩成本，不减少自身的利润空间，以规避规制。政府往往会采用更多其他形式的政策，考核并约束医疗机构的医疗服务数量和质量，如"再住院率""药占比"等。

为应对医疗费用特别是药品费用快速增长的压力，切实缓解群众"看病贵"问题，我国提出了严控"药占比"政策，以期解决日益严重的"以药补医"痼疾和不合理用药问题。"药占比"是一项地区性指标，自深化医药卫生体制改革以来，被调整为用于考核具体医院的刚性指标。2019年，虽然国务院关于公立医院绩效考核工作的意见中剔除了"药占比"这一指标，但该指标作为控制医疗费用的增长的重要方式，对研究政府价格规制与医疗服务供给质量的关系具有一定的价值。本书分别通过门诊医疗服务药占比（$drd\_1$）和住院医疗服务药占比（$drd\_2$）作为政府控费机制的代理变量，检验其对政府价格规制和医疗服务供给质量的影响。借鉴温忠麟和叶宝娟（2014）和 Hayes（2017）的方法，进行调节效应检验。

表4-8为门诊医疗服务药占比（$\ln drd\_1$）调节价格规制和急诊病死率（$\ln SBD$）的回归结果。从结果中可以看出，在模型6-1中，价格规制对门诊医疗服务药占比（$\ln drd\_1$）的影响系数为0.13，且在1%的水平上显著，可见，医疗服务价格规制增加了门诊医药费用中的药占比。在模型6-2中，门诊医疗服务药占比（$\ln drd\_1$）对急诊病死率（$\ln SBD$）的影响系数为-1.49，在1%的水平上显著。在模型6-3中，交互项价格规制和门诊医疗服务药占比（$\ln prre*\ln drd\_1$）对急诊病死率（$\ln SBD$）的影响系数为-0.33，且在1%的水平上显著，表明门诊药占比显著地正向调节与价格规制和急诊病死率（$\ln SBD$）的关系。显然，门诊医疗费用药占比（$\ln drd\_1$）与急诊病死率（$\ln SBD$）具有负向关系，如果门诊医疗费用药占比（$\ln drd\_1$）被严格控制，急诊病死率（$\ln SBD$）则可能上升。

这一结果验证了政府对医疗费用控制机制的失灵。事实上，医疗卫生费用的增长受到诸多因素的影响，包括经济增长、技术进步、人口因素等。如果政府采用粗放的控费措施，可能影响药品创新和新药使用，阻碍新医疗技术的发明和推广，从而影响医疗服务供给质量的提高。

表4-8                      政府控费的调节效应 I

| 变量 | ln*drd*_1 | ln*SBD* | ln*SBD* |
| --- | --- | --- | --- |
| | 模型 6-1 | 模型 6-2 | 模型 6-3 |
| ln*prre* | 0.13***<br>(4.43) | | |
| ln*prre*\*ln*drd*_1 | | | −0.33***<br>(−2.92) |
| ln*drd*_1 | | −1.49***<br>(−3.75) | −1.04***<br>(−5.62) |
| ln*PGDP* | −0.14***<br>(−4.59) | −0.35**<br>(−2.18) | −0.11<br>(−0.68) |
| ln*P_N* | −0.02**<br>(−2.10) | −0.22***<br>(−4.03) | −0.24***<br>(−4.53) |
| ln*Ag* | 0.01*<br>(1.66) | −0.11<br>(−0.54) | −0.07<br>(−0.35) |
| ln*DR* | −0.03***<br>(−2.63) | −0.17<br>(−0.43) | −0.16<br>(−0.41) |
| ln*CR* | 0.01***<br>(6.54) | 1.22***<br>(3.41) | 1.44***<br>(4.11) |
| ln*YHR* | −0.04<br>(−1.10) | −0.16<br>(−1.07) | −0.11<br>(−0.75) |
| ln*PYBZ* | 0.03<br>(0.37) | 0.93**<br>(2.09) | 1.22**<br>(2.79) |
| *C* | 0.08<br>(0.39) | −2.42<br>(−1.48) | −1.99<br>(−1.30) |
| *R* | 0.397 | 0.133 | 0.213 |
| adj.*R²* | 0.379 | 0.104 | 0.183 |
| *F* | 22.24 | 4.589 | 7.17 |
| *N* | 279 | 248 | 248 |

注：（ ）内为 *t* 值，***、**和*分别表示在1%、5%和10%的水平上显著。

表4-9中，进一步采用住院医药费药占比（ln*drd*_2）进行检验，从结果中可以看出，在模型7-1中，价格规制对住院医药费药占比（ln*drd*_2）的影响系数为−0.07，且在1%的水平上显著，可见，医疗服务价格规制降低了住院医药费用中的药占比。门诊药占比和住院药占比受价格规制的影响方向相反，出现这种情况可能是由于医疗保障政策的影响。在我国，除公费医疗外，城镇职工医疗保险和城乡居民医疗保险一般用于报销住院诊疗费用，门诊报销受限较多。政府主导的基本医疗保险是医疗服务最大的"购买者"，政府的监管政策也更多集中于费用

消耗多的住院医疗服务项目。一方面，更严格的监管降低了住院医药费药占比；另一方面，门诊药占比可能被"忽略"了，或成为增加业务收入的一种渠道。在模型 7-2 中，住院医药费药占比（ln$drd\_2$）对急诊病死率（ln$SBD$）的影响系数为 2.03，在 1% 的水平上显著。在模型 7-3 中，交互项价格规制和住院医药费药占比（ln$prre$*ln$drd\_2$）对急诊病死率（ln$SBD$）的影响系数为 -0.18，仅在 10% 的水平上显著，微弱表明住院医药费药占比调节与价格规制和急诊病死率（ln$SBD$）的关系。

表4-9 政府控费的调节效应 Ⅱ

| 变量 | ln$drd\_2$ 模型 7-1 | ln$SBD$ 模型 7-2 | ln$SBD$ 模型 7-3 |
|---|---|---|---|
| ln$prre$ | -0.07** (-2.47) | | |
| ln$prre$*ln$drd\_2$ | | | -0.18* (-1.73) |
| ln$drd\_2$ | | 2.03*** (5.68) | 0.93* (1.85) |
| ln$PGDP$ | -0.22*** (-7.41) | -0.06 (-0.40) | -0.19 (-1.22) |
| ln$P\_N$ | -0.01 (-1.30) | -0.11** (-2.13) | 0.38 (0.53) |
| ln$Ag$ | 0.00 (-0.68) | -0.11 (-0.59) | 0.10 (1.25) |
| ln$DR$ | 0.03*** (2.92) | -0.21 (-0.55) | 0.03 (0.12) |
| ln$CR$ | 0.01*** (8.37) | 0.43 (1.24) | -0.53 (-1.05) |
| ln$YHR$ | -0.03 (-0.73) | -0.03 (-0.22) | 0.02 (0.22) |
| ln$PYBZ$ | 0.01 (0.18) | 1.17*** (2.70) | -0.04 (-0.19) |
| $C$ | 0.99*** (5.05) | 0.03 (0.02) | -1.48 (-0.25) |
| $R$ | 0.425 | 0.191 | 0.927 |
| $adj.R^2$ | 0.408 | 0.164 | 0.913 |
| $F$ | 24.94 | 7.06 | 67.23 |
| $N$ | 279 | 248 | 248 |

注：( ) 内为 $t$ 值，***、**和*分别表示在 1%、5% 和 10% 的水平上显著。

　　表4-10是门诊医疗服务药占比（ln$drd\_1$）调节价格规制和传染病死亡率（ln$LDD$）的回归结果。从结果中可以看出，在模型8-1中，价格规制对门诊医疗服务药占比（ln$drd\_1$）的影响系数为0.13，且在1%的水平上显著，可见，医疗服务价格规制增加了门诊医疗服务中的药占比。在模型8-2中，门诊医疗服务药占比（ln$drd\_1$）对传染病死亡率（ln$LDD$）的影响系数为-2.31，且在1%的水平上显著。在模型8-3中，交互项价格规制和门诊医疗服务药占比（ln$prre$*ln$drd\_1$）对传染病死亡率（ln$LDD$）的影响系数为-1.13，且在1%的水平上显著，表明门诊药占比显著地正向调节与价格规制传染病死亡率（ln$LDD$）的关系。显然，门诊医疗费用药占比（ln$drd\_1$）与传染病死亡率（ln$LDD$）具有负向关系，如果门诊医疗服务药占比（ln$drd\_1$）被严格控制，传染病死亡率（ln$LDD$）则可能上升。这与表4-7的结果基本一致，说明对门诊药占比调节效应的检验结果是稳健的。

表4-10　　　　　　　　　政府控费的调节效应 Ⅲ

| 变量 | ln$drd\_1$ | ln$LDD$ | ln$LDD$ |
| --- | --- | --- | --- |
| | 模型8-1 | 模型8-2 | 模型8-3 |
| ln$prre$* ln$drd\_1$ | | | -1.13*** |
| | | | (-4.53) |
| ln$drd\_1$ | | -2.31*** | 3.93*** |
| | | (-4.58) | (4.59) |
| ln$prre$ | 0.13*** | -0.13 | |
| | (4.43) | (-0.44) | |
| ln$PGDP$ | -0.14*** | -0.12 | -0.86*** |
| | (-4.59) | (-1.07) | (-4.85) |
| ln$P\_N$ | -0.02** | -0.01 | 0.19*** |
| | (-2.10) | (-0.08) | (3.26) |
| ln$Ag$ | 0.01* | 0.23*** | 0.19 |
| | (1.66) | (2.97) | (0.92) |

续表

| 变量 | ln*drd*_1 | ln*LDD* | ln*LDD* |
|---|---|---|---|
| | 模型 8-1 | 模型 8-2 | 模型 8-3 |
| ln*DR* | −0.03*** | −0.08 | −0.68 |
| | (−2.63) | (−0.30) | (−1.61) |
| ln*CR* | 0.01*** | −0.18 | −1.01*** |
| | (6.54) | (−0.47) | (−3.08) |
| ln*YHR* | −0.04 | 0.13*** | 0.27* |
| | (−1.10) | (2.57) | (1.91) |
| ln*PYBZ* | 0.03 | 0.28 | 0.96** |
| | (0.37) | (1.55) | (2.11) |
| *C* | 0.08 | 1.63 | 12.87*** |
| | (0.39) | (1.08) | (7.04) |
| *R* | 0.397 | 0.115 | 0.394 |
| *adj.R*² | 0.379 | 0.09 | 0.374 |
| *F* | 22.24 | 4.39 | 19.43 |
| *N* | 279 | 279 | 279 |

注：（ ）内为 *t* 值，***、**和*分别表示在1%、5%和10%的水平上显著。

表4-11中，进一步采用住院医药费药占比（ln*drd*_2）进行检验，从结果中可以看出，在模型9-1中，价格规制对住院医药费药占比（ln*drd*_2）的影响系数为−0.07，且在5%的水平上显著。在模型9-2中，住院医药费药占比（ln*drd*_2）对传染病死亡率（ln*LDD*）的影响系数为3.37，且在1%的水平上显著。在模型9-3中，交互项价格规制和住院医药费药占比（ln*prre*\*ln*drd*_2）对传染病死亡率（ln*LDD*）的影响系数为−0.46，且在5%的水平上显著，表明住院医药费药占比（ln*drd*_2）调节与价格规制和传染病死亡率（ln*LDD*）的关系。这与表4-8的结果基本一致，说明对住院医药费药占比调节效应的检验结果是稳健的。

表4-11 政府控费的调节效应Ⅳ

| 变量 | $lndrd\_2$ | $\ln LDD$ | $\ln LDD$ |
|---|---|---|---|
| | 模型9-1 | 模型9-2 | 模型9-3 |
| $\ln prre * \ln drd\_2$ | | | -0.46** |
| | | | (-2.18) |
| $\ln drd\_2$ | | 3.37*** | -1.51 |
| | | (9.58) | (-1.65) |
| $\ln prre$ | -0.07** | | |
| | (-2.47) | | |
| $\ln PGDP$ | -0.22*** | -1.03*** | -1.12*** |
| | (-7.41) | (-6.52) | (-6.90) |
| $\ln P\_N$ | -0.01 | 0.07 | 0.09 |
| | (-1.30) | (1.28) | (1.76) |
| $\ln Ag$ | 0.00 | 0.12 | 0.11 |
| | (-0.68) | (0.66) | (0.60) |
| $\ln DR$ | 0.03*** | -0.07 | -0.09 |
| | (2.92) | (-0.20) | (-0.25) |
| $\ln CR$ | 0.01*** | -0.05 | -0.29 |
| | (8.37) | (-0.18) | (-0.94) |
| $\ln YHR$ | -0.03 | 0.24* | 0.24* |
| | (-0.73) | (1.93) | (1.94) |
| $\ln PYBZ$ | 0.01 | 0.75* | 0.72* |
| | (0.18) | (1.84) | (1.78) |
| $C$ | 0.99*** | 7.53*** | 9.58*** |
| | (5.05) | (5.12) | (5.51) |
| $R$ | 0.425 | 0.385 | 0.396 |
| $adj.R^2$ | 0.408 | 0.367 | 0.376 |
| $F$ | 24.94 | 21.16 | 19.6 |
| $N$ | 279 | 279 | 279 |

注：（ ）内为 $t$ 值，***、**和*分别表示在1%、5%和10%的水平上显著。

## 4.6 小结

价格是反映市场供求关系的重要指标，也是引导和调节供求关系的经济杠杆。价格规制作用不仅在于抑制价格，根本目的在于通过价格机制配置医疗卫生资源、调整市场资源分配结构、构建有序的医疗服务供应体系。我国的医疗卫生体制是以政府为主导的公共医疗服务供给模式，并未形成以市场供需为基础的价格调节机制。为了能够抑制医疗服务成本的过快增长，政府通过行政指令强制对医疗服务机构的诊疗行为和服务行为进行规范，并且设定了医院的医疗服务价格和药品的利润率上限，保障医疗服务低成本供给。政府医疗服务价格规制是以"控费"为目标，并未建立起以医疗服务质量为核心的价格机制。为分析价格规制对医疗服务供给质量的影响，本书对价格规制和医疗服务供给质量进行了实证检验。

研究发现：

（1）价格规制对医疗服务供给质量具有部分积极影响，但对公共卫生服务的供给质量具有消极影响。这直接体现了政府对医疗卫生领域特别是公共卫生服务领域有效投入不足的负面效应。

（2）财政补偿机制在对价格规制和医疗服务供给质量的影响方面起着中介作用；财政补偿机制能有效提升医疗服务质量，保障价格规制作用的有效发挥。

（3）医疗领域的政府控费机制存在失灵现象，部分项目能提升医疗服务供给质量，且能调节价格规制和医疗服务供给质量的关系，反而受到地方政府规制。这种粗放式的控费措施可能影响药品创新和新药使用，阻碍新医疗技术的发明和推广，并影响医疗服务供给质量的提高。

因此，医疗服务的政府规制应以提升医疗服务供给质量为目标，逐步放松价格规制，这对提升医疗服务质量具有重要意义。同时，政府应适度增加医疗经费投入，重点增加公共卫生支出的财政投入，并取消不合理的行政审批制度，以法治化手段监督医疗市场行为，这对提升全社会医疗服务质量具有积极意义。

# 5 价格规制与医疗服务供给效率

## 5.1 现实背景

    计划经济时期，我国的医疗卫生体制实行的是以国家为主导的福利型模式。改革开放后，医疗卫生领域逐步引入市场机制，借鉴了开放式卫生服务模式的经验，取得了很多值得肯定的成绩。目前，我国已建立起遍及城乡的医疗卫生服务体系，实施了医疗保障制度改革，医疗服务能力明显增强，城乡居民卫生保健水平有了较大提高。中国的医疗卫生事业取得了举世瞩目的成就，以较少的投入获得巨大的社会效益和经济效益，因而世界卫生组织曾赞誉中国用最低廉的费用保护了世界上最多人口的健康。作为国民经济的重要组成部分，我国的医疗服务业在飞速发展的同时，医疗卫生体制存在的问题也日益凸显，影响和制约了医疗服务业的发展。我国的医疗卫生体系发展不平衡，既存在卫生资源短缺、医疗服务供给与需求失衡、居民基本医疗服务和公共卫生可及性差等发展中国家面临的普遍问题，又存在医疗服务产出技术效率、卫生资源配置和利用效率低下以及医疗费用过度增长等发达国家所面临的问题。

过去30年，世界各国的医疗卫生支出都呈现出大幅的攀升，高收入国家的医疗卫生总支出占国内生产总值比重从9.22%上升至12.26%，公共医疗卫生支出占国内生产总值比重从5.85%上升至7.67%。虽然中国的公共卫生支出相对发达国家仍属较低水平，但仍呈现出加速增长的趋势。2018年，相比国内财政收入占国内生产总值比重（21.4%）和政府债务占国内生产总值比重（44.3%）①，中国当前的公共医疗卫生支出实际上已处在较高水平。这也对推动政府财政政策整顿、维持合理的公共债务率形成一定的挑战。因此，从效率角度来看，如何在有限的财政空间内增加公共卫生支出、拓展医疗资源渠道、提高医疗服务水平，既是政府治理的挑战，也是健康经济发展的机遇。

### 5.1.1　医疗服务的可得性

建立全民医保覆盖是实现医疗保障体系目标的重要措施，对实现医疗保障体系目标具有重要意义。医疗保险的初衷是实现风险分担和费用互济。对于一部分低收入家庭而言，其家庭可支配收入往往处于贫困线以下，应对疾病威胁的风险承受力较低，医疗保险能够使他们享受基本的公共医疗服务，可由此从整体上提升公众的健康水平（WHO，2010）。

截至2017年，除美国外，大多数发达国家和部分新兴经济体国家已经实现了全民医保，中国的基本医疗保险已覆盖13亿人，其中，新型农村合作医疗覆盖率从2004年的75.2%升至2017年的100%，城镇居民和城镇职工基本医疗保险参保人数分别达87 359万人和30 323万人，民政部门资助参加医疗保险人次达5 621万人次，已基本实现全民医保。②但是，中国与其他发达经济体在全民医保方面仍存在差距，主要表现为公共医疗卫生支出比例较低。2014年，中国公共医疗卫生支出

① 数据来源自"Trading Economics"。
② 数据来源自《中国卫生统计年鉴》。其中部分居民可能在"新农合"、城镇居民基本医疗保险和城镇职工基本医疗保险之间重复参保，因此，参保总人次数约为18亿，高于医疗保险覆盖人数。

占GDP3.0952%、占医疗总支出的55.7867%，个人自付的医疗卫生支出占个人医疗卫生支出的72.3473%，个人自付的医疗卫生支出占总医疗卫生支出的31.9871%。社会基本医疗保障的程度相对较低，个人负担部分仍然较大。当然，这与我国人均GDP水平低、医疗保障制度的改革起步慢有关，但最重要的问题是如何以合理的成本实现全民医保？如何以更高的财政绩效实现保障力度更强的全民医保？另外，全民医保的实现并不仅仅在于公共医疗保障政策，还包括税收政策①、私人（商业）医疗保险等。

此外，是否存在足够的医疗资源将是全民医保能否实现的关键。从我国国情现状来看，地区间的医疗资源分布差异大，农村地区医疗资源不足等问题非常严重。快速的城市化进程导致相应的医疗保障、医疗基础设施建设、医疗服务供给存在巨大的供需缺口。同时，由于财政资金有限，地方政府主要重点扶持个别大型或中心医院，导致社区基本医疗机构发展缓慢，既增加了大型医院的接诊负担，也影响社会医疗服务的总供给，民众医疗服务的可得性差。因此，政府将公共卫生支出用于向社会居民提供基本医疗服务，并提升公共卫生支出的财政分配效率，致力于惠及低收入群体的医疗保障政策，实现全民医保的深度保障水平。

### 5.1.2 健康水平的空间差异

医疗保障的重要目标是通过医疗服务的有效供给，来提升公众的健康水平。通过医疗保障改革，不同国家的居民健康水平都得到很大改善，但不同国家间及同一国家内不同群体间仍存在很大差异（CSDH，2008）。从平均预期寿命来看，高收入国家从1990年的75.44岁升至2016年的80.53岁，而低收入国家则从1990年的49.88岁升至2016年的62.54岁，不同经济发展水平的国家间的健康水平差距仍然较大。中国的平均预期寿命从1990年的68.55岁升至2016年的76.252岁，但区域间

① 《国税地税征管体制改革方案》明确，从2018年1月1日起，将基本养老保险费、基本医疗保险费、失业保险费、工伤保险费、生育保险费等各项社会保险费交由税务部门统一征收；国务院关税税则委员会发布关于降低药品进口关税的公告，自2018年5月1日起，将包括抗癌药在内的所有普通药品、具有抗癌作用的生物碱类药品及所有实际进口的中成药进口关税降为零。未来，进一步的税收政策改革中还可能包括医疗费用和医保费用抵扣等措施。

差异较大，北京、上海等经济发达地区显著高于青海、云南、西藏等经济欠发达地区。

虽然，从现有研究结论来看，健康水平的差异主要是受收入、受教育水平、职业等社会性因素影响的，而不是医疗保障体系决定的（Joumard et al.，2010），但目前还没有证据表明，改善社会公众的健康水平与减少医疗服务的不公平不可兼得（Sanjeev Gupta et al.，2013）。也就是说，公平和效率在医疗保障体系中是有可能同时实现的。

### 5.1.3　医疗卫生支出的负担

近20年来，社会医疗卫生费用大幅上涨，医疗卫生支出也快速攀升。1995年以来，高收入国家的医疗卫生支出占国内生产总值的比重由5.85%上升至7.67%；低收入国家的医疗卫生支出占国内生产总值的比重由1.53%上升至2.44%。从中国数据来看，医疗卫生支出占国内生产总值的比重由1.78%上升至3.1%，医疗卫生支出占政府总支出的比重由15.95%下降至10.43%，医疗卫生支出占医疗总支出的比重由50.50%上升至55.79%。可见，虽然中国目前的医疗卫生支出占GDP比重较低，与发达国家仍存在差距，但是公共医疗卫生支出已经承担了大部分医疗支出，公共医疗卫生支出占医疗总支出的比重已非常接近发达国家的水平。此外，公共医疗卫生支出占政府总支出比重的下降趋势，意味着政府在其他方面的支出增长更快，医疗卫生支出的过快增长会进一步增加政府的财政负担，也会增加个人、家庭和企业的财务压力。按照购买力平价（PPP）衡量人均医疗卫生支出（2011年不变价国际元），1995—2014年，从64.34元上升至735.52元，涨幅近11倍，远高于人均GDP的5倍涨幅。

事实上，收入增长、老龄化、医疗技术进步等因素都会影响公共医疗卫生支出的增长。医疗保险覆盖面增加、积极性医疗政策变化及鲍默效应[1]也会在一定程度上推动公共卫生支出增长（CBO，2010；

---

[1] 鲍默效应表示在一段时期内，各行业生产率增长的变动和行业权重变化之间相互影响的结果。之所以称为"鲍默效应"，是因为William J. Baumol（1967）在其不平衡增长理论中阐述了产出和生产率之间的关系。按照他的观点，产出增长较慢的，生产率增长也较慢，医疗服务行业的产出增长明显慢于国民经济的其他部门。

Finkelstein，2007；Newhouse and Freeland，2009）。此外，疾病类型变化及其他风险性因素也会影响公共卫生支出，大多数发达经济体及新兴经济体国家的医疗重心已从防治传染性疾病（CDs）转为非传染性疾病（NCDs）。非传染性疾病数量的急剧增加消耗了大量的医疗资源，且一些突发性的传染性疾病也对中国的卫生系统造成冲击。非传染性疾病往往是由老龄化、不良生活习惯、环境污染导致的，如抽烟、饮酒、高热量饮食摄入、缺乏运动、空气污染等；传染性疾病往往与不良卫生和饮食习惯密切相关，如果政府和公众采取有效行动，这些影响因素是可以改变的。因此，公共医疗卫生支出是可以通过有效的政府治理和社会参与进行控制的。

### 5.1.4 医疗卫生的支出效率

通过文献研究可以发现，几乎所有国家的医疗卫生支出的效率均非常低下，需要整合医疗卫生资源，控制药物成本和减少对医院护理的依赖，这是可以提高公共卫生支出效率的（Gunnarsson，et al.，2007；Gupta，et al.，2001；Mattina，et al.，2007；Verhoeven，et al.，2014；Joumard，et al.，2010）。医疗卫生支出效率低下主要体现在财政资源配置效率低下和生产效率低下两个方面。一种较为理想的改进方式是在提高医疗卫生支出效率的同时，以相对较少的医疗卫生支出来实现同等的公众健康水平提升。经合组织的一项研究发现，如果OECD国家公共卫生支出的效率能提升50%，这些国家内的居民平均预期寿命可以提高1年多；如果OECD国家人均医疗卫生支出增加10%，这些国家内的居民平均预期寿命可以提高3个月（Joumard et al.，2010）。根据世界卫生组织的估计，世界上有20%~40%的医疗资源被低效率浪费了。

在我国，医疗卫生支出的低效率问题也普遍存在，这种低效率既造成公共财政资源的极大浪费，更会影响社会公众对稀缺财政资源的有效获得。导致医疗卫生支出低效率的主要原因包括：（1）不合理的药品使用，包括滥用抗生素等；（2）医疗事故；（3）非必要手术及护理；（3）过度诊疗；（4）医疗领域的腐败行为；（5）医疗保险欺诈行为等（WHO，2010）。

医疗卫生系统存在一种内生的矛盾——控制医疗支出和提高居民健康水平。正如前文所述，公共卫生支出会影响居民健康水平，但生活习惯、受教育水平、家庭收入、环境污染也会影响公众健康水平，而这些因素是可控的。当公共医疗卫生支出严重增加政府财政的负担时，因财政支出具有刚性，很难扭转财政的路径依赖而减少公共卫生费用，因此，提高效率极为关键。

医疗市场存在特殊性，不是一个完美市场，政府作用的发挥是必不可少的。但政府究竟应该发挥什么样的作用、以何种方式发挥作用，应客观看待。就医疗保障的水平来看，无论是发达经济体还是新兴经济体，各国政府都希望通过构建完善的医疗保障体系，向全体公民提供基本的医疗保障服务。不同国家的保障水平和政府干预形式存在差异，医疗卫生支出水平也会因国别及国别内的发展时期不同而产生差异，这种差异对不同国家的医疗保障政策制定形成条件约束。因此，不存在唯一最优或具有普适性的医疗保障政策和公共卫生财政支出标准。

发达经济体在医疗保障改革中的主要问题是增收和节支问题，各国为降低公共债务水平，公共医疗卫生支出都不得不面临缩减的压力。像中国这样的新兴经济体国家的财政状况相对较好，公共卫生支出水平尚处于低位，增加公共财政支出的空间较大。如何在财政可持续的前提下，对发达国家的高成本、低效率问题引以为戒，扩大社会基本医疗保障的覆盖面，将是一项重要且艰巨的任务。当面临深度老龄化和经济发展下行压力的挑战时，提升医疗卫生支出效率，限制其不合理增长，既是政府财政政策的唯一选择，也是公共医疗治理改革的巨大挑战。

## 5.2　效率理论与评价方法

### 5.2.1　效率理论

"效率"是经济学研究中最常见的词语之一，同时也是一个重要的核心概念。但由于"效率"是一个相对宽泛的概念，因而人们对其内涵的认识往往比较模糊，不同经济学研究领域中，关于"效率"的含义也有着较大的差异。

古典经济学理论中，以亚当·斯密为代表的分工理论提出："劳动生产力上最大的改进，以及在劳动生产力应用过程中所体现的技能、熟练性和判断力等的改进，几乎都是分工的结果。"当时的生产方式正处于从工场手工业向机器化大工业发展阶段，生产领域的分工与专业化水平有了很大的提高，商品生产和商品交换也有了较快的发展，劳动生产效率的提高增加了社会财富。亚当·斯密主张生产要素在各部门、各行业间自由流动，崇尚自由竞争，在"看不见的手"的引导下让社会资源实现优化配置。在古典经济理论中，认为劳动分工是效率提高的决定性因素，并认为市场机制是最具效率的资源配置方式。

在《新帕尔格雷夫经济学大辞典》中，"效率"一词被定义为资源配置效率，认为"'效率'就是在资源和技术条件限制下尽可能满足人类需要的运行状况"。Stiglitz（1993）在其《经济学》中指出："当一个人能够在不让他人境况恶化的情况下获得自身改善，这种资源配置就被认为帕累托有效，一般而言，经济学里的效率，就是指帕累托效率。"Samuelson 和 Nordhaus 也认为，当社会增加一种物品的产量而没有导致另一种物品的产量减少，其生产便是有效率的。沿袭这一思想，新古典经济理论主要是从资源配置的角度来研究效率问题。以 Alfred Marshall 为代表的新古典经济理论中的效率就是帕累托效率，即社会资源配置的任何调整都不会在让某人的境况恶化的前提下，让任何一个人的境况变得更好，就是最具有效率的；反之，则是缺乏效率的。在经济活动中如果存在一些人可以在不让他人的境况变坏的情况下使自身的境况变好的情形，被认为不是帕累托最优。这样低效的产出情况被普遍认为是需要避免的（陶春海，2010）。因此，帕累托效率实质上是市场均衡理论，即认为完全自由竞争的市场制度是最能够实现均衡和最具效率的。

自 20 世纪 50 年代起，在经济学生产理论中开始采用生产可能集和生产前沿面来描述生产技术。生产可能集是在既定的技术水平下所有可能的投入产出向量的集合；生产前沿面则是在既定技术水平下有效率的投入产出向量的集合，即在投入一定下的产出最大值或在产出一定下的投入最小值的集合（陶春海，2010）。Koopmans（1951）认为，技术有效就是指"在不减少其他产出或增加其他投入的情况下，技术上不可能增加任何产出或减少任何投入，则该投入产出向量是技术有效的，技术有效的所有投入产出向量的集合构成了生产前沿面"。Leibenstein（1966）则从产出的角度给出了技术效率的定义："技术效率是指实际产出水平与在相同的投入规模、投入比例及市场价格条件下所能达到的最大产出量的百分比。"20世纪60年代，Douglass C. North发展了制度变迁理论并提出了制度效率的概念，开创了新制度经济学的效率观，从而使经济学理论中对效率的关注点从经济效率转移到制度效率上。

医疗服务业与传统的制造业具有显著差异，它既追求经济性、效益性，也具有福利性、公益性的特点，同时医疗服务产品本身具有即时性、无形性、外部性、异质性、生产和消费同步性等特征，这就使得医疗服务业及医疗服务市场难以满足经典经济理论的一些前提条件和基本假设。顾客对服务产出的数量和质量具有极为重要的影响，如果忽略了顾客对服务产出的影响，就很难对服务产出作出准确的分析（刘凤瑜，2006）。在医疗服务市场中，患者对医疗服务以及医疗服务提供者的选择将是影响医疗卫生系统效率的核心因素，因此，医疗服务生产效率即为供给效率，主要受医疗机构外部市场中患者选择的影响。本书在研究中仍然参考上述经典理论，从生产和供给角度对医疗服务生产效率进行分析。

### 5.2.2 效率测度

20世纪50年代"技术效率"一词被正式提出，Farrell基于生产前沿的测度思想开创了技术效率测量的新局面。Farrell将生产最大化、成本最小化的理论和前沿理论运用于效率量化中，并建立了产出前沿与效率的关系。产出（成本）前沿指最大化产出（最小化成本）的一系列点或区间所构成的分布。不同的要素投入水平对应不同的产出水平，所有产出所形成的曲线就是生产可能性边界。边界内部是能够达到的，但是效率不充分，边界外部是不能达到的，在边界上是能达到的产量中效率最充分的。成本最小化就是指选择使每种要素的边际产品与要素价格之比相等时的要素投入数量，等成本线和等产量线相切，在切点上达到成本最小化，即存在最大的分配效率。目前，生产前沿面的相关研究主要分成两个路线：参数方法和非参数方法。前者主要是运用经济计量的方法建立经济计量模型，常用的是随机前沿生产或成本函数，用统计分析方法估算出模型的参数值和技术效率值；后者主要是用数学规划方法建立相应生产函数、成本函数的前沿函数模型，并用数学规划方法进行求解（陶春海，2010）。

数据包络分析（date envelopment analysis，DEA）是一种常见的非参数方法。该方法不依赖于具体的生产函数形式，而是根据所有参与评价的单位或部门的投入、产出数据来评价其中某个单位或部门的生产效率的优劣。在相对有效性的评价中，具有可比性的部门或单位被称为决策单元（decision making unit，DMU）。DEA 法的基本思想是通过观察 $n$ 个决策单元的 $m$ 项投入数据和 $s$ 项产出数据，由基本假定建立相应的生产可能集，通过判断 DMU 是否位于生产可能集的生产前沿面上，来确定该 DMU 是否有效。DEA 法的本质是利用统计数据确定相对有效的生产前沿面，利用生产前沿面的基本理论和方法，建立非参数的最优化模型，对具有同质性部门的生产效率进行比较。

但是，现有的生产效率的概念及测度主要是对封闭系统中的物质产品的生产而言的。在服务业，医疗服务的生产过程是一个开放的系统，医疗服务业具有不同于制造业的特征，且具有不同于其他服务业的特点，同时，医疗服务的产出是一个过程，其生产、分配和消费是同时进行的，患者也直接参与到医疗服务的生产过程，且患者在此过程中的投入质量也会影响医疗服务的生产效率。可见，医疗服务生产效率有着与传统制造业生产效率不同的特点，医疗服务生产的这些特点，使得对医疗服务生产效率的测量并不容易。

Sherman Folland（2004）认为，医疗服务的技术效率就是指服务供给者在给定投入要素的组合下实现产出数量最大化，或是在给定产出的情况下实现资源投入的成本最小化，技术效率也就意味着供给厂商是处在等产量曲线上。技术无效率意味着生产者并没有在给定投入要素组合下实现产出数量的最大化，其原因可能是员工和机器未能达到满负荷运作或协作不力；配置效率则要求所有的投入要素在厂商和产出之间进行有效配置。在本质上，它要求每一种资本和劳动都投入到全社会最有价值的地方（陶春海，2010）。假设每个厂商都在竞争性市场上购买或雇用生产投入要素，并努力使其生产成本最小化，就必然会带来生产的配置效率。这也就意味着，如果每个厂商对投入要素价格都能作出最优反应而选择合适的投入要素组合，配置就有效率。如果厂商没能作出合适的投入要素组合选择，则配置无效率。配置效率需要最低的等成本曲线与等产量曲线相切，即投入要素价格之比和投入要素边际产出之比相等。

Sengupta（1997）认为，医疗服务技术效率是指利用最佳的生产要素组合和最佳的管理方式，在一定的资金条件下，生产出符合消费者需求的最大数量的医疗服务产品。医疗服务配置效率反映的是医疗资源在不同服务项目或地区之间的配置状况，以最大限度地满足居民医疗服务需求，从而提高医疗资源使用效率。李少冬（2006）认为，医疗服务效率是指在一定时期，某一国家或区域内的社会总资源中投入到医疗服务领域的资源所产生的效用，该效用由一系列指标体系构成，主要包括居民的健康水平（如居民的平均期望寿命、婴幼儿死亡率、孕产妇死亡率等）、社会公众对医疗服务的满意度、医疗服务行业的发展适宜水平（如公共资金投入比例、不同地区和国家间的比较）等相关指标。汪云等（2007）认为，医疗服务效率就是指在有限的医疗资源投入条件下，实现医疗卫生服务系统的最优化产出，是医疗卫生服务产出与各类要素投入的比较，也是所有的医疗卫生服务管理制度与医疗卫生服务体系运行的适应程度。杨伟民（2006）认为，生产效率指的是以尽可能少的投入获得尽可能多的产出。从总体均衡的角度来看，效率还可分成生产效率和配置效率，这在前文已经有过论述。生产效率就是指在要素投入既定的情况下，生产活动能够获得的最大产出；配置效率又可进一步分为产品组合效率和消费效率。产品组合效率是指在既定（主要是生产技术和消费偏好）条件下，生产出的产品组合最优（社会满意程度最大）；消费效率就是指给定的消费资源投入条件下所产生的消费成效的最大化，消费成效可以用消费者的效用感受来衡量。卞鹰等（2006）认为，医疗卫生领域相对于一般市场的特殊性使医疗卫生服务的效率有着自身的特点，因此医疗卫生服务不应单纯追求技术效率，更应该注重分配效率。技术效率体现的是利用既定资源得到最大化产出，生产效率是选择成本最小的生产要素组合进行生产。技术效率并不考虑分配问题，它仅强调技术的进步和劳动者的生产积极性，是从微观视角来考察效率。配置效率是指医疗卫生资源配置的优化程度，强调最大化地利用医疗卫生资源，它要求医疗卫生系统尽可能为所有社会成员提供适宜数量和种类的医疗产品和卫生服务，是从宏观角度来考察效率（宁岩等，2003）。

### 5.2.3　医疗服务供给效率

医疗卫生支出效率的实证研究可采用数据包络分析（DEA）和随机前沿分析（SFA）。数据包络分析是一种非参数方法，通过评估医疗支出效率，建立医疗支出和健康水平的生产前沿，距离前沿越远，效率越低。随机前沿分析是一种参数估计方法，通过回归分析建立生产前沿，估计的残差项就是医疗卫生支出的效率。两种方法各有优缺点，数据包络分析无须估计医疗支出与健康水平的函数关系，但可能存在较大误差；随机前沿分析允许引入多个解释变量，但需先估计出自变量和因变量的函数关系。这两种方法估计的结果往往具有较高的相关性，在某些研究中经常联合起来进行两阶段分析时使用。

对于公共卫生支出效率的实证分析采用数据包络分析，以评价不同国家的投入、产出的决策单元（DMU）的相对有效性，主要利用线性规划构建凸性的生产前沿边界，通过对比各国医疗领域的实际生产活动与生产前沿边界，得出决策单元的相对效率。

在上述非参数估计方法的基础上，通过构建系统的指标体系，对医疗服务供给效率进行测度，客观分析医疗服务价格规制对医疗服务供给效率的影响。医疗服务供给效率主要包括三个方面：时间消耗、资源消耗和费用消耗。在宏观指标上，资源消耗缺乏数据可得性，微观调查也极为困难。但资源消耗会通过时间消耗和费用消耗体现出来。因此，本书对于医疗服务供给效率的指标主要是以时间消耗和资源消耗来构建。

## 5.3 研究设计

### 5.3.1 数据来源

本书研究指标的原始数据主要来自于中国各省、自治区、直辖市的统计年鉴、中国卫生统计年鉴、中国工业统计年鉴、EPS全球统计数据分析平台、中经网统计数据库及 Wind 数据库，以 2000—2018 年为样本区间，对中国 31 个省、自治区、直辖市的相关原始数据进行实证分析。

### 5.3.2 研究模型和变量说明

为验证前文所提假设，考察医疗服务价格规制对医疗服务供给能力的影响，本书借鉴现有研究（肖兴志和韩超，2011；郭蕾和肖有智，2016，赵建国和李自炜，2019），选取 2000—2018 年中国 31 个省、自治区、直辖市的面板数据进行实证检验，分别考察价格规制对医疗服务质量的影响，并从多视角进行检验。基于上述思路，本书建立以下基准回归模型：

$$y_{i,t} = \beta_0 + \beta_1 prre_{i,t} + \beta_2 P\_N_{i,t} + \beta_3 CR_{i,t} + \beta_4 PGDP_{i,t} + \beta_5 Ag_{i,t} + \beta_6 DR_{i,t} + \beta_7 YHR_{i,t} + \beta_8 PYBZ_{i,t} + \lambda_i + \varphi_i + e_{i,t} \tag{5.1}$$

该模型中，$i$，$t$ 分别表示省份和年份，$prre_{i,t}$ 表示价格规制变量，$P\_N_{i,t}$ 表示常住人口数，$CR_{i,t}$ 表示城市化率，$PGDP_{i,t}$ 表示地区人均 GDP，$Ag_{i,t}$ 表示人口老龄化水平，$DR_{i,t}$ 表示人口死亡率，$YHR_{i,t}$ 表示医保覆盖率，$PYBZ_{i,t}$ 表示人均医疗保障经费支出的保障程度，$\lambda_i$ 表示地区固定效应，$\varphi_i$ 表示时间固定效应，$e_{i,t}$ 表示随机误差项。

本书的自变量是价格规制（$prre$）。自 20 世纪 80 年代以来，中国在医疗体制改革的实践过程中，医院主管机构和地方物价部门统一设置了相关医疗服务的固定价格和收费标准，通过设定医疗服务价格上限向社会提供医疗服务，以控制医疗成本、抑制医疗费用过快增长。医疗服务价格规制既需要保证其价格高于其边际成本，维持医疗机构提供正常服务的激励；又不能形成过高的垄断价格，以免造成过大的社会负担。这种严格的价格规制方式实际上是收益率规制的衍生，收益率规制的对象是医疗机构的资本收益率，这种规制形式可以通过资本的进入意愿直接体现。理论上，每一个劳动与资本的边际技术替代率都对应着唯一的要素投入结构，这种规制形式具有很强的成本传递效应，医疗机构投资所产生的资本支出和运营费用会直接转移到产品价格上。因此，从生产要素的投入结构来构造价格规制指标是合理的（肖兴志和韩超，2011；郭蕾和肖有智，2016），本书选择医疗服务机构中资本和劳动的使用比例作为价格规制代理变量（赵建国和李自炜，2019）。

本书的因变量是医疗服务供给效率（$y_{i,t}$）。医疗服务供给效率主要包括三个方面：时间消耗、资源消耗和费用消耗。在宏观指标上，资源消耗缺乏数据可得性，微观调查也极为困难，因此，本书仅以病床使用率作为资源消耗指标，但资源消耗会通过时间消耗和费用体现出来。其中，总的费用消耗是通过卫生总费用（$\ln S\_F$）、政府卫生支出（$\ln G\_P$）、社会卫生支出（$\ln S\_P$）和个人卫生支出（$\ln P\_P$）构建的，具体以门诊患者次均医药费（$\ln M\_PF$）、门诊患者次均药费（$\ln M\_PYF$）、门诊患者次均检查费（$\ln M\_PJF$）、住院患者人均医药费（$\ln IS\_PF$）、住院患者人均药费（$\ln IS\_PYF$）、住院患者人均检查费（$\ln IS\_PJF$）、公立门诊者次均医药费（$\ln GM\_PF$）、公立门诊患者次均药费（$\ln GM\_PYF$）、公立门诊患者次均检查费（$\ln GM\_PJF$）、公立住院患者人均医药费（$\ln GI\_PF$）、公立住院患者人均药费（$\ln GI\_PYF$）、公立住院患者人均检查费（$\ln GI\_PJF$）、公立住院患者人均手术费（$\ln GI\_PSF$）为代理变量；资源消耗主要是以病床使用率（$\ln B\_R$）、公立病床使用率（$\ln GB\_R$）、民营病床使用率（$\ln PB\_R$）为代理变量；时间消耗以平均住院日（$\ln I\_Ds$）、公立平均住院日（$\ln GI\_Ds$）和民营平均住院日（$\ln PI\_Ds$）为代理变量。

借鉴现有研究的常见做法，本书还控制了如下变量：$P\_N$表示常住人口数，一般而言，人口因素对医疗资源量存在影响，常住人口较多地区的医疗卫生资源相对丰富；$CR$是城市化率，城市化的发展对城市医疗资源供给也具有影响；$PGDP$是地区人均GDP，人均GDP是衡量地区经济发展水平的重要指标，经济发展水平对地区医疗资源也具有重要影响；$Ag$ 是人口老龄化，老龄化因素也会影响医疗资源的分布；$DR$ 是人口死亡率，人口的死亡率往往和医疗水平具有一定的关系；$PYBZ$ 是人均医疗保障经费支出的保障程度；$YHR$ 是医保覆盖率，其与 $PYBZ$ 体现了医疗保障的覆盖面和保障深度，社会保障水平与医疗服务供给能力具有一定的关联。

### 5.3.3 描述性统计结果

表 5-1 是主要变量的描述性统计结果。从价格规制变量来看，最大值为 89.06，最小值为 7.41，标准差为 11.62，这表明不同年度或不同地区间的价格规制存在较大差异。卫生总费用（$S\_F$）的最大值为 4 619.23，最小值为 63.97，标准差为 785.42，表明不同地区间的卫生总费用存在很大差异。政府卫生支出（$\ln G\_P$）、社会卫生支出（$\ln S\_P$）、个人卫生支出（$\ln P\_P$），以及其他门诊或住院的费用性指标也均存在较大差异，说明不同地区的医疗服务供给效率存在一定的差异。

表5-1 　　　　　　　　　　　　描述性统计结果

| 变量 | 均值 | 中位数 | 最大值 | 最小值 | 标准差 | $N$ |
|---|---|---|---|---|---|---|
| $prre$ | 25.08 | 23.18 | 89.06 | 7.41 | 11.62 | 465 |
| $\ln M\_PJF$ | 44.45 | 44.7 | 74.1 | 6.60 | 11.16 | 403 |
| $\ln M\_PF$ | 186.92 | 180.7 | 544.8 | 39.48 | 68.77 | 402 |
| $\ln M\_PYF$ | 87.05 | 81.3 | 267.3 | 16.02 | 38.17 | 403 |
| $\ln PB\_R$ | 60.66 | 60.5 | 80.8 | 39.1 | 7.83 | 248 |
| $\ln PI\_Ds$ | 8.64 | 8.3 | 25.6 | 4.3 | 2.24 | 248 |
| $\ln I\_Ds$ | 10.43 | 10.2 | 19.6 | 8.1 | 1.6 | 527 |
| $\ln P\_P$ | 353.01 | 302.64 | 1 210.65 | 4.7 | 233.36 | 258 |
| $\ln GB\_R$ | 90.4 | 90.9 | 104.2 | 67.7 | 6.37 | 248 |
| $\ln GM\_PF$ | 218.61 | 212.65 | 530.9 | 70.6 | 61.6 | 248 |
| $\ln GM\_PYF$ | 101.63 | 94.55 | 266.4 | 38.7 | 35.8 | 248 |

续表

| 变量 | 均值 | 中位数 | 最大值 | 最小值 | 标准差 | N |
|---|---|---|---|---|---|---|
| ln$GM\_PJF$ | 46.2 | 46.75 | 76.6 | 7.1 | 11.79 | 248 |
| ln$GI\_Ds$ | 9.96 | 9.8 | 14.8 | 8.5 | 0.92 | 248 |
| ln$GI\_PF$ | 3 133.25 | 2 905.85 | 6 637.2 | 1 618.3 | 986.57 | 248 |
| ln$GI\_PYF$ | 885.99 | 748.75 | 6124 | 245.9 | 527.02 | 248 |
| ln$GI\_PJF$ | 532.77 | 470.4 | 2156.1 | 154.6 | 244.42 | 248 |
| ln$GI\_PSF$ | 8 698.86 | 8 032.55 | 22 645.8 | 3781.3 | 3 204.78 | 248 |
| $CR$ | 52.35 | 50.91 | 89.6 | 20.85 | 14.71 | 439 |
| $P\_N$ | 4 260.55 | 3 796 | 11 169 | 258 | 2 703.87 | 558 |
| $PGDP$ | 30 465.88 | 24 570.5 | 124 571 | 2662 | 24 168.65 | 558 |
| $Ag$ | 9.28 | 9.16 | 14.41 | 1 | 2.2 | 310 |
| $DR$ | 6.01 | 6.07 | 7.98 | 4.21 | 0.7 | 558 |
| ln$S\_P$ | 437.25 | 327.85 | 2 087.19 | 15.78 | 383.3 | 258 |
| $S\_F$ | 1 114.45 | 943.57 | 4 619.23 | 63.97 | 785.42 | 258 |
| $PYBZ$ | 0.77 | 0.77 | 1.17 | 0.01 | 0.12 | 434 |
| $YHR$ | 0.31 | 0.26 | 1.09 | 0.03 | 0.22 | 403 |
| ln$IS\_PJF$ | 1 190.53 | 914.9 | 5 921.82 | 240.6 | 799.66 | 403 |
| ln$IS\_PYF$ | 2 735.06 | 2 545.3 | 6 455.20 | 856.93 | 1 014.52 | 403 |
| ln$IS\_PF$ | 7 183.03 | 6 657.4 | 22 618.90 | 2 296.81 | 3 227.57 | 403 |

## 5.4 实证检验

### 5.4.1 回归结果

表 5-2 是价格规制和卫生费用的回归结果。从结果可以看出，模型 1-1 中，价格规制对卫生总费用的影响系数为 0.36，且在 1% 的水平上

显著；模型1-2中，价格规制对政府卫生支出具有显著影响（$\beta$=0.47，$p$<0.01）；模型1-3中，价格规制对社会卫生支出也具有显著影响（$\beta$=0.58，$p$<0.01），但对个人卫生支出的影响不显著。这表明，政府的医疗服务价格规制实际上增加了总的医疗卫生费用，特别是政府卫生支出和社会卫生支出反而增加了。这表明政府的医疗服务价格规制并不能抑制医疗卫生费用的增长，特别是在这种政府的管制方式并没有有效增加医疗服务供给和质量的情况下，医疗卫生费用的增长，表明价格规制可能导致医疗服务供给低效。

表5-2 价格规制和卫生费用的回归结果

| 变量 | $\ln S\_F$ | $\ln G\_P$ | $\ln S\_P$ | $\ln P\_P$ |
|---|---|---|---|---|
| | 模型1-1 | 模型1-2 | 模型1-3 | 模型1-4 |
| $\ln prre$ | 0.36*** (5.81) | 0.47*** (6.20) | 0.58*** (7.20) | 0.01 (0.18) |
| $\ln PGDP$ | 0.82*** (13.52) | 0.87*** (11.57) | 0.96*** (12.18) | 0.23*** (3.15) |
| $\ln P\_N$ | 0.88*** (46.38) | 0.77*** (32.99) | 0.93*** (37.52) | 1.04*** (45.16) |
| $\ln Ag$ | 0.05 (0.68) | −0.02 (−0.27) | 0.13 (1.51) | −0.06 (−0.71) |
| $\ln DR$ | −0.17 (−1.31) | −0.09 (−0.55) | −0.39** (−2.25) | 0.17 (1.04) |
| $\ln CR$ | −0.67*** (−5.18) | −1.44*** (−9.07) | −0.51*** (−3.00) | 0.72*** (4.61) |
| $\ln YHR$ | 0.05 (0.94) | −0.01 (−0.10) | 0.07 (1.14) | 0.11* (1.88) |
| $\ln PYBZ$ | 0.45*** (2.65) | 0.52** (2.51) | 0.24 (1.10) | 1.02*** (5.00) |
| $C$ | −7.45*** (−14.03) | −5.47*** (−8.39) | −11.57*** (−16.77) | −8.16*** (−12.76) |
| $R$ | 0.942 | 0.879 | 0.928 | 0.938 |
| $adj.R^2$ | 0.939 | 0.874 | 0.925 | 0.936 |
| $F$ | 442.7 | 197.9 | 351.9 | 417.3 |
| $N$ | 227 | 227 | 227 | 227 |

注：（ ）内为$t$值，***、**和*分别表示在1%、5%和10%的水平上显著相关。

　　为进一步分析价格规制对医疗服务供给效率的影响，本书采用患者的门诊和住院费用消耗进行检验，结果见表5-3。回归结果显示，模型2-1中，价格规制对门诊患者次均医药费（$\ln M\_PF$）具有显著影响（$\beta=0.10$，$p<0.05$），价格规制对患者门诊就诊的次均医药费具有正向作用，门诊就医费用不降反增。其中，门诊患者次均药费（$\ln M\_PYF$）显著增加，且在1%的水平上显著；但价格规制对门诊患者次均检查费（$\ln M\_PJF$）的影响系数为-0.26，且在1%的水平上显著，价格规制对门诊患者次均检查费的降低具有积极作用。在模型2-4中，价格规制对住院患者人均医药费（$\ln IS\_PF$）具有显著影响（$\beta=0.18$，$p<0.01$），政府的医疗服务价格规制也导致了住院患者人均医药费的显著增长；但价格规制对住院患者人均药费（$\ln IS\_PYF$）和住院患者人均检查费（$\ln IS\_PJF$）并不具有显著影响。

表5-3　　　　　　　　价格规制和人均医药费用的回归结果

| 变量 | $\ln M\_PF$ | $\ln M\_PYF$ | $\ln M\_PJF$ | $\ln IS\_PF$ | $\ln IS\_PYF$ | $\ln IS\_PJF$ |
| --- | --- | --- | --- | --- | --- | --- |
| | 模型2-1 | 模型2-2 | 模型2-3 | 模型2-4 | 模型2-5 | 模型2-6 |
| $\ln prre$ | 0.10** | 0.20*** | -0.26*** | 0.18*** | -0.01 | -0.10 |
| | (2.37) | (4.33) | (-4.14) | (5.16) | (-0.38) | (-0.80) |
| $\ln PGDP$ | 0.11*** | 0.09** | -0.51*** | 0.30*** | 0.23*** | -0.95*** |
| | (2.75) | (2.20) | (-8.53) | (9.32) | (6.49) | (-8.14) |
| $\ln P\_N$ | 0.02 | -0.01 | 0.12*** | -0.04*** | -0.07*** | 0.00 |
| | (1.40) | (-0.81) | (6.30) | (-3.97) | (-6.70) | (0.03) |
| $\ln Ag$ | 0.12*** | 0.19*** | 0.10 | 0.06* | 0.04 | 0.30** |
| | (2.60) | (3.88) | (1.43) | (1.75) | (0.87) | (2.26) |
| $\ln DR$ | 0.16* | -0.05 | -0.02 | -0.05 | 0.14 | -1.10*** |
| | (1.72) | (-0.53) | (-0.17) | (-0.67) | (1.67) | (-4.09) |
| $\ln CR$ | 0.47*** | 0.63*** | 1.20*** | 0.50*** | 0.79*** | 2.50*** |
| | (6.43) | (8.19) | (11.16) | (8.74) | (12.43) | (11.90) |
| $\ln YHR$ | 0.05* | 0.00 | 0.01 | -0.02 | -0.04 | -0.37*** |
| | (1.70) | (0.00) | (0.14) | (-0.96) | (-1.47) | (-4.13) |

续表

| 变量 | lnM_PF | lnM_PYF | lnM_PJF | lnIS_PF | lnIS_PYF | lnIS_PJF |
|---|---|---|---|---|---|---|
| | 模型 2-1 | 模型 2-2 | 模型 2-3 | 模型 2-4 | 模型 2-5 | 模型 2-6 |
| ln$PYBZ$ | 0.56*** | 0.56*** | 0.62*** | 0.07 | −0.01 | −0.49 |
| | (5.46) | (5.08) | (4.04) | (0.84) | (−0.09) | (−1.66) |
| $C$ | 1.32*** | 0.19 | 4.21*** | 3.42*** | 2.70*** | 8.05*** |
| | (3.55) | (0.49) | (7.69) | (11.70) | (8.39) | (7.54) |
| $R$ | 0.777 | 0.808 | 0.506 | 0.885 | 0.834 | 0.453 |
| $adj.R^2$ | 0.770 | 0.803 | 0.491 | 0.882 | 0.829 | 0.437 |
| $F$ | 117.5 | 142.4 | 34.59 | 260.7 | 169.9 | 27.99 |
| $N$ | 279 | 279 | 279 | 279 | 279 | 279 |

注：( ) 内为 $t$ 值，***、**和*分别表示在1%、5%和10%的水平上显著。

上述结果表明，政府的医疗服务价格规制对门诊和住院医疗服务的费用消耗并不具有积极影响。相反，价格规制反而增加了门诊和住院医疗服务的费用消耗。从前文的分析结论来看，价格规制降低了医疗服务的供给总量，对医疗服务供给质量的影响也有限，费用消耗的显著增长体现了医疗服务供给效率的降低。

政府医疗服务价格规制的目的是控制医疗费用的不合理增长，从而降低全社会的医疗费用负担。由于中国医疗服务供给是以公立机构为主体，政府的医疗服务价格规制主要是以公立医疗卫生机构为对象，因此，本书进一步采用公立卫生机构人均医药费用的相关数据进行检验，检验结果见表5-4。根据检验结果，在模型3-1中，价格规制对公立医疗卫生机构门诊患者次均医药费（ln$GM\_PF$）的影响系数为0.29，且在1%的水平上显著，这与前文的结果一致，价格规制总体上是增加了患者门诊就医的医药费用。其中，公立医疗卫生机构的门诊患者次均药费（ln$GM\_PYF$）也显著增加（$\beta=0.33$，$p<0.01$），对门诊患者次均检查费（ln$GM\_PJF$）的影响不显著。这种结果表明，门诊患者的就医费用增长是以药品费用的增加为主的。因此，政府常采用"药占比""耗占比"作为考核指标，以破除"以药养医"格局。但是，"药占比"是以药品

收入与总的医疗收入之比，在医疗服务价格受到严格规制的前提下，医疗服务收入实际上是固定的。实际上，在技术进步和药品价格上升等因素影响下，"药占比"的考核标准实际上只能降低医疗服务的供给质量，并不能提升医疗服务供给效率，反而加剧规制失灵。特别是在药品和耗材的"零加成"政策实施后，"药占比"考核标准被废除，体现了政府对早期不合理规制的一种修正。

表5-4　　　价格规制和公立卫生机构人均医药费用的回归结果

| 变量 | lnGM_PF | lnGM_PYF | lnGM_PJF | lnGI_PF | lnGI_PYF | lnGI_PJF | lnGI_PSF |
|------|---------|----------|----------|---------|----------|----------|----------|
| | 模型3-1 | 模型3-2 | 模型3-3 | 模型3-4 | 模型3-5 | 模型3-6 | 模型3-7 |
| lnprre | 0.29*** | 0.33*** | −0.11 | 0.00 | 0.03 | 0.33*** | 0.33*** |
| | (5.07) | (5.70) | (−0.98) | (−0.02) | (0.18) | (3.80) | (7.07) |
| lnPGDP | 0.03 | 0.06 | −0.51*** | 0.23*** | −0.41** | 0.06 | 0.27*** |
| | (0.58) | (1.03) | (−5.08) | (4.87) | (−2.57) | (0.78) | (6.40) |
| lnP_N | 0.01 | −0.01 | 0.11*** | −0.08*** | 0.02 | 0.10*** | −0.04*** |
| | (0.95) | (−0.47) | (4.18) | (−6.15) | (0.45) | (4.49) | (−3.35) |
| lnAg | 0.08* | 0.12** | 0.09 | −0.03 | 0.19 | 0.02 | −0.02 |
| | (1.75) | (2.44) | (0.98) | (−0.68) | (1.35) | (0.28) | (−0.47) |
| lnDR | 0.15 | −0.07 | −0.01 | 0.19** | −0.81*** | −0.22 | 0.06 |
| | (1.47) | (−0.72) | (−0.06) | (2.07) | (−2.67) | (−1.44) | (0.68) |
| lnCR | 0.47*** | 0.54*** | 0.98*** | 0.79*** | 1.28*** | 0.53*** | 0.47*** |
| | (4.62) | (5.13) | (5.06) | (8.57) | (4.15) | (3.41) | (5.73) |
| lnYHR | 0.00 | −0.01 | −0.04 | −0.06* | −0.19* | 0.03 | −0.05* |
| | (0.00) | (−0.16) | (−0.65) | (−1.74) | (−1.83) | (0.52) | (−1.94) |
| lnPYBZ | 0.71*** | 0.63*** | 0.75*** | 0.11 | 0.01 | −1.17*** | 0.17 |
| | (5.40) | (4.59) | (2.95) | (0.92) | (0.03) | (−5.80) | (1.61) |
| C | 1.75*** | 0.75* | 4.68*** | 2.72*** | 6.55*** | 1.61** | 3.35*** |
| | (4.22) | (1.75) | (5.89) | (7.17) | (5.19) | (2.53) | (9.97) |
| R | 0.755 | 0.797 | 0.365 | 0.821 | 0.193 | 0.672 | 0.879 |
| adj.R² | 0.744 | 0.788 | 0.336 | 0.813 | 0.157 | 0.657 | 0.874 |
| F | 68.24 | 86.97 | 12.72 | 101.5 | 5.304 | 45.41 | 161.2 |
| N | 186 | 186 | 186 | 186 | 186 | 186 | 186 |

注：（）内为 $t$ 值，***、**和*分别表示在1%、5%和10%的水平上显著。

在模型 3-4 和 3-5 中，价格规制对公立医疗机构住院患者人均医药费（$\ln GI\_PF$）和公立医疗机构住院患者人均药费（$\ln GI\_PYF$）影响不显著。但模型 3-6 中，公立医疗机构住院患者人均检查费（$\ln GI\_PJF$）显著增加（$\beta=0.33$，$p<0.01$）；公立医疗机构住院患者人均手术费（$\ln GI\_PSF$）也显著增加（$\beta=0.33$，$p<0.01$）。通过对比门诊和住院费用的差异，门诊患者的费用增长主要是在药品费用上，而住院患者的费用增长主要是在检查费和手术费上。

假定公立医疗机构也存在逐利的行为，在价格规制约束下，医院是通过增加门诊药品支出、增加住院患者的检查费用和手术费用来提高收入。这也表明政府医疗服务价格规制可能产生一定的政策负面效应。价格规制是通过收益率规制等形式，政府直接对各种医疗服务项目设置固定价格，这必然会降低医疗服务供给机构提供受规制约束项目服务的意愿。如果实际医疗服务项目的总收益没有降低，那只能表明因规制产生的收益损失以其他方式进行了补偿，引发道德风险。诸如"过度诊疗""过度检查"等现象，实际上也是在财政补偿机制不完善情况下，由价格规制政策所引起的。因此，放松规制是提高医疗服务供给效率的一种有效方式，也能让医疗服务机构能更好地提供医疗服务产品。

考虑到数据可得性，本书是以病床使用率（$\ln B\_R$）来测度医疗卫生机构提供医疗服务的资源消耗，以平均住院日（$\ln I\_Ds$）测度医疗卫生机构提供医疗服务的时间消耗，表 5-5 是价格规制与医疗卫生机构资源、时间消耗的回归结果。根据回归结果，价格规制对病床使用率（$\ln B\_R$）具有显著影响（$\beta=0.08$，$p<0.01$），对平均住院日（$\ln I\_Ds$）具有显著影响（$\beta=-0.10$，$p<0.01$）。回归结果说明价格规制有效提高了病床使用率，并降低了患者的平均住院日。从时间消耗和资源消耗指标来看，价格规制对提高医疗服务供给效率发挥了一定的作用。其中，价格规制对公立医院病床使用率（$\ln GB\_R$）和民营医院病床使用率（$\ln PB\_R$）的影响也都具有正向影响，且在 1% 的水平上显著；价格规制对公立医院平均住院日（$\ln GI\_Ds$）也具有显著的负向影响（$\beta=-0.18$，$p<0.01$），但对民营医院平均住院日（$\ln PI\_Ds$）的影响不显著。

表5-5　　　　　　价格规制与医疗卫生机构资源、时间消耗的回归结果

| 变量 | ln$B\_R$ | ln$GB\_R$ | ln$PB\_R$ | ln$I\_Ds$ | ln$GI\_Ds$ | ln$PI\_Ds$ |
|---|---|---|---|---|---|---|
| | 模型4-1 | 模型4-2 | 模型4-3 | 模型4-4 | 模型4-5 | 模型4-6 |
| ln$prre$ | 0.08*** | 0.11*** | 0.13*** | −0.10*** | −0.18*** | −0.04 |
| | (4.42) | (4.85) | (2.65) | (−3.89) | (−5.85) | (−0.60) |
| ln$PGDP$ | −0.04** | −0.09*** | −0.04 | −0.06*** | 0.02 | 0.06 |
| | (−2.25) | (−4.23) | (−0.86) | (−2.55) | (0.84) | (0.88) |
| ln$P\_N$ | 0.04*** | 0.04*** | 0.05*** | −0.05*** | −0.05*** | 0.03* |
| | (6.28) | (6.66) | (3.94) | (−6.96) | (−5.90) | (1.68) |
| ln$Ag$ | 0.06*** | 0.02 | 0.00 | 0.07*** | 0.06** | 0.12** |
| | (2.80) | (1.16) | (0.08) | (2.57) | (2.23) | (2.08) |
| ln$DR$ | 0.03 | 0.06 | 0.28*** | −0.10* | −0.05 | −0.20* |
| | (0.61) | (1.50) | (3.37) | (−1.76) | (−0.95) | (−1.71) |
| ln$CR$ | −0.02 | 0.05 | −0.18** | 0.41*** | 0.25*** | 0.37*** |
| | (−0.54) | (1.24) | (−2.10) | (9.50) | (4.50) | (3.10) |
| ln$YHR$ | 0.03** | 0.02 | 0.04 | −0.07*** | −0.02 | −0.06 |
| | (2.16) | (1.60) | (1.30) | (−3.93) | (−0.97) | (−1.36) |
| ln$PYBZ$ | 0.03 | −0.12** | −0.36*** | 0.10 | 0.24*** | −0.22 |
| | (0.65) | (−2.27) | (−3.28) | (1.59) | (3.40) | (−1.38) |
| $C$ | 4.25*** | 4.43*** | 3.87*** | 2.05*** | 2.03*** | −0.05 |
| | (26.14) | (26.12) | (11.22) | (9.47) | (9.06) | (−0.09) |
| $R$ | 0.351 | 0.443 | 0.276 | 0.35 | 0.36 | 0.35 |
| $adj.R^2$ | 0.33 | 0.42 | 0.24 | 0.33 | 0.33 | 0.32 |
| $F$ | 18.25 | 17.62 | 8.45 | 18.46 | 12.42 | 11.74 |
| $N$ | 279 | 186 | 186 | 279 | 186 | 186 |

注：（）内为$t$值，***、**和*分别表示在1%、5%和10%的水平上显著。

但从其他指标来看，地区的常住人口数（ln$P\_N$）对病床使用率（ln$B\_R$）、公立医院病床使用率（ln$GB\_R$）和民营医院病床使用率

（ln$PB\_R$）具有显著的正向影响。这表明，医疗机构现有的床位资源是极度紧张的，常住人口越多，医疗机构的病床使用率就会越高。地区的常住人口数（ln$P\_N$）对平均住院日（ln$I\_Ds$）具有显著影响（$\beta=-0.05$，$p<0.01$），这也进一步表明，医疗机构特别是公立医疗机构的床位资源紧张。结合前文，由于价格规制，医疗资源供应总体减少，而公立医疗机构又承载着全社会医疗服务资源的保障性供应，在现有的医疗资源不足的条件下，医疗机构只能通过增加医疗资源的利用率来缩短诊疗时间、提高医疗资源利用效率；通过增加医务人员的工作负担且不增加财务成本来提高医疗服务供给效率。

### 5.4.2　稳健性检验

本书考察了价格规制对医疗服务供给效率的影响，可能产生内生性问题。为解决内生性问题，借鉴郭蕾等（2016）、赵建国（2019）的做法，在模型中加入滞后一期的价格规制，通过引入滞后项可以避免普通最小二乘法有偏性问题，还能在一定程度上消除异方差和序列相关，估算结果更有效。重复上述模型进行回归，结果并未发生实质性变化，见表5-6、表5-7、表5-8、表5-9。

表5-6　　　　　　　　　　价格规制和卫生费用的回归结果

| 变量 | ln$S\_F$ | ln$G\_P$ | ln$S\_P$ | ln$P\_P$ |
|---|---|---|---|---|
| | 模型 5-1 | 模型 5-2 | 模型 5-3 | 模型 5-4 |
| ln$prre$（−1） | 0.27*** | 0.36*** | 0.49*** | −0.04 |
| | (4.31) | (4.62) | (5.97) | (−0.47) |
| ln$PGDP$ | 0.85*** | 0.90*** | 1.00*** | 0.24*** |
| | (13.61) | (11.69) | (12.24) | (3.34) |
| ln$P\_N$ | 0.88*** | 0.76*** | 0.92*** | 1.04*** |
| | (44.81) | (31.64) | (36.15) | (45.35) |
| ln$Ag$ | 0.04 | −0.03 | 0.12 | −0.05 |
| | (0.58) | (−0.34) | (1.28) | (−0.62) |

续表

| 变量 | ln*S_F* | ln*G_P* | ln*S_P* | ln*P_P* |
|---|---|---|---|---|
| | 模型5-1 | 模型5-2 | 模型5-3 | 模型5-4 |
| ln*DR* | −0.12 | −0.01 | −0.28 | 0.15 |
| | (−0.83) | (−0.08) | (−1.54) | (0.95) |
| ln*CR* | −0.65*** | −1.42*** | −0.50*** | 0.74*** |
| | (−4.86) | (−8.59) | (−2.85) | (4.72) |
| ln*YHR* | 0.06 | 0.01 | 0.09 | 0.11* |
| | (1.14) | (0.14) | (1.36) | (1.92) |
| ln*PYBZ* | 0.47*** | 0.55** | 0.26 | 1.03*** |
| | (2.67) | (2.54) | (1.15) | (5.06) |
| *C* | −7.54*** | −5.59*** | −11.69*** | −8.19*** |
| | (−13.79) | (−8.29) | (−16.45) | (−12.82) |
| *R* | 0.94 | 0.87 | 0.92 | 0.94 |
| *adj.R²* | 0.94 | 0.86 | 0.92 | 0.94 |
| *F* | 44.77 | 182.9 | 329.2 | 417.7 |
| *N* | 227 | 227 | 227 | 227 |

注：（ ）内为 *t* 值，***、**和*分别表示在1%、5%和10%的水平上显著。

表5-7　　　　价格规制和人均医药费用的回归结果

| 变量 | ln*M_PF* | ln*M_PYF* | ln*M_PJF* | ln*IS_PF* | ln*IS_PYF* | ln*IS_PJF* |
|---|---|---|---|---|---|---|
| | 模型6-1 | 模型6-2 | 模型6-3 | 模型6-4 | 模型6-5 | 模型6-6 |
| ln*prre* | 0.03 | 0.12*** | −0.32*** | 0.14*** | −0.01 | −0.21** |
| | (0.67) | (2.79) | (−5.62) | (4.40) | (−0.27) | (−1.85) |
| ln*PGDP* | 0.13*** | 0.12*** | −0.49*** | 0.31*** | 0.23*** | −0.91*** |
| | (3.34) | (2.77) | (−8.55) | (9.68) | (6.51) | (−7.98) |
| ln*P_N* | 0.01 | −0.01 | 0.11*** | −0.04*** | −0.07*** | 0.00 |
| | (1.15) | (−0.99) | (6.25) | (−4.00) | (−6.68) | (−0.12) |

续表

| 变量 | lnM_PF | lnM_PYF | lnM_PJF | lnIS_PF | lnIS_PYF | lnIS_PJF |
|---|---|---|---|---|---|---|
|  | 模型6-1 | 模型6-2 | 模型6-3 | 模型6-4 | 模型6-5 | 模型6-6 |
| lnAg | 0.13*** | 0.19*** | 0.11 | 0.06* | 0.04 | 0.32** |
|  | (2.66) | (3.83) | (1.67) | (1.68) | (0.86) | (2.37) |
| lnDR | 0.16* | −0.04 | −0.09 | −0.03 | 0.13 | −1.15*** |
|  | (1.70) | (−0.36) | (−0.63) | (−0.35) | (1.65) | (−4.25) |
| lnCR | 0.50*** | 0.66*** | 1.22*** | 0.52*** | 0.79*** | 2.53*** |
|  | (6.79) | (8.48) | (11.63) | (8.97) | (12.47) | (12.20) |
| lnYHR | 0.05*** | 0.00 | 0.00 | −0.02 | −0.04 | −0.37*** |
|  | (1.74) | (0.11) | (0.01) | (−0.80) | (−1.48) | (−4.18) |
| lnPYBZ | 0.59*** | 0.59*** | 0.61*** | 0.09 | −0.01 | −0.47 |
|  | (5.64) | (5.27) | (4.12) | (1.06) | (−0.12) | (−1.61) |
| C | 1.22*** | 0.06 | 4.26*** | 3.33*** | 2.71*** | 8.00*** |
|  | (3.28) | (0.16) | (8.02) | (11.30) | (8.46) | (7.58) |
| R | 0.77 | 0.80 | 0.53 | 0.88 | 0.83 | 0.46 |
| adj.R2 | 0.76 | 0.79 | 0.52 | 0.88 | 0.83 | 0.44 |
| F | 114.7 | 135.75 | 38.02 | 253.5 | 169.92 | 28.64 |
| N | 279 | 279 | 279 | 279 | 279 | 279 |

注：( ) 内为$t$值，***、**和*分别表示在1%、5%和10%的水平上显著。

表5-8　　价格规制和公立卫生机构人均医药费用的回归结果

| 变量 | lnGM_PF | lnGM_PYF | lnGM_PJF | lnGI_PF | lnGI_PYF | lnGI_PJF | lnGI_PSF |
|---|---|---|---|---|---|---|---|
|  | 模型7-1 | 模型7-2 | 模型7-3 | 模型7-4 | 模型7-5 | 模型7-6 | 模型7-7 |
| lnprre | 0.21*** | 0.29*** | −0.32*** | −0.01 | −0.31* | 0.26*** | 0.29*** |
|  | (3.69) | (5.05) | (−3.06) | (−0.27) | (−1.88) | (2.97) | (6.22) |
| lnPGDP | 0.05 | 0.06 | −0.45*** | 0.24*** | −0.31** | 0.08 | 0.28*** |
|  | (0.88) | (1.13) | (−4.55) | (4.93) | (−1.96) | (0.96) | (6.36) |

续表

| 变量 | lnGM_PF 模型7-1 | lnGM_PYF 模型7-2 | lnGM_PJF 模型7-3 | lnGI_PF 模型7-4 | lnGI_PYF 模型7-5 | lnGI_PJF 模型7-6 | lnGI_PSF 模型7-7 |
|---|---|---|---|---|---|---|---|
| lnP_N | 0.01 | −0.01 | 0.11*** | −0.08*** | 0.01 | 0.09*** | −0.04*** |
|  | (0.72) | (−0.61) | (4.12) | (−6.18) | (0.27) | (4.29) | (−3.46) |
| lnAg | 0.09* | 0.12** | 0.12 | −0.03 | 0.24* | 0.02 | −0.02 |
|  | (1.75) | (2.32) | (1.35) | (−0.63) | (1.68) | (0.29) | (−0.55) |
| lnDR | 0.15 | −0.06 | −0.08 | 0.19** | −0.90*** | −0.22 | 0.07 |
|  | (1.42) | (−0.58) | (−0.41) | (2.03) | (−2.99) | (−1.38) | (0.83) |
| lnCR | 0.50*** | 0.55*** | 1.07*** | 0.80*** | 1.42*** | 0.56*** | 0.48*** |
|  | (4.78) | (5.19) | (5.63) | (8.63) | (4.66) | (3.55) | (5.76) |
| lnYHR | 0.00 | −0.01 | −0.03 | −0.05* | −0.18* | 0.03 | −0.05* |
|  | (0.07) | (−0.14) | (−0.50) | (−1.72) | (−1.68) | (0.55) | (−1.87) |
| lnPYBZ | 0.76*** | 0.68*** | 0.77*** | 0.11 | 0.07 | −1.11*** | 0.22** |
|  | (5.66) | (4.93) | (3.12) | (0.94) | (0.18) | (−5.46) | (2.05) |
| C | 1.74*** | 0.79 | 4.43*** | 2.71*** | 6.19*** | 1.61** | 3.39*** |
|  | (4.06) | (1.80) | (5.68) | (7.11) | (4.94) | (2.49) | (9.80) |
| R | 0.74 | 0.79 | 0.39 | 0.82 | 0.21 | 0.66 | 0.87 |
| adj.$R^2$ | 0.73 | 0.78 | 0.37 | 0.81 | 0.17 | 0.65 | 0.87 |
| F | 62.83 | 83.35 | 14.37 | 101.59 | 5.85 | 43.44 | 152.08 |
| N | 186 | 186 | 186 | 186 | 186 | 186 | 186 |

注：（ ）内为 $t$ 值，***、**和*分别表示在1%、5%和10%的水平上显著。

表5-9    价格规制与医疗卫生机构资源、时间消耗的回归结果

| 变量 | lnB_R | lnGB_R | lnPB_R | lnI_Ds | lnGI_Ds | lnPI_Ds |
|------|-------|--------|--------|--------|---------|---------|
|      | 模型 8-1 | 模型 8-2 | 模型 8-3 | 模型 8-4 | 模型 8-5 | 模型 8-6 |
| ln*prre* | 0.06*** | 0.12*** | 0.14*** | −0.06*** | −0.16*** | −0.02 |
|          | (3.53) | (5.46) | (2.96) | (−2.67) | (−5.40) | (−0.35) |
| ln*PGDP* | −0.03* | −0.10*** | −0.04 | −0.07*** | 0.02 | 0.05 |
|          | (−1.85) | (−4.50) | (−0.98) | (−3.02) | (0.77) | (0.80) |
| ln*P_N* | 0.03*** | 0.04*** | 0.05*** | −0.05*** | −0.04*** | 0.03* |
|         | (6.10) | (6.73) | (3.95) | (−6.71) | (−5.70) | (1.72) |
| ln*Ag* | 0.06*** | 0.02 | 0.00 | 0.07** | 0.06** | 0.12** |
|        | (2.74) | (0.95) | (−0.05) | (2.52) | (2.30) | (2.04) |
| ln*DR* | 0.03 | 0.07* | 0.29*** | −0.11* | −0.06 | −0.20* |
|        | (0.83) | (1.78) | (3.51) | (−1.89) | (−1.10) | (−1.69) |
| ln*CR* | −0.01 | 0.05 | −0.18** | 0.39*** | 0.24*** | 0.37*** |
|        | (−0.25) | (1.16) | (−2.17) | (9.09) | (4.34) | (3.04) |
| ln*YHR* | 0.03** | 0.02 | 0.04 | −0.07*** | −0.02 | −0.06 |
|         | (2.26) | (1.55) | (1.27) | (−3.98) | (−0.96) | (−1.38) |
| ln*PYBZ* | 0.04 | −0.11** | −0.34*** | 0.08 | 0.21*** | −0.23 |
|          | (0.86) | (−2.05) | (−3.17) | (1.35) | (3.00) | (1.44) |
| C | 4.20*** | 4.47*** | 3.92*** | 2.11*** | 2.00*** | −0.04 |
|   | (25.66) | (26.64) | (11.35) | (9.67) | (8.79) | (−0.07) |
| R | 0.33 | 0.46 | 0.28 | 0.33 | 0.34 | 0.34 |
| *adj.R²* | 0.31 | 0.44 | 0.25 | 0.31 | 0.31 | 0.32 |
| F | 16.97 | 18.86 | 8.75 | 16.99 | 11.59 | 11.69 |
| N | 279 | 186 | 186 | 279 | 186 | 186 |

注：（）内为*t*值，***、**和*分别表示在1%、5%和10%的水平上显著。

## 5.5 公共支出效率的国际比较

### 5.5.1 支出增长与供给效率

公共医疗卫生支出的效率是评价医疗保障财政政策效应的重要因素。公共医疗卫生支出与社会公众健康水平间的关系极为微弱，国外相关研究基本认为，大多数国家的医疗保障改革实质上是无效的。这就意味着，如果能纠正这些无效的方面，即使不增加公共财政支出，也有可能提高社会公众的健康水平。

本章主要选择部分发达经济体（德国、法国、英国、意大利、荷兰、瑞典、加拿大、美国）、亚洲发达国家（日本、韩国）、中东欧转型国家（爱沙尼亚、匈牙利）、新兴经济体（中国、泰国、印度、墨西哥、智利）作为主要分析对象。从总体来看，1995—2014年世界主要经济体的公共卫生支出是呈现增长趋势的，且发达经济体的增长幅度要明显高于新兴经济体，见表5-10。

表5-10　主要国家公共卫生支出占国内生产总值的比重（1995—2014年）

| 经济体 | 1995 | 2000 | 2005 | 2010 | 2014 | 增幅（%）<br>1995—2014 |
|---|---|---|---|---|---|---|
| 日本 | 5.4515 | 6.0876 | 6.6575 | 7.862 | 8.5501 | 3.0986 |
| 韩国 | 1.3784 | 2.0694 | 2.8185 | 3.8551 | 3.9853 | 2.6069 |
| 中国 | 1.7804 | 1.7598 | 1.8059 | 2.6538 | 3.0952 | 1.3148 |
| 泰国 | 1.6601 | 1.9064 | 2.285 | 2.8414 | 3.2084 | 1.5483 |
| 德国 | 7.6787 | 7.9988 | 8.0067 | 8.5757 | 8.6972 | 1.0185 |
| 爱沙尼亚 | 5.6715 | 4.0755 | 3.85 | 4.9273 | 5.0284 | -0.6431 |
| 法国 | 8.0582 | 7.7595 | 8.2663 | 8.6791 | 9.0245 | 0.9663 |
| 英国 | 5.6139 | 5.5235 | 6.6583 | 7.9417 | 7.5789 | 1.965 |
| 意大利 | 5.0209 | 5.7047 | 6.6441 | 7.2567 | 6.9927 | 1.9718 |

| 经济体 | 1995 | 2000 | 2005 | 2010 | 2014 | 增幅（%）1995—2014 |
|---|---|---|---|---|---|---|
| 荷兰 | 5.2869 | 4.6826 | 6.6689 | 9.0813 | 9.4811 | 4.1942 |
| 瑞典 | 6.9013 | 6.9437 | 7.3541 | 7.7183 | 10.0247 | 3.1234 |
| 匈牙利 | 6.0658 | 4.9923 | 5.7983 | 5.1175 | 4.8831 | −1.1827 |
| 印度 | 1.0515 | 1.1124 | 1.1343 | 1.161 | 1.4072 | 0.3557 |
| 加拿大 | 6.3135 | 6.0984 | 6.7236 | 7.8844 | 7.4119 | 1.0984 |
| 美国 | 5.9095 | 5.6535 | 6.7226 | 8.0798 | 8.2785 | 2.369 |
| 智利 | 2.483 | 3.3321 | 2.5363 | 3.2949 | 3.8513 | 1.3683 |
| 墨西哥 | 2.1302 | 2.3181 | 2.6189 | 3.1033 | 3.2595 | 1.1293 |

早在20世纪70年代，受新公共管理范式的影响，以英美为代表的发达国家都推出了一系列的社会、经济改革举措，并将医疗保障领域改革作为一揽子财政整顿措施的重要内容，实施医疗支出的成本控制，这种控制的效果一直持续至20世纪末。2000年以后，各国的政府支出大幅上涨，而公共卫生支出也再次快速增长。尽管法国、德国、英国的财政赤字相对较低，在当时的核算方法中，由于国家社保系统的无资金准备负债不计入国债总额，这些国家的债务负担情况实际上被严重低估了。这种财政负担和预算失衡已让政府感受到巨大的压力，各国都在考虑直接取消债务、增加税收或削减福利。因此从财政支出角度来看，如果在保持公共支出不变的情况下，医疗的健康结果和公众福利水平并未下降，那么这种公共卫生支出的高增长趋势是可以改变的。

前文已提及，使公共卫生支出上升的主要因素包括收入增长、人口老龄化、医疗技术进步、医疗保障政策等。从医疗服务的需求来看，随着国民经济的发展，医疗卫生支出是呈现上升趋势的，国民个人收入增长到一定程度，必然会追求健康保健和更好的医疗服务。另外，与年轻人相比，老年人对医疗服务的需求更多。从医疗服务的供给角度来看，医疗技术进步提高了诊断和治疗水平，比如核磁共振成像（MRIs）、计算机断层扫描（CT）、伽马相机（Gamma）和钴-60远距离治疗仪（DCT）等新技术和设备的推广，在提高医疗质量的同时，也增加了医疗成本。医疗机构的生产率提高慢于国民经济中的其他部门，这也是推升医疗成本的重要因素之一。总体来看，公共卫生支出的增长既包含人口因素，也包括其他非人口因素，推动附加成本增长。非人口因素主要包括收入增加、技术进步、部门生产率、医疗政策等，这种非人口因素是推动公共卫生支出增长的主要原因。当然，对于附加成本的增长还应该客观看待，积极的附加成本增长应视作有益的。医疗技术进步虽然会导致公共卫生支出的增长，但也会有益于医疗质量的提高，并改善公众的健康状况，提高社会的福利水平（Cutler and McClellan，2001）。但迄今为止，并没有任何有效的方法能客观有效地界定公共卫生支出增长的积极性或消极性，只能从其他角度来分析公共卫生支出的效率，以便能正确认识公共卫生支出的适宜性。

从表5-10可知，新兴经济体的公共卫生支出水平及增长速度远低于发达经济体，1995年，新兴经济体中的主要国家公共卫生支出占国内生产总值比重尚不足2%，到2014年的涨幅仅为1%左右。1995—2014年中国公共卫生支出占国内生产总值比重从1.7804%升至3.0952%，涨幅1.3148%；泰国从1.6601%上涨至3.2084%，涨幅1.5483%；印度从1.0515%升至1.4072%，涨幅仅0.3557%。而且，新兴经济体中的亚洲国家的公共卫生支出占国内生产总值比重的涨幅远低于欧洲地区新兴经济体的涨幅。

在1995—2014年中，不同国家的公共卫生支出与国内生产总值比重的变化差异较大。这个期间内，几乎所有发达经济体的公共卫生支出与国内生产总值比重都有很大上升。为有效分析人均国内生产总值，即经济增长与公共卫生支出增长率的关系，通过面板数据分析发现，1995年的人均GDP与1995—2014年间公共卫生支出与国内生产总值比重之间增长的相关性较低，这意味着国别经济增长和收入趋同现象不是影响公共卫生支出的主要原因。这个期间内，各国的人口老龄化加剧，但老龄化对各国公共卫生支出增长的影响并不显著。如果控制了人均GDP和老龄化的影响，公共卫生支出占GDP比重低的国家，在这一时期的增长率相对较大，见表5–11。这也就意味着不同公共卫生支出与国内生产总值的比重增长存在条件收敛，而这种公共卫生支出的趋同主要源于"模仿效应"（D. Coady，2010），即模仿其他国家在医疗保障体系中的政策措施或医疗改革模式。基于此，可以看出，中国在医疗保障体系改革中也存在模仿效应，通过模仿其他国家的医疗制度和改革模式，提高基本医疗保障的覆盖率，增加新的医疗服务项目等，也提高了公共卫生支出的水平。

表5–11　　　　　　　人均GDP与医疗卫生支出增长

| 变量 | 医疗卫生支出和国内生产总值比重 |
|---|---|
| 人均GDP | 0.995* |
| | （0.024） |
| 老年人口增加比重 | 0.146 |
| | 0.262 |
| Constant | −8.474 |
| | 0.042 |
| Observations | 16 |
| $R^2$ | 0.3687 |

### 5.5.2　模型与方法

医疗卫生支出效率的实证研究可采用数据包络分析（DEA）和随机前沿分析（SFA）。数据包络分析（DEA）是一种非参数方法，通过建立医疗支出和健康水平的生产前沿评估医疗支出效率，距离前沿越远，效率越低。随机前沿分析（SFA）是一种参数估计方法，通过回归分析建立生产前沿，估计的残差项就是医疗卫生支出的效率。两种方法各有优缺点，数据包络分析（DEA）无须估计医疗支出与健康水平的函数关系，但可能存在较大误差；随机前沿分析（SFA）允许引入多个解释变量，但须先估计出自变量和因变量的函数关系。这两种方法估计的结果往往具有较高的相关性，在某些研究中经常联合做两阶段分析使用。

对于公共卫生支出效率的实证分析，采用数据包络分析（DEA）以评价不同国家的投入、产出的决策单元（DMU）的相对有效性，主要利用线性规划构建凸性的生产前沿边界，通过对比各国医疗领域的实际生产活动与生产前沿边界，得出决策单元（DMU）的相对效率。假设有 n 个 $DMU_j(1 \leqslant j \leqslant n)$，每个决策单元（DMU）有 m 个投入指标 $x_j = (x_{1j}, x_{2j}, \cdots, x_{mj})^T$ 和 s 个产出指标 $y_j = (y_{1j}, y_{2j}, \cdots, y_{sj})^T$，则第 $j$ 个决策单元（DMU）效率可通过下列线性规划来计算：

$$(D_g) \begin{cases} \min_\theta = V_{D_s} \\ s.t \sum_{j=1}^{n} \lambda_j x_j + s^- = \theta x_{j0} \\ \sum_{j=1}^{n} \lambda_j y_j - s^+ = y_{j0} \\ \sum_{j=1}^{n} \lambda_j = 1 \\ \lambda_j \geqslant 0, \ s^- \geqslant 0, \ s^+ \geqslant 0 \end{cases} \quad (5.2)$$

其中，$s^-$ 表示投入冗余变量，$s^+$ 表示产出松弛变量；$\sum_{j=1}^{n} \lambda_j$ 表示规模效率，$\theta$ 表示综合效率，$0 \leqslant \theta \leqslant 1$。采用 DEA-Malmquist 分析，将 Malmquist 指数与数据包络分析（DEA）相结合，可以动态反映效率的变动情况，也能对不同国家的效率变动进行比较（Färe R et al., 1994; Balk, Bert M et al., 2008; Färe R et al., 2011）。Malmquist 指数反映生产率变动是通过刻画两个不同时刻的距离函数比值来实现的，其具体形式为（Färe R, et al., 1994）：

$$M(x^{t+1}, y^{t+1}, x^t, y^t) = \left( \frac{D^t(x^{t+1}, y^{t+1})}{D^t(x^t, y^t)} \cdot \frac{D^{t+1}(x^{t+1}, y^{t+1})}{D^{t+1}(x^t, y^t)} \right)^{\frac{1}{2}} \quad (5.3)$$

其中，$D^t(x^{t+1}, y^{t+1})$ 和 $D^t(x^t, y^t)$ 表示分别以 t 时刻的前沿生产技术为参考基准的 t 和 t+1 时刻的产出距离；$D^{t+1}(x^{t+1}, y^{t+1})$ 和 $D^{t+1}(x^t, y^t)$ 表示分别以 t+1 时刻的前沿生产技术为参考基准的 t 和 t+1 时刻的产出距离。通过数据包络分析（DEA）计算出距离函数，即可得出全要素生产率的变动指数。其中，效率指数包含了相对技术效率（effch）和技术进步（techch），相对技术效率（effch）表示 t 到 t+1 时刻每个决策单元（DMU）到最佳前沿边界的距离，技术进步（techch）表示 t 到 t+1 时刻最佳产出边界的变化。如果假定规模可变，相对技术效率（effch）可进一步分成纯技术效率（pech）和规模效率（sech），具体模型如下：

$$M_{v,c}^{t,t+1} = \frac{D_v^{t+1}(x^{t+1}, y^{t+1})}{D_v^{t+1}(x^t, y^t)} \cdot \left( \frac{D_v^t(x^t, y^t)}{D_c^t(x^t, y^t)} \middle/ \frac{D_v^{t+1}(x^{t+1}, y^{t+1})}{D_c^{t+1}(x^{t+1}, y^{t+1})} \right) \cdot$$

$$\left( \frac{D_c^t(x^t, y^t)}{D_v^{t+1}(x^t, y^t)} \cdot \frac{D_v^{t+1}(x^{t+1}, y^{t+1})}{D_c^{t+1}(x^{t+1}, y^{t+1})} \right)^{\frac{1}{2}}$$

$$= pech \cdot sech \cdot techch$$

$$= effch \cdot techch \tag{5.4}$$

### 5.5.3　变量及数据

为有效衡量公共卫生支出效率，参考国内外文献（Joumard et al., 2008；刘海英，2011；张仲芳，2013；崔志坤，2017），将经过改善的卫生设施（获得经过改善的设施的人口占比）、公共医疗卫生支出（占GDP）作为投入指标，将人口出生时的预期寿命、总体（岁）死亡率、五岁以下儿童（每千例活产儿）医疗卫生总支出（占GDP）作为衡量健康水平的产出指标。考虑数据的可得性，选择1995—2014年相关数据，以德国、法国、英国、意大利、荷兰、瑞典、加拿大、美国、智利、日本、韩国、爱沙尼亚、匈牙利、中国、泰国、印度、墨西哥17个国家为研究对象，数据来源自《世界经济发展数据库》、《世界宏观经济数据库》和《世界卫生数据库》，并使用Deap2.1软件，以产出为导向，测算各国的支出效率。

### 5.5.4　实证分析

从表5-12可以看出，1995—2014年间，各国家公共卫生支出的全要素生产率即Malmquist指数为0.997，这表明自1995年以来，公共卫生支出的效率是下降的。1996年、2000年、2004年、2007年和2010年的全要素生产率相对上一年分别上升0.6%、0.1%、0.5%、0.2%和0.7%，其他年份相对上一年的全要素生产率均是下降的。1996年、2004年、2007年和2010年的全要素生产率上升主要是由于技术进步。总体来看，1995—2014年间，纯技术效率略微提高，技术进步反而下降，这表明随着公共卫生支出的增加，医疗资源的配置效率没有得到提升；相对技术效率保持不变，也意味着政府在增加公共财政投入的同时，政府的财政分配和管理水平并没有提升，从而导致公共卫生财政资金使用效率没有提高；规模效率的下降则意味着在不同国家内，规模经济没有得到体现，从而没有因规模效应提升政府组织管理水平。

表5-12　　　　　各国家公共卫生支出平均效率变化及分解

| | 相对技术效率 | 技术进步 | 纯技术效率 | 规模效率 | Malmquist指数 |
| | effch | techch | pech | sech | tfpch |
|---|---|---|---|---|---|
| 1995—1996 | 1.000 | 1.006 | 0.997 | 1.003 | 1.006 |
| 1996—1997 | 1.008 | 0.985 | 1.008 | 1.000 | 0.993 |
| 1997—1998 | 1.004 | 0.994 | 1.004 | 1.000 | 0.998 |
| 1998—1999 | 0.992 | 1.009 | 1.006 | 0.986 | 1.000 |
| 1999—2000 | 1.003 | 0.998 | 0.999 | 1.004 | 1.001 |
| 2000—2001 | 0.999 | 0.998 | 1.003 | 0.996 | 0.997 |
| 2001—2002 | 1.004 | 0.991 | 0.999 | 1.005 | 0.995 |
| 2002—2003 | 1.000 | 0.999 | 0.997 | 1.003 | 0.999 |
| 2003—2004 | 0.995 | 1.011 | 0.996 | 0.999 | 1.005 |
| 2004—2005 | 1.013 | 0.978 | 1.009 | 1.004 | 0.990 |
| 2005—2006 | 1.006 | 0.988 | 0.995 | 1.011 | 0.994 |
| 2006—2007 | 0.998 | 1.004 | 1.001 | 0.997 | 1.002 |
| 2007—2008 | 1.001 | 0.985 | 1.002 | 0.999 | 0.986 |
| 2008—2009 | 0.995 | 0.988 | 0.999 | 0.996 | 0.983 |
| 2009—2010 | 0.988 | 1.019 | 1.001 | 0.987 | 1.007 |
| 2010—2011 | 1.004 | 0.996 | 1.018 | 0.986 | 1.000 |
| 2011—2012 | 0.998 | 0.995 | 0.995 | 1.003 | 0.993 |
| 2012—2013 | 0.993 | 1.006 | 1.001 | 0.993 | 0.999 |
| 2013—2014 | 1.002 | 0.995 | 1.002 | 1.001 | 0.998 |
| 均值 | 1.000 | 0.997 | 1.002 | 0.999 | 0.997 |

从表5-13可以看出，1995—2014年间，虽然各国公共卫生支出的效率存在差异，但总体支出效率下降了0.3%。其中，德国、法国、加拿大、美国、匈牙利和爱沙尼亚的支出效率有所提升。

表5-13　　　　　　　　各国年均医疗卫生支出效率变化

| | 相对技术效率 | 技术进步 | 纯技术效率 | 规模效率 | Malmquist 指数 |
|---|---|---|---|---|---|
| | effch | techch | pech | sech | tfpch |
| 日本 | 0.996 | 0.998 | 1.000 | 0.996 | 0.994 |
| 韩国 | 0.993 | 0.997 | 1.000 | 0.993 | 0.989 |
| 中国 | 0.999 | 0.997 | 1.000 | 0.999 | 0.995 |
| 泰国 | 1.000 | 0.999 | 1.000 | 1.000 | 0.999 |
| 德国 | 1.000 | 1.002 | 1.001 | 0.999 | 1.001 |
| 爱沙尼亚 | 1.005 | 1.003 | 1.011 | 0.994 | 1.008 |
| 法国 | 1.002 | 1.004 | 1.000 | 1.002 | 1.005 |
| 英国 | 1.003 | 0.996 | 1.005 | 0.998 | 0.999 |
| 意大利 | 1.001 | 0.998 | 1.003 | 0.998 | 0.999 |
| 荷兰 | 0.997 | 0.999 | 0.999 | 0.999 | 0.996 |
| 瑞典 | 1.001 | 0.997 | 0.999 | 1.001 | 0.998 |
| 匈牙利 | 1.009 | 0.999 | 1.008 | 1.000 | 1.007 |
| 印度 | 1.000 | 0.963 | 1.000 | 1.000 | 0.963 |
| 加拿大 | 1.004 | 0.999 | 1.001 | 1.003 | 1.003 |
| 美国 | 1.000 | 1.003 | 1.000 | 1.000 | 1.003 |
| 智利 | 0.997 | 0.997 | 1.000 | 0.997 | 0.994 |
| 墨西哥 | 0.997 | 1.000 | 1.000 | 0.997 | 0.997 |
| 均值 | 1.000 | 0.997 | 1.002 | 0.999 | 0.997 |

总体来看，虽然纯技术效率有所提升，但规模效率和技术进步反而下降，政府组织管理水平随着规模经济下降而下降，技术进步下降和规模效率降低最终导致总支出效率下降。从中国数据来看，技术进步和规模效率也都下降了，导致总支出效率降低。

### 5.5.5　结论

通过使用DEA-Malmquist指数，分析1995—2014年世界上17个国家公共卫生支出的全要素生产率，通过时间维度和空间维度实证发现，17国的公共卫生支出效率是呈下降趋势的，技术进步下降是公共卫生支出效率下降的主要原因，规模效率也是下降的。从结果来看，虽然大多数国家的公共卫生支出占国内生产总值的比重在不断上升，但公共卫生支出的效率却是下降的。这也就意味着，低效的公共卫生支出会造成

财政资源的极大浪费，公共卫生支出水平的提高并没有改善公众的健康
水平。

中国的公共卫生支出效率在17国中处于中下水平，不仅显著低于
发达国家，还低于部分发展中国家，如低于墨西哥和泰国。低于平均值
也能说明中国当前在提高社会保障水平的同时，更应合理配置资源，提
高公共卫生财政支出的效率。

## 5.6  小结

改革开放后，中国医疗卫生领域已建立起遍及城乡的医疗卫生服务
体系，以较少的投入获得了巨大的社会效益和经济效益，因而世界卫生
组织曾赞誉中国用最低廉的费用保护了世界上最多人口的健康。我国的
医疗服务业在飞速发展的同时，医疗卫生体制存在的问题也日益凸显，
影响和制约了医疗服务业的发展。我国的医疗卫生体系发展不平衡，既
存在医疗资源短缺、医疗服务供给与需求失衡、居民基本医疗服务和公
共卫生可及性差等发展中国家面临的普遍问题，又存在医疗服务产出技
术效率低下、医疗资源配置和利用效率低下以及医疗费用过度增长等发
达国家所面临的问题。为更有效地认识中国医疗服务供给效率，本书通
过分析价格规制对医疗服务供给的影响进行实证检验，以更清晰地认识
中国医疗服务供给过程中的主要问题。

研究发现：（1）政府的医疗服务价格规制并不能抑制医疗卫生费用
的增长，特别是在这种政府的管制方式并没有有效增加医疗服务供给和
提高质量的情况下，医疗卫生费用的增长，表明了价格规制可能导致医
疗服务供给低效。（2）政府的医疗服务价格规制对门诊和住院医疗服务
的费用消耗并不具有积极影响。相反，价格规制增加了门诊和住院医疗
服务的费用消耗。（3）由于价格规制，医疗资源供应总体减少，而公立
医疗机构又承载着全社会医疗服务资源的保障性供应，在现有的医疗资
源不足的条件下，医疗机构只能通过增加医疗资源的利用率来缩短诊疗
时间、提高医疗资源利用效率；通过增加医务人员的工作负担且不增加
财务成本来提高医疗服务供给效率。（4）通过国际比较，中国的公共卫

生支出水平相对较低，且支出效率处于较低水平。

　　总体来看，政府价格规制并没有有效提升医疗服务供给效率，反而可能增加全社会的总成本。价格规制对医疗服务效率的提升实际上也是以增加医务人员的劳务负担为代价的，这对提升医疗服务质量是无益的。因此，需要通过放松规制来完善医疗卫生服务体系、增加公共支出、提高医疗服务供给效率。

# 6  价格规制改革与医疗服务供给优化

在中国30多年政府医疗服务规制改革过程中，关于"医改"出现过很多理论上的争议和分歧。其中，最突出的争论焦点是医疗卫生体制中政府和市场的主导地位问题，即是否需要政府规制。部分媒体或学者习惯甚至有意地将争论双方划分成"政府派"和"市场派"。虽然双方对未来改革的总体框架存在显著差异，但都没有完全否定政府或市场的作用。虽然本书的实证分析发现政府价格规制对医疗服务供给并没有发挥积极作用，但对于政府价格规制的必要性也不能彻底否定。同时，政府规制具有"刚性"，且容易产生路径依赖，贸然取消价格规制可能造成市场失灵和社会混乱，这种激进式的改革显然是不可取的。

因此，对中国而言，政府规制改革并不是否定政府作用，市场化改革也不是彻底取消政府规制。有关改革是要在中国的医疗卫生供给体系中，完善市场的制度设计，保障市场运行的有效性，实现医疗服务供给优化，这需要精密的体系设计、制度设计和管制设计。规制改革的目的并非追求谁"主"谁"辅"，而是当出现市场失灵时，通过有效的机制设计，让医疗服务供给机制能有效运转，如图6-1所示。

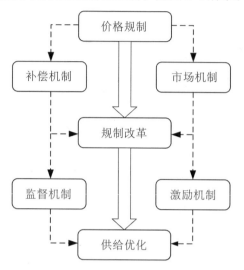

图6-1　规制改革与医疗服务供给优化机制

## 6.1　财政补偿与医疗服务供给优化

财政是国家治理的基石和支柱。中国的医疗卫生体系规制改革也是对国家财政及税收政策的重大挑战。对于放松管制，医疗卫生体系改革主要通过增加公共卫生支出，全面提升医疗服务可得性，实现医保共济，改善公共福利水平（WHO，2010，2013），但对于公共卫生支出水平却没有统一标准来衡量（Savedoff，2007）。这也是医疗保障改革复杂性的内生原因：既要提高社会福利水平，又要控制卫生支出。

从发达经济体的经验历程来看，公共卫生支出增长过快，已经给各国造成沉重的财政负担（Weisbrod，1991；Newhouse，1992；Docteur and Oxley，2003；Finkelstein，2007）。虽然经济发展、人口老龄化、技术进步及医疗保障政策等原因会推动公共卫生支出的规模增长（Weisbrod，1991；Smith，Newhouse and Freeland，2009），但公共卫生支出效率低下不仅会造成支出增长，更会造成严重的资源浪费（Gupta and Verhoeven，2001；Hauner，2007；Gupta，2008；Nicq et al.，

2010）。根据世界卫生组织预测，每年大约有30%的医疗资源配置效率或生产效率被浪费（WHO，2010）。公共卫生财政支出效率提升是在有限财政空间内，改善医疗保障水平的最优途径。

从中国国情来看，我国的社会基本医疗支出还存在较大财政提升空间，随着城市化发展和人口老龄化程度加深，公共卫生财政支出需持续增加。放松医疗服务价格管制、构建更合理的卫生财政补偿机制、提升医疗保障水平、提高医疗卫生的支出效率，对我国医疗服务供给改革具有重要意义。

### 6.1.1 医疗服务的供给模式

医疗服务的供给模式是指医疗卫生体系中的医疗服务体系，简言之，即为"医疗服务由谁来提供"；而医疗保障模式即为"医疗费用由谁来承担"（王宇，2017）。"医疗服务由谁来提供"体现了某一国家或地区内，医疗卫生体制特征、医疗服务机构产权属性及医疗卫生服务的供给方式，如公立医疗机构、非营利性医疗机构、营利性医疗机构。"医疗费用由谁来承担"体现了某一国家或地区内医疗保险资金的筹措和医疗卫生费用的支付方式，如全民医疗服务模式、社会医疗保障、商业医疗保障及混合性医疗保障模式等。对这些不同模式的研究分析，对认识中国医疗服务供给的主要特征具有一定的意义。

"国民卫生服务体系"（National Health Service，NHS），也称为"贝弗里奇模式"[①]，是英国医疗卫生体系的基础。英国的医疗卫生服务由三级医疗机构提供，即社区医疗卫生服务机构、地区医疗卫生机构和中央医疗卫生机构。其中，社区医疗卫生服务机构主要提供疾病初级诊断、常规诊疗、疾病预防和健康保健服务等；地区医疗卫生机构会提供更全面的综合性医疗服务和专科诊疗；中央医疗卫生机构主要负责重疾诊疗和紧急救助。这三种分级体系中，二、三级医疗机构

---

① 英国社会改革家贝弗里奇（William Beverage）1942年撰写了一份报告。1948年，在这份报告的基础上形成了英国的"国民卫生服务体系"（National Health Service，NHS）。这一体系的特点是由政府使用财政资金开设医疗机构，购置医疗设备和药物，聘用医务人员，直接提供免费的医疗服务。

是公立性医疗机构，由国家提供财政经费，公民就医可享受免费或低价格的医疗服务。

英国的医疗保险筹资方式主要包括社会公共资金、商业保险资金和个人自付。社会公共资金通过财政、税收、社会保险费、信托基金等方式筹措或补充；政府以税收减免等方式，鼓励个人购买商业医疗保险，由保险公司向医疗机构支付医疗费用；如果没有商业保险，超出社会医疗保险服务范围的某些医疗产品或服务，费用由个人承担。政府也会通过医疗服务外包或合同采购的形式，由私人医疗机构提供医疗服务，费用由社会公共医疗保险基金承担。

社会医疗保障模式的代表国家是德国和日本。德国的社会医疗保险主要由法定医疗保险和商业补充医疗保险构成，公民可自由选择。医疗机构主要有公立医疗机构、慈善性民营医疗机构和私营营利性医疗机构。医疗资金主要来自保费收入、财政补贴、商业保险补充和个人自费。医疗费用支付方式主要由集中的全国健康基金分配至各地方基金协会，地方基金协会通过谈判议价方式按总费用或人数总额预付。

日本的社会医疗保险制度分为职工医疗保险和国民健康保险。前者主要覆盖产业工人、政府公职人员、社会工作人员及家属，后者覆盖农民、自由职业者及退休人员等。职工医疗保险费由国家、企业和个人共同负担，在企业和个人承担的基础上，政府会给予一定的补贴。国民健康保险由个人和国家共同承担。日本的医疗费用支付要么由患者先接受医疗服务，再由医疗保险机构按医疗机构的服务内容支付费用，要么由患者先垫付医疗费用，再向医疗保险机构报销费用。

新加坡是储蓄型医疗保障模式的代表国家，以"全民保健储蓄计划"为主，以"健保双全计划"和"保健基金计划"为补充。"全民保健储蓄计划"设立"中央公积金"，有薪酬收入的国民必须每月按收入和年龄分比例缴纳，费用由公司和个人共同承担，所缴费用划入中央公积金账户。"健保双全计划"和"保健基金计划"主要弥补"全民保健储蓄计划"在重大疾病或慢性疾病方面的不足，是非强制的，通过财政补贴向贫困人口或重症患者提供保障。新加坡医疗服务体系中，初级医疗服务一般由私人诊所和公立联合诊所提供，住院主要由公立医院和私营医院提供。基本医疗费用由医疗保险基金承担。

商业医疗保险模式的典型国家是美国，美国医疗卫生体系是以私人机构为主。美国的医疗服务主要是由私营医疗机构提供的，商业健康保险也是医保体系的主体部分。美国的商业健康保险非常发达，包括非营利性保险公司和营利性商业保险公司。非营利性保险公司主要是由医生和医院集团发起，享受税收减免，向投保者提供服务。营利性商业保险公司可提供费用较高的医疗项目保障，但保费也会较高。

美国的商业保险体系中，保险公司发挥着重要作用，保险公司会监督医院、医生和投保人。投保人在接受医生诊疗后，保险公司会审核医疗服务内容和费用，再进行结算支付。美国的社会医疗保险体系主要通过社会医疗保险和公立医疗，为贫困或失业人群提供基本医疗保障和医疗救助。美国医保资金中，商业健康保险主要是保费收入，主要由企业承担；社会健康保险保费主要是以工薪税收缴，并通过各级政府按比例由财政投入负担；老年人健康险需由个人负担一部分。

此外，还有其他的混合型医疗保障模式。但从各国医疗保障体系的发展趋势来看，多元化的医疗保障体系已逐渐成为各国发展的新方向。强调政府与市场有机结合，基本保障和商业保险补充相结合，基本医疗服务与个人特需相结合，已成为各国医疗保障体系改革的重要内容。为更客观地认识各种医疗保障模式的主要特征，并比较各模式的优缺点，可见图6-2。

从上述几种不同模式的特征可以看出，中国的医疗服务供给体系中，医疗费用的支付实际上是具有"双轨制"特征的。医疗服务的供给主体也具有这种特征，即公立机构为主体，民营机构为补充。中国医疗卫生体系形成了在政府管制下市场化运行的特征，这就可能产生正规制失灵的困境：政府通过价格规制抑制医疗服务价格，使规制价格严重偏离市场价格，导致供给问题产生。

图例：私人 / 公共

| | | | | |
|---|---|---|---|---|
| **付款模式** 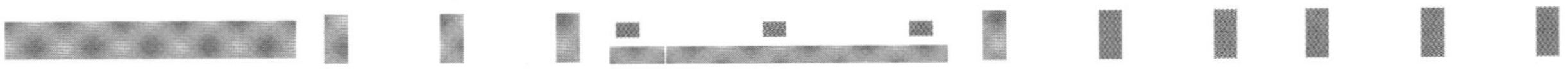 | | | | |
| **主要特征** | 只有单一国家强制医疗保险 | 多种国家强制险，私人保险较少 | 国家强制险为主，私人保险为补充 | 国家强制险与私人保险相互竞争 | 只有私人商业医疗保险 |
| **代表性国家** | ◆ 加拿大 | ◆ 泰国 ◆ 埃及 | ◆ 中国 ◆ 澳大利亚 ◆ 英国 | ◆ 德国 ◆ 智利 ◆ 美国 | ◆ 牙买加 ◆ 特立尼达和多巴哥 |
| **优点** | ◆ 最大程度的整合 ◆ 市场集中度高，保险机构议价能力强，风险分担最大化 | ◆ 允许在不同的医疗保险计划中选择 ◆ 模式转变更容易 | ◆ 以国家强制性医疗保险为核心，具有可选择项目 ◆ 促进公共保险与私人保险合作 | ◆ 以国家强制医疗保险为最后保障，保证了医保覆盖 ◆ 通过竞争可促进创新 | ◆ 竞争提高了医疗保险体系的反应力与创新力 |
| **缺点** | ◆ 缺乏竞争可能阻碍创新力和反应力的提升 | ◆ 更复杂，不易管理，患者难以选择 ◆ 不同医疗保险间的交叉补贴增加了医疗保障体系的复杂性 | ◆ 不同医疗保险的保障范围存在重合，可能增加额外的成本，导致低效率 ◆ 存在医疗保障真空地带，某些医疗服务项目未纳入保障范围，如牙科、眼科等 | ◆ 国家强制医疗保险可能面临更大的风险 ◆ 既需要为医疗机构提供经费，也需要为监管部门提供经费 | ◆ 风险选择：为保证医疗保险覆盖面，需建立风险均等机制 ◆ 既需要为医疗机构提供经费，也需要为监管部门提供经费 ◆ 保险计划差异大，更复杂 |

**图6-2　世界主要的医疗保障模式**

资料来源：麦肯锡公司。

### 6.1.2  其他国家的主要改革措施

医疗卫生体系改革作为政府财政整顿的重要部分，控制公共卫生费用，提高财政支出效率已成为各国医疗领域改革的重要内容。当前，部分国家的医疗保障改革已逐步进行，未来这些方面的改革还会进一步深入。

#### 6.1.2.1  发达经济体的改革

（1）宏观治理。

①财政预算约束。

各国通过财政预算约束，设定公共卫生支出的财政预算上限和中央政府监督，以抑制公共卫生支出的增长。在实施大规模财政整顿期间，实施预算上限约束政策经常会被采用。但这种政策存在很大缺陷，可能对医疗服务的可得性产生负面影响，也很难通过财政约束来提高效率。预算上限对公共卫生总支出总量控制最为有效，对某些具体的项目支出可能产生副作用，如预算约束减少公共财政支出可能导致个人支出总额的增加。荷兰、意大利等国家对医疗项目支出和投资额上限约束并没有发挥有效的作用。芬兰实施医疗保障的专项财政转移支付，虽然控制了住院成本，但药品费用支出却大幅上升。

②供给约束。

为控制医疗成本，各国通常会通过供给量及价格约束实施预算上限控制。加拿大、芬兰以减少公立医疗机构数量和医院床位数实施总量控制，荷兰、德国、意大利则通过重拟医保报销药品清单及诊疗标准方案，对医疗机构收费标准实施管制或制定药品参考价格等。从各国的实践来看，这种供给约束和管制政策的成效在各国存在差异。如荷兰实施药品价格管控有效地控制了人均药品支出，但德国的政策效果甚微。

③绩效评估。

在政府卫生财政支出压力下，各国都对公共卫生支出项目进行成本收益评估，包括荷兰、瑞典、英国等国都已经成立了专门的政府机构评估公共卫生支出绩效，美国也在新的医疗保险体系改革中增加成本收益评估的内容。随着各国医疗保障改革的推进，在成本约束方面的政策成效并不显著，各国政府已意识到与其实施低效供给约束和价格管制，不如从改善医疗活动的"最佳实践"着手，提高医疗服务效率，降低医疗成本，并从政策角度激励私营部门改善服务。

（2）微观治理。

①公共管理。

在中央政府进行监督的同时，地方政府如果能有效参与重大医疗决策，也能够降低公共卫生支出的增长。特别是在财政分权体系下，中央政府和地方政府之间的制衡也是必要的。以加拿大和瑞典为例，地方政府参与决策的程度较高，中央政府监督宽松。赋予地方政府相应的决策职能，并明确财政预算上限和问责，是可以有效控制公共卫生支出的。在美国，管理式医疗引入医疗改革中，并与医疗机构通过有效合同安排来控制成本、提高效益和服务质量。还有的国家施行前瞻式付费方式变革，如美国、德国、瑞典、意大利和芬兰等国都施行了"按病种诊断相关组付费"（DRGs），这也是财政整体预算控制的一种。

②市场机制。

灵活且可控的市场机制也能够抑制公共卫生支出的增长。英国、瑞典、意大利把政府的相关职能，按直接提供医疗卫生服务和政府购买卫生服务两方面分开，并对初级医疗机构实施市场化改革，鼓励私人资本投资和参与竞争，以提高运行效率。但事实表明，英国施行的政府购买和合同外包虽然控制了医疗成本，但并未有效改善医疗服务质量。部分国家开始尝试私人医疗保险的作用发挥，但私人医疗保险市场往往存在市场失灵现象，会引发逆向选择和道德风险。因此，市场化的改革还需政府适当的管制才能有效发挥更大的作用。

（3）需求改革。

需求改革是可以降低公共卫生支出增长的，如扩大私人保险、降低共付比例等。某些国家对医疗卫生支出有税收减免政策，而这种政策对该国的高收入人群更有利，如芬兰对医疗支出实行税收减免。但是这种需求方的改革措施可能对医疗服务的公平性和可得性产生影响，在发达经济体中，为保证医疗保障改革在政治上被接受，芬兰、瑞典等国在强化地方政府提供医疗服务的同时，还允许地方政府在医疗成本分担方面具有更多的自主权，多国开始实行医疗成本的分担与收入挂钩，更多考虑低收入家庭获得医疗服务的公平性，将某些慢性疾病的治疗剔除出公共医疗保险的支出范围（Crober，2006；Chernew et al.，2007）。或者综合考虑某些治疗方案的成本收益，对某些医疗服务项目进行成本分担调整（Chernew et al.，2007），以降低医疗成本。

（4）其他措施。

从各国医疗改革的历程来看，医疗改革是一个动态进程，政府只有持续地改革调整，才能取得一定的改革成效。各国如果能有效地运用医疗信息技术，加强疾病监测、减少诊疗失误、降低重复服务，医疗效率会大幅提高（OECD，2009）。同时，重视预防保健服务，将定期体检和保费分担挂钩，提倡和引导公众采取积极健康的生活方式。在发达经济体中，施行医疗保障服务全民覆盖，重视改善弱势群体的医疗保障水平，整体提高全民的健康状况。针对主要国家正进行的改革措施和存在的不足，作出总结，见表6-1。

表6-1 **其他国家的主要改革策略**

| 国家 | 已采取或可采取的改革策略 |
|---|---|
| 预算上限约束<br>美国、法国、德国、芬兰、日本、韩国、荷兰、瑞士、西班牙、丹麦等 | 施行医疗部门财政预算总约束，执行前瞻式财政预算上限，减少现有预算的弹性，为所有医疗机构设定预算上限 |
| 中央政府对核心指标预算监督<br>美国、比利时、法国、德国、韩国、挪威、荷兰、瑞士等 | 增强中央政府在医疗总预算和保险费率等宏观政策制定中的作用，并适当引入地方政府参与决策，防止医疗成本过快增长 |
| 供给投入管制<br>美国、芬兰、德国、日本、韩国、荷兰、英国、瑞典等 | 控制医生数量、床位、医院人员和活动。从医院自主管理转为与政府谈判确定医院规模、接诊能力和人员配备 |
| 供给重心约束<br>美国、加拿大、德国、芬兰、意大利、瑞典、西班牙等 | 将医疗保障的重点放在医疗保险保障范围的可负担性上。在考虑预算约束的情况下进行成本收益评估 |

续表

| 国家 | 已采取或可采取的改革策略 |
|---|---|
| 公共管理：地方参与<br>德国、法国、捷克、韩国、荷兰、葡萄牙、冰岛、希腊、比利时等 | 将医疗保险报销办法和医院投资等事项交付地方政府决策，将部分中央和地方共同决策的政策权限下放至地方政府 |
| 公共管理：守门人制度<br>澳大利亚、比利时、捷克、希腊、日本、韩国、瑞典等 | 建立激励机制，鼓励公众有效遵照分级诊疗制度，鼓励公众合理使用医疗资源 |
| 市场机制：选择医疗保险机构<br>澳大利亚、比利时、加拿大、丹麦、意大利、韩国、瑞典、英国等 | 增加保险公司数量，提高保险公司的可选择性 |
| 市场机制：保险机构自主空间<br>澳大利亚、比利时、加拿大、丹麦、意大利、日本、韩国、荷兰、葡萄牙等 | 允许保险公司在保障范围和保费收取等方面有更多的自主权，在和医疗机构谈判方面有更多自主权 |
| 市场机制：私人医疗机构服务供给<br>捷克、芬兰、葡萄牙、西班牙、瑞典、英国等 | 允许和鼓励私人部门提供初级医疗服务和紧急救助服务，培育市场竞争 |
| 市场机制：服务机构选择<br>奥地利、丹麦、芬兰、希腊、西班牙等 | 允许患者在选择初级诊疗服务、专科医生和医院方面有更多的自主权 |
| 需求方改革：非基本险覆盖程度<br>奥地利、捷克、丹麦、芬兰、意大利、日本、韩国、瑞典、英国等 | 鼓励保险机构针对非基本医疗服务提供互补和补充，补充和弥补公共医疗保险未覆盖之处 |

资料来源：Joumard，Andre，and Nicq（2010）。

### 6.1.2.2　新兴经济体的改革

（1）多重任务。

新兴经济体所面临的挑战与发达经济体有很大的不同，中等收入国家的居民平均预期寿命比发达国家低9岁，婴幼儿死亡率远高于发达国家，见表6-2。对于大多数新兴经济体而言，在医疗保障方面的人均支出及公共支出水平都远低于发达国家。在医疗保障覆盖率相对较低，且保障水平不够高的情况下，新兴经济体个人自付部分远高于发达国家。新兴经济体国家的整体健康水平低，面临提高支出效率、改善健康状况及提高医疗服务质量的任务。其主要挑战在于，在不增加财政支出压力的情况下，扩大基本医疗保险的覆盖面。对这些国家而言，增加公共卫生支出不仅能改善健康状况，还能够促进经济增长（Baldacci et al.，2010），同时应该吸取发达国家医疗保障改革的经验和教训，在发展医疗保障体系的同时，提高医疗卫生支出效率，减少无效支出。

表6-2　　　不同类别国家医疗支出及相关指标（2014年）

| 项目 | 高收入国家 | 中等收入国家 | 低收入国家 | 世界均值 |
|---|---|---|---|---|
| 按购买力平价（PPP）衡量的人均GDP（2011年不变价国际元） | 42 123.38 | 10 010.62 | 1 521.834 | 14 454.3 |
| 按购买力平价（PPP）衡量的人均医疗卫生支出（2011年不变价国际元） | 5 204.815 | 577.2937 | 92.0161 | 1 271.292 |
| 公共医疗卫生支出（占GDP，%） | 7.6652 | 3.0448 | 2.4368 | 5.9861 |
| 公共医疗卫生支出（占医疗总支出，%） | 62.2973 | 51.9563 | 42.356 | 60.0812 |
| 医疗卫生总支出（占GDP，%） | 12.2627 | 5.8084 | 5.7479 | 9.9212 |
| 个人自付的医疗卫生支出（占个人医疗卫生支出，%） | 35.3716 | 75.308 | 64.5124 | 45.5285 |
| 个人自付的医疗卫生支出（占医疗卫生总支出，%） | 13.336 | 36.1808 | 37.1876 | 18.1744 |
| 65岁和65岁以上的人口（占总人口，%） | 16.661 | 6.8272 | 3.3381 | 8.1173 |
| 平均预期寿命（岁） | 80.6159 | 70.9255 | 61.6385 | 71.694 |
| 婴幼儿死亡率（每千例活产儿） | 4.7 | 31.1 | 54.2 | 32.4 |

数据来源：国际货币基金组织、世界经济发展数据库。

（2）财政压力。

新兴经济体国家的经济发展情况各异，部分国家的公共债务负担较重，见表6-3，如果这些国家能维持经济的快速发展，同时进行适当的财政整顿，降低公共债务比例，是可以增加公共卫生支出的财政空间的。印度尼西亚、菲律宾、土耳其、俄罗斯等国公共卫生支出的财政压力较小。巴西、墨西哥、阿根廷等国的公共卫生支出增长较快，公共债务负担较重。由于经济的高速增长有利于财政可持续性，经济增长速度快的国家具有更好的财政条件支持公共卫生支出的增加。

表6-3 政府负债总额（占GDP，%）

| | 2000年 | 2005年 | 2010年 | 2018年 | 2019年 | 2020年 |
|---|---|---|---|---|---|---|
| 中国 | 22.809 | 26.098 | 33.742 | 52.045 | 54.404 | 56.318 |
| 印度 | 73.649 | 80.894 | 67.458 | 66.089 | 64.278 | 62.597 |
| 印度尼西亚 | 87.437 | 42.612 | 24.525 | 28.471 | 29.029 | 29.099 |
| 巴基斯坦 | 74.848 | 58.921 | 60.673 | 63.978 | 62.451 | 60.446 |
| 菲律宾 | 58.774 | 59.169 | 43.462 | 31.658 | 30.914 | 30.23 |
| 泰国 | 57.826 | 43.966 | 39.835 | 41.957 | 42.179 | 42.179 |
| 土耳其 | 50.105 | 50.772 | 40.101 | 29.754 | 28.62 | 28.736 |
| 越南 | 31.432 | 36.542 | 48.084 | 65.078 | 66.171 | 66.847 |
| 南非 | 42.21 | 33.212 | 34.675 | 53.983 | 54.473 | 54.527 |
| 波兰 | 36.583 | 46.703 | 53.127 | 54.092 | 53.563 | 52.897 |
| 爱沙尼亚 | 5.114 | 4.549 | 6.55 | 8.718 | 8.506 | 8.371 |
| 俄罗斯 | 55.712 | 14.809 | 10.56 | 17.337 | 17.754 | 18.2 |
| 阿根廷 | 42.06 | 66.938 | 42.624 | 49.241 | 47.669 | 46.368 |
| 巴西 | 65.561 | 68.585 | 63.045 | 82.708 | 83.086 | 84.004 |
| 墨西哥 | 41.85 | 39.019 | 42.229 | 56.826 | 55.99 | 55.428 |

数据来源：国际货币基金组织、中国国家统计局、EPS DATA，作者整理自制。

（3）改革方案。

由于财政空间有限，大多数中东欧国家都选择微观层面的医疗保障改革，而非大幅增加公共卫生支出。匈牙利和爱沙尼亚通过设立单一保险基金，并实施总额预算。这些国家中，大多采用传统的供方付费方式，因此，如果采用具有激励机制的付费方式改革，微观改革还有进一步推进的空间。此外，在财政可持续条件下，扩大医疗保障的覆盖面，并覆盖主要病种，减轻重大疾病对低收入群体的负担，整个社会的福利水平和公平性都会得到提高。

在扩大了医保覆盖面后，成本控制已成为各国（地区）政府面临的最大挑战。医疗机构的逐利行为增加了公共卫生支出的压力，也给监管带来挑战。因此，参考发达国家的经验，实施公共医疗卫生支出总额控制和预算上限设置等机制是可以抑制公共卫生支出的过快增长的。同时，如果能发挥公共部门和私人部门的作用，并提高效率，也有利于控制公共卫生支出。如韩国在医疗改革过程中，完善了医疗机构的激励机制，施行按病种（诊断相关组）付费机制，中国台湾地区还建立了按疗效付费制度。这些都对改进医疗保健水平，加强管理协调，提高公共卫生支出效率具有促进作用。此外，提高公共卫生支出水平还能够降低家庭的预防性储蓄，拉动内需，刺激经济增长。

### 6.1.3 中国的卫生财政补偿机制

中国的医疗卫生体制改革中，财政制度、税收制度等实际上是国家制度和公共治理的重要方面。中国共产党第十八届三中全会的《中共中央关于全面深化改革若干重大问题的决定》关于财税制度改革方面提出："财政是国家治理的基础和重要支柱，科学的财税体制是优化资源配置、维护市场统一、促进社会公平、实现国家长治久安的制度保障。"这表明，财政制度已是国家治理体系的重要组成部分，对国家治理成效具有决定性作用（高培勇，2014）。该决定中对财政、治理的含义及关系作了高度概括，财政是一项影响整个社会发展、经济活动、政府行为的基础性政府职能，是一个多维多领域的综合范畴。政府不仅是治理主体之一，也是治理对象，政府公共支出及支出效率的财政活动与公共治理联结，医疗保障改革领域，卫生财政与医疗卫生治理高度相关。卫生财政制度本质上体现了政府医疗保障及卫生领域财政收支的制度安排，而医疗保障治理体系是国家在医疗保障及卫生领域的制度安排，就两者关系而言，卫生财政不仅是医疗保障治理体系的重要基础，更是医疗保障治理体系的核心内容。

### 6.1.3.1 财政补偿机制的内容

卫生财政治理的内容包括卫生财政的所有内容及延伸范围，主要包括公共卫生预算治理、财政收入治理、公共卫生支出治理、社会卫生资产治理。

（1）公共卫生预算治理应从预算编制、执行、调整和决算等方面施行有效控制。公共卫生预算编制应基于支出绩效实施上限控制，减少弹性；预算执行应严格按预算足额拨付，规定支出范围，严禁挪用、截留；预算调整应根据实际情况依法、合规实施；决算应合理地审核各项收支是否合法合规，科学地审核各项支出的绩效等。

（2）财政收入治理应对政府的各项税收、债务收入及公共收费的征收进行合理评价，并依法定程序执行和管理。财政体系如果从收入角度来看，可以称为财税体系，政府税收政策也会直接影响医疗保障治理改革，日本为解决少子老龄化社保问题，便采用缩减社保支出和增加消费税等办法（田香兰，2015），根据国务院印发《个人所得税专项附加扣除暂行办法》的规定，医疗费用支出可在限额内据实扣除，各种有效的税收改革对推进医疗保障治理具有促进作用；对公共债务施行有效治理，需控制发行规模，减少地方债务负担，依法规范发债方式；对医疗卫生相关的收费依法、依规执行。

（3）公共卫生支出治理是政府有效履行公共服务职能，实现"公益性"医疗服务价值的具体体现。应明确规定公共卫生财政支出的范围和边界，并有效控制公共卫生支出的规模和结构，公共卫生支出应与经济发展、财政收入、社会保障水平相适应，并科学安排支出结构，依据社会效益和经济效益合理安排项目支出。

（4）社会卫生资产治理应对卫生资产投入、运营等相关事宜实施有效治理，对产权关系、投资方向、收益分配等方面进行综合治理。在当前医疗保障治理改革背景下，为消除区域差异、城乡差异，应加大落后地区、农村地区的财政投入，保障医疗服务的公平性和可得性。

**6.1.3.2 财政补偿机制目标及原则**

我国卫生财政治理的总体目标是：以新时代中国特色社会主义思想为指引，保障和改善民生，推进健康中国建设，借鉴国内外医疗保障改革经验，在我国现有财政制度基础上，构建更具包容性、更公平、更高效的卫生财政治理体系，从供需两侧着手，保障和改善民生，以人民美好生活向往为基本目标，提供更好的社会保障、更高的医疗服务水平。

根据上述目标，卫生财政治理目标应遵循下列基本原则：（1）财政法治原则。公共财政应以法律为依托，与卫生财政相关的所有收支和管理活动都必须依法、依规，将卫生财政的工作规范在法律框架之内。（2）公开透明原则。卫生财政应建立信息披露、收支公开、多方监管的有效监督治理机制，增加财政透明度。（3）成本收益原则。卫生财政应结合我国实际，合理配置财政资源，在保证公平的基础上，提高财政资金的使用效率。（4）权责一致原则。在卫生财政资金的分配过程中，应明确各相关主体的责任范围，加强卫生财政资金管理分配、使用过程中的可问责性。

**6.1.3.3 财政补偿机制的具体路径**

（1）完善卫生财政投入机制。

首先，适度增加财政的公共卫生投入。中国的财政卫生支出相对水平并不高，卫生财政还具有一定的增量空间，特别是一些农村和经济发展水平较低的地区，应重点加大这些地区的经常性卫生财政支出，支援建设医疗基础设施，提高医疗服务的可及性。其次，合理实施分权责任。随着医疗改革的深化发展，构建有效的医疗保障治理体系，应合理划分各级政府的职能边界和责任范围。对于财政困难地区，中央政府和省级政府应适当发挥财政转移的作用，合理调配财政资金，适当予以补助。同时，各地区的卫生财政支出应结合财政收支情况适宜自主发展，避免非必要超前建设。再次，财政资金应发挥杠杆作用。通过卫生财政资金的投入，吸引并鼓励民营资本参与医疗服务的基础设施建设，以点带面推动多元社会资金投资格局，大力开放初级诊疗服务市场，发展多元化医疗保险体系，满足公众多样化的医疗保障需求。最后，逐步降低个人医疗负担。可将财政补贴补贴给患者，让患者以市场价购买服务。逐步推进中国三大基本医疗保险的融合，并加大对弱势群体的参保补助和医疗救助，进一步提高重大疾病的报销比例，适度扩大慢性疾病的保障覆盖范围，有效减轻群众个人医疗负担。

（2）建立卫生财政成本控制机制。

财政资源总量是有限的，公共卫生财政投入增加必然会减少政府用于教育、国防等其他方面的财政投入。因此，合理增加公共卫生的财政支出，提高财政支出效率，对我国医疗保障体系的良性发展具有重要意义。

首先，强化医保控费职能，控制医疗成本。医疗成本增长主要是由于附加成本的增加导致，因此，应合理控制附加成本增长，建立公开透明的医院财务管理制度，逐步实施支付方式改革，提高医保基金的支出效率。其次，建立激励性的管理体制。建立多渠道的财政补偿机制，实施合规审查和负面清单制度；建立科学的医院管理和绩效考核制度，提高医务人员工作积极性。再次，应降低药品采购成本。通过药品流通过程的严格管控，减少药品流通环节，继续推进医院药品价格"零加成"政策，推广实施药品集中带量采购，降低药品价格。最后，建立有效的医疗风险防控机制。通过规范疾病诊疗流程、用药标准、收费标准，建立规范的就医档案管理系统，避免医疗事故的发生；同时，推出医疗意外险，合理管理医疗风险基金，妥善解决医疗纠纷。

（3）改善基层医疗环境。

首先，应着重改善基层医疗环境。当前，中国各地区基本是扶持建设一两家重点医院，而忽视社区医疗机构和农村地区医疗基础设施建设，这就造成了医疗资源配置的极度不平衡。因此，有必要建立完善的医疗安全保障网，发展大型医院在科研攻关和"重、急、危症"诊疗方面的技术优势，发挥医疗创新和改革的龙头作用；扶持乡镇卫生院、社区医院或门诊发展，并发挥其在微疾诊治和预防保健方面的便捷优势。建立合理的分级诊疗制度。其次，适当完善各级医疗机构的人才资源配备。通过财政专项资金支持基层人才引进，适当提高基层医护人员的工资待遇，放宽基层工作人员的职称评审和晋升政策，建立定向服务的医学专业学员培养机制。最后，提高信息化管理水平。着力推进"三险合一"建设，减少分类管理，节约管理成本。同时，在医保"异地结算"基础上继续探索全国通用体系建设。

（4）进一步完善全民医保体系。

一方面，完善城乡统一的医疗保障体系。当前，城乡居民在医疗保障水平方面存在差异，这既加剧了城乡分割，也不利于户籍制度改革。因此，需进一步构建并完善城乡统一、保障水平一致的全民医疗保障体系。另一方面，参考国外经验，推进医保付费方式改革，逐步取消公费医疗制度，施行预付制改革，提高公共医疗保险资金的使用效率。

（5）推进公立医院改革。

首先，改变公立医院现有的管理体制，推动公立医院管办分离和卫生事业单位改革，建立规范化的法人治理机制，给予公立医院独立的经营管理权。同时，破除"以药养医"机制，放开公立医院医疗服务收费的价格管制，形成合理的市场价格体系，让公立医院在医保机构和社会多方监督下，提供"公益性"医疗服务。其次，完善公立医院民主管理和财务制度。改变现有的院长负责制，完善医院领导体制，实施总会计师制度，加强医院内部控制和财务管理制度，提高医院管理的法治化、规范化建设。同时，强化医院的财务信息公开和多方监督。通过财政监督、审计监督及社会监督，提高医院管理的信息化、透明化，节约医院管理成本，控制医疗成本的不合理增长，降低患者就医负担，维护社会基本医疗服务的公益性。

（6）多元医疗服务供给体系建设。

由于我国医疗服务的供应主体基本是以公立医疗机构为主，医疗服务供给单一主体很难满足人民群众多元化的医疗服务需求，这也是造成医疗资源供不应求的重要原因之一。因此，适当引入民营资本投资医疗服务领域，参与市场竞争，对整个医疗服务行业的良性发展都是有益的。同时，探索建立特殊产权属性的非营利医疗机构，鼓励个人、企业及其他社会组织兴办公益医院，财政予以扶持，给予税收减免，削弱公立医院的垄断地位，对推动公立医疗机构改革、降低医疗成本、提高医疗服务质量具有促进作用。

## 6.2 市场机制与医疗服务供给优化

### 6.2.1 市场化改革与政策工具

新公共治理范式的兴起推动了公共政策及公共服务相关理论的新发展（Hood，1991），也引发了关于对如何处理公共问题的反思（World Bank，1997）。由于社会公众对政府在公共项目支出上的成本及效益日益不满，如何改善政府施政能力、提升政府绩效、改进政府服务能力，逐渐成为各国政府的改革方向。因此，以美国、加拿大、新西兰为代表的数国都逐步推进机构精简、私有化、外包合同、放松管制及绩效评估等政府行为方式变革。这种变革的核心，是政府公共管理职能范围及规模的调整，也是政府施政理念及方向的彻底转变。这种转变直接导致用以处理公共问题的方式、手段和政策工具的增加（Lester Salamon，2001）。在此过程中，贷款担保、外包合同、经济管制、社会管制、政府保险、税收、福利保障等各种政府工具得到了发展及完善。

20世纪60年代，由于社会治理问题的复杂性，政府行为开始从"直接供给"的"行政执行"方式向"政策执行"方式转变，更具专业化和技术化的政策工具得到重视和发展，政策工具开始以现实问题为导向，针对具体公共政策项目的落实及评估。同时，由于具体项目的执行及财政预算等因素影响，政府行为开始关注间接治理工具的研究开发，学界一般认为，柯臣1964年提出64种政府工具是政府工具研究起始的标志。到80年代，管理主义兴起，政府工具的相关研究开始流行，出现了The Tools of Government（Hood，1986）、Public Policy Instrument（B.Guy Peters and Frans K.M.van Nispen，1988）、The Tools of Government Action：A Guide to the New Governance（Lester M.Salamon，2002）等一系列重要研究成果。如果追溯政府工具理论起源，The Study of Administration（Thomas Woodrow Wilson，1887）即已提出了政府的工作及其效能的理念。为更好地理解政府工具的内涵，数十年来，很多学者都对此进行了深入研究。

本书将政府工具作为一个视角及研究内容，引入医疗治理理论框架，着重分析政府工具在中国医疗改革中的具体运用。虽然，我国医疗改革的相关理论与政府工具的结合并未多见，但在医疗改革实践中，政府医疗服务外包、私有化①、医疗价格管制、支付方式改革等都体现了政府工具的实际运用。另外，"新医改"所体现的"政府主导"理念对各种政策的制定及执行的科学性提出了更高要求，这与政府工具理论可谓是殊途同归。因此，结合政府工具理论分析医疗治理改革，并对我国现阶段的各项具体政策进行绩效评价，对构建中国医疗治理模式具有重要意义。

### 6.2.1.1 质疑与争论

自 Hood（1991）关于新公共管理范式特征的论文面世至今，治理这一概念及相关理论就成为公共管理领域的热门话题，甚至被认为是对传统公共行政理论的颠覆，同时也受到越来越多的质疑和讨论（Gown and Dufour，2000）。实际上，关于公共行政、新公共管理、新公共治理的相关阐释已相当充分且冗长。自 20 世纪 20 年代，公共行政成为"福利国家"通过行政程序确保"公平"的理论工具②，以实现公众"从摇篮到坟墓"的所有经济和社会需求，但福利国家随后所招致的所有批评，让公共行政迅速趋于衰退（Chandler，1991），也为新公共管理的发展铺平了道路（Rhodes，1997）。兴起于 20 世纪 70 年代的新公共管理宣称私人部门的技术效率优势，并假定公共服务引入这些技术会带来效率及效益的提高（Thatcher，1995），但新公共管理对于局限于组织内部变革及私人技术的偏执热衷也招致批判（Metcalfe and Richards，1991）。虽然新公共管理被认为是公共部门的一种变革和创新（Osborne and Brown，2006），但其对公共政策的极端质疑，以及其在碎片化、跨组织环境中的相对有限和单维的理论贡献显得相当无力。新公共治理既不被认为是公共行政和新公共管理的替代范式，也不被认为是某种"最佳方

---

① 中国医疗体系改革历程中，"宿迁医改"一般被认为是最具有代表性的医疗卫生私有化改革尝试。
② Robson（1928）认为公共行政是"扎根"于实践而不仅局限于理论的学科，将公共行政定位于行政理论。

法"（Alford and Hughes，2008），只被认为是一种概念化的工具，或是一种实践反思。

相对于公共行政和新公共管理在某些论断上的武断（Pirie，1988），新公共治理以制度理论和网络理论为基础，假定公共活动参与者是多元的（plural state），公共活动的决策过程是复杂的（pluralist state）。由于从开放的自然系统理论中吸取了大量理论，因此新公共治理特别关注制度及外部环境的压力。这种压力既能给处在多元系统中的公共政策实施和公共服务供给提供动能，又能对其实施限制。这两种多元化形式的结果是，新公共治理更关注组织间的关系和对过程的控制管理，强调依赖公共服务组织与环境间的交互作用来提高服务的效率和产出。新公共治理核心的资源分配机制是组织间网络，其责任需要通过组织内部网络间和人际的协商来决定（Osborne，1997）。但这些网络很少是由地位平等的主体结成的联盟，由于权力的不对等，这些主体往往是碎片化的。为了使这些网络能够高效运行，需要对网络中的各个主体进行有效的控制和协调，因此这些网络中的价值基础通常是分散且相互竞争的。此外，新公共治理既是应对公共政策实施与公共服务供给日益复杂、多元和碎片化特征的产物，也是对这种特征的一种回应。总之，公共治理及其理论发展，已逐渐形成一系列关键且相互交叉的领域（社会-政治治理、公共政策治理、行政治理、合同治理、网络治理）。

本书从政府工具视角分析中国在医疗改革过程中正在进行或即将实施的一些政策工具，并进行相应的质性或量化评价，为进一步提升医疗公共服务的水平，在实践中开发出具备一定能力和有效性的管理体制进行探索。正如1997年联合国发展计划署的报告所述："有关政府角色的讨论早已成为各种争论的焦点，但问题已不再是以何种方式来削减政府的作用，而是如何有效地改善政府治理。"

6.2.1.2 概念及属类

关于政府工具的概念，可认为是一种可识别的方法，它能将集体行动结构化以解决公共问题（Vedung，1998）。或认为是，将政策目标转换为政策行动，并通过政府策略选择实现目标（陈振明和薛澜，2007）。政府工具译自"government tools"、"policy instrument"或"policy instrumentation",与政策工具并没有明确的概念差异。政府工具可从不同层次加以理解:工具(the instrument)、技术(the technique)及手段(the tool)。工具体现的是宏观制度的类型,不同类型制度对工具选择具有要求;技术是不同制度条件下,具体制度运作的技术体现;手段则是技术运用的微观方法。工具作为实施公共行为的手段这一概念已很明确,但工具本身则较为复杂,工具可认为是一系列不同政策元素的集合。

政府工具是政策目标与政策执行之间的重要环节,政策目标的实现必须通过选择恰当的政策工具(朱春奎等,2011)。政府工具很少以单独形式出现,经常是以集合的形式出现在具体项目中。这些项目很多都综合了多种工具,而且每种工具对每个项目如何设计提供了不同的方法。随着近年来公共治理上的大量创新,单个工具的多维性增加了对于政府工具的分类的难度。Savas对公共服务的提供提出了10种安排,美国《联邦国内资助目录》定义了16种不同的政府工具,奥斯本和盖普勒也记录了36种政府工具,柯臣提出了64种工具。McDonnell和Elmore(1986)将工具按所获得的目标分成强制性工具、激励性工具、能力建设工具及制度变迁工具。Linder和Peters(1989)把政策工具分成强制命令、财政补助、政府管制、权威、契约等。Doern和Phidd(1983)按强制程度将公共政策分成私人行为、劝导、支出、管制、公共所有5类。Schneider和Ingram(1990)阐述了政府工具的5种类型:授权、激励、能力建设、象征性或劝告性工具、学习型工具。Doelen(1993)基于政府的干预类型将政府工具分成法律类、经济类和信息传播类三个类别,而Vedung(1998)则在其架构基础上,基于施加的强制力将政府工具分成三个层次的工具:胡萝卜、大棒和布道。从上述政府工具的分类来看,"强制性"应该是对政府工具进行分类的最普遍的依据。从经济学角度来看,"强制性"应该是衡量一个工具在何种程度上偏离对市场的依赖的指标。对于这种偏离,除非是因"市场不完善"而必然产生的,否则会被经济学家们所诟病(Weimar and Viner,1999)。政治学的学者们也认为强制性不仅与市场运行有关,还与政治体系及民主的维系相关。工具的强制性越高,对个人自由的侵害越严重,对政治合法性的威胁也越大。但是，这种论点或许本身就存在悖论：所有的政府行为或多或少都存在强制性，尽管它们对强制性的依赖程度有区别。按照强制程度对政策工具进行分类，见表6-4。

表6-4　　　　　　　　　按强制程度划分的政策工具

| 强制性 | 工具类型 | 有效性 | 高效性 | 公平性 | 可管理性 | 合法性/政治支持 |
|---|---|---|---|---|---|---|
| 低 | 侵权责任 | 低 | 中 | 低 | 中 | 高 |
| | 信息 | | | | | |
| | 税收支出 | | | | | |
| 中 | 福利券 | 中 | 高 | 中 | 中 | 中 |
| | 保险 | | | | | |
| | 补助性拨款 | | | | | |
| | 政府企业 | | | | | |
| | 贷款担保 | | | | | |
| | 直接贷款 | | | | | |
| | 合同 | | | | | |
| | 标识规定 | | | | | |
| | 矫正税费 | | | | | |
| 高 | 经济管制 | 高 | 高/低 | 高 | 低 | 高/低 |
| | 社会管制 | | | | | |

资料来源：The Tools of Government（Lester M.Salamon，2001）。

Howlett 和 Ramesh（2003）根据政府在公共服务领域的介入程度将政府工具分成自愿型、强制型、混合型三种。自愿型政府工具的特征是极少的政府干预，以市场自愿为基础，主要包括社会自治和市场工具等；强制型政府工具主要通过政府权威和行政强制，对政策目标施行控制和指导，包括直接供给、国有企业、管制等工具；混合型政府工具结合了自愿型和强制型的部分特征，既允许市场自由交易和自主决策，同时政府也会对市场主体及社会行为施以一定程度的政策干预，主要包括信息与劝导、财政补贴、产权变革、税收和服务外包等工具，如图6-3所示。

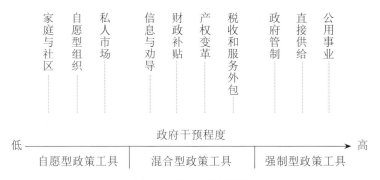

图 6-3　政府工具图谱

资料来源：HOWLETT M，and RAMESH M. Studying public policy：policy cycles and policy subsystems ［M］. Oxford：Oxford University Press，1995：144.

　　从上述分类可以看出，在其他条件相同的情况下，工具的强制性越大，越可能有效，也就越可能实现再分配的结果。这是因为，这些强制性的工具赋予政府更明晰的执行权力，限制了参与者对政策目标的偏离程度，降低了政府的执行成本，因为很多负担被外部参与者承担。但是，强制性的工具需要以相对较高的代价来实现这些优势。一方面，它会对政府或社会效率造成损失，这也是经济学界对政府管制批判的中心议题：强制性工具被政府视作"高效"的手段实际上具有误导性，因为它仅仅考虑到政府自身的成本，而这一部分成本其实是微不足道的，管制施加给非政府部门的巨大成本往往被完全忽略。有人对强制性工具进行指责，认为这些社会成本在管制之下可能高于必要水平，因为通过行政决定替代市场决策，政府管制抑制了市场效率。解决的办法不是完善强制性的管理，而是改变所使用的基本工具，特别是转向运用强制性较弱的"类市场"激励工具，以使私人利益为公共所利用（Charles Schultze，1977）。

## 6.2.2　改革历程中的政策工具

　　改革开放以来，中国的医疗卫生政策和医疗保障体系发生了巨大的变化，在卫生政策、医药管理和社会保障等领域都推行了一系列的改革措施，具有不同的发展历程和政策特征（顾昕，2005）。本书主要以1978—2018年中华人民共和国中央人民政府及地方人民政府公开颁布的卫生、医药管理和社会保障的所有规定、指令、通知、批复及意见等正式文件为分析对象①。

#### 6.2.2.1 中国医改的政策工具运用

政府工具体现了政府在履行职责、公共服务及社会管理方面的全部职能。政府工具的合理选择，有利于减少政策执行阻滞，提高政策执行效率并实现政策目标。政府工具的设计、选择及运用需考虑社会环境和政策环境因素的影响，也对政策制定者的认知和决策能力产生一定的要求。政府应根据外在环境和社会诉求的变化，适时调整政策范式、治理目标和政策工具。

如前文所述，改革开放以来，中国医疗保障改革历经5个阶段：改革伊始阶段（1978—1992年），改革推进阶段（1993—1998年），改革深化阶段（1999—2004年），改革反思阶段（2005—2008年），改革重构阶段（2009—2018年）。在这5个阶段中，社会环境和经济环境都发生了巨大变化，政府医疗改革的政策目标和价值标准也随之变化，公众的医疗产品需求更趋向多元化，从而影响着各阶段的政府工具选择。政府工具是连接政策和目标实现的重要环节，同时受到外在环境的影响。政府的医疗体制改革是根据经济环境特征确定政策议程，并制定改革所要实现的政策目标，通过选择适当的政府工具来达成政策结果。具体而言，在医疗改革的每一个阶段，政府工具的设计都源起于政府对医疗体制改革问题的界定，问题主要来自于外在压力、社会发现或行政完善。依据所界定的问题来选择和运用政府工具，政府、医疗机构、医保机构和公众是医疗改革的主体，其相互关系和主体行为也是医疗改革的目标对象。改革过程中，为实现政策目标，公共政策的决策者通过选择适当的政府工具或工具组合，来执行公共政策，达成政策结果。对政策结果进行相应的评价，其结果会对下一阶段的政策改进产生影响，政府会通过适当的政策调整重新制定未来改革的具体方案。

#### 6.2.2.2 政策工具的主要分类

自1978年以来，中国的医疗卫生体制改革是一个逐渐深入的过程，在医疗机构、医疗保险、药品管理等医疗卫生体系的重点领域都实施了

---

① 数据及相关资料来自：中华人民共和国中央人民政府政策信息公开目录及法律教育网。

一系列的改革措施，取得了显著成效。在医疗服务、妇幼保健、疾病控制和公共卫生等方面都显著改善了居民福利，并提高了公众的健康水平。

通过对1978—2018年中国政府医疗卫生政策的主要文件和焦点事件进行整理分析，参考其他学者的归纳方法（舒皋甫，2009；朱春奎，2011；褚蓥，2015；熊烨，2016；吴文强，2018），并作进一步改进，按自愿型工具、强制型工具和混合型工具将政府工具进行归纳，见表6-5。

表6-5 医疗改革各阶段政策工具

| 政府工具 / 治理对象 | | 改革伊始阶段 (1978—1992年) | | | 改革推进阶段 (1993—1998年) | | | 改革深化阶段 (1999—2004年) | | | 改革反思阶段 (2005—2008年) | | | 改革重构阶段 (2009—2018年) | | |
|---|---|---|---|---|---|---|---|---|---|---|---|---|---|---|---|---|
| | | 医疗机构 | 政府机构 | 社会公众 | 医疗机构 | 政府机构 | 社会公众 | 医疗机构 | 政府机构 | 社会公众 | 医疗机构 | 政府机构 | 社会公众 | 医疗机构 | 政府机构 | 社会公众 |
| 自愿型工具 | 市场 | √ | | | √ | | | √ | | √ | √ | | √ | √ | | √ |
| | 市场自由 | √ | | | √ | | | | | | | | | | | |
| | 自愿组织 | √ | | | √ | | | | | | | | | | | |
| 强制型工具 | 机构建设 | | | | | √ | | | √ | | | √ | | √ | √ | |
| | 机构设置 | | √ | | | √ | | | √ | | | | | | | |
| | 直接供应 | | √ | | | √ | | | | | | | | | | |
| | 公共企业 | √ | | | √ | | | | | | √ | | | | | |
| | 调整标准 | √ | | | | | √ | | | | | | √ | | | √ |
| | 建立法规 | √ | | √ | √ | | | | | | | | | | | |
| | 许可制度 | | | | √ | | | | | | | | | | | |
| | 政策试点 | | | | √ | | | | | | √ | | | √ | | |
| | 监督评估 | √ | | | √ | | | √ | √ | | √ | | | √ | | |
| | 公共财政 | | | | | √ | √ | | √ | | | √ | | | | |
| | 政府购买 | | | | | | | √ | | | √ | | | | √ | |
| | 行政特许 | | | | √ | | | √ | | | | | | | | |
| | 政策强制 | | | | √ | | | √ | | | | | | | | |
| | 转移支付 | | | | | | | | | | | | √ | | | √ |
| | 体系建设 | | | | | | | | | √ | √ | | √ | √ | | √ |
| 混合型工具 | 舆论宣传 | | √ | | | | | | | | | √ | √ | | √ | √ |
| | 简政放权 | √ | | | √ | √ | | | | | | | | | | |
| | 使用付费 | | | √ | | | √ | | | √ | | | √ | | | √ |
| | 银行贷款 | | | | | | | √ | | | √ | | | | | |
| | 产权改革 | | | | √ | | | √ | √ | | √ | | | | | |
| | 政府补贴 | | | | √ | | √ | | | √ | | | | √ | | √ |
| | 税收优惠 | √ | | | | | | | | | | | | √ | | √ |
| | 信息公示 | | | | √ | √ | | | | √ | | | | √ | √ | |
| | 服务外包 | | | | | | | √ | | | √ | | | | | |
| | 政府购买 | | | | | | | √ | | √ | √ | | √ | √ | | √ |

从表6-5可知，1978年以来，中国政府为推进医疗卫生改革所运用的政府工具主要包括：（1）自愿型工具，包括市场、市场自由、自愿组织；（2）强制型工具，包括管制（建立法规、许可制度、行政特许、政策强制），政府生产（直接供应、公共企业），权威指令（机构建设、机构设置、调整标准、政策试点、监督评估、公共财政），直接供应（政府购买、转移支付、体系建设）；（3）混合型工具，包括引导（舆论宣传、信息公示），税收及补贴（政府补贴、税收优惠、使用付费），契约（产权改革、服务外包、政府购买），诱导（简政放权、银行贷款）。这三类政府工具的政策对象主要包括医疗机构、政府机构和社会公众。其中主要使用的工具是强制型工具和混合型工具，自愿型工具较少。从政策对象来看，对医疗机构使用的强制型工具和混合型工具较多，这表明我国医疗体制改革过程中，政府工具主要是针对医疗机构实施的；对政府机构和社会公众使用的工具在逐渐增多，政府工具的使用范围和种类也在逐渐增加。

## 6.3 激励机制与医疗服务供给优化

### 6.3.1 控费机制失灵

医疗卫生体制改革的核心是公立医院改革。尽管公立医院的改革具有多重任务目标，但解决"看病难，看病贵"问题是公立医院改革的核心，即构建有效的控费机制。"看病贵"显然是控费机制失灵，而"看病难"即为控费机制失灵的外部性。医疗卫生体系中的参与主体——患者、医生和医保，均缺乏控费的动力。拥有医疗保险的患者就医，即可按照地方规定获得医疗费用的报销或减免；医生按疾开出处方，其收入的薪酬考核体系并不包括医疗成本节约；医保支付医疗费用，地方财政具有预算软约束。在所有相关参与方均缺乏控费动力的情况下，几乎所有的医改政策都会将医疗控费任务加诸公立医院改革，但收效甚微（姚宇，2014）。

缺乏控费动力的参与主体却具有扩大费用使用规模的动力：患者就

医过程中倾向于获得更好的医疗服务和价格更贵的药品[1]，医生顺遂患者意愿既能满足患者要求，又能完成工作考核指标；医院和医保部门进行谈判过程中，医院以不能降低医疗服务的总额和质量为条件，并不断扩大规模，以获得医保资金分配的话语权[2]；医保部门的控费措施主要通过审核患者就医行为，按单病种向医院付费。患者不断增长的医疗服务需要，既导致医院和医保部门之间存在协议困境，又让医院诉求更高的补偿水平，医保部门也会谋求更多的财政和政治支持。

实际上，"看病难"是去大医院就医难，因为大医院医疗资源更丰富，医生水平更高。"看病贵"是患者自负的那部分费用贵，因为医疗保障水平不足，且患者自付的那部分支出并未纳入现有的控费机制中。从需求角度来看，优质的医疗物品始终是稀缺资源，有限的优质医疗资源供应无法满足无限增长的医疗服务需求，供需平衡在现有经济水平下是不可能实现的。如果通过不合理的控费机制来控制医疗费用支出，只能通过两种方式：减少数量或降低质量。显然，这在当前的社会环境和政治目标下，是不被许可的。因此，构建有效的激励机制是所有中国医疗卫生体制改革可行路径中的必然选择。

### 6.3.2 激励机制的基本框架

医疗服务机构由于自身的专业技术信息优势，在医疗服务过程中始终处于信息有利地位，会引发一定的道德风险。医疗产品又属于信任商品（credence goods）（Darby and Karni，1973），即卖方比买方拥有更多此类商品的信息，患者对就医诊疗过程中的检查和治疗只能被动接受。因此，医院及医生在医患关系中会利用自己的信息优势地位，为获得更多的期望收益而开出更多、更贵的药单，在普遍存在价格歧视时，经济条件差的患者便看不起病了，医患矛盾更趋激化[3]。对于"看病贵"问题，国内外学术界已普遍讨论。"看病贵"是个人体验，也是社会现象。

---

① 患者普遍存在的一种观念是：价格越高的药品，科技含量越高，疗效越好。患者经济承受能力越强，使用更贵药品的意愿越强，而社会保障水平越高，这一意愿越可能被强化。
② 2016年，湘雅二院就出现拒收长沙市非重症医保患者住院就医，仅提供门诊服务的情况，主要是因为市医保结算和合同谈判分歧的原因。
③ 在医生理性行为假定条件下，医疗价格并不取决于病情，而是患者的支付能力，医生按提成收益导致需求上升，在供给不变的情况下，需求曲线上移使均衡价格上调，受个人财富约束，低收入者退出医疗服务。

由于我国人口基数大，经济发展尚不充分，低效率的全民免费的医疗制度不可行，若医院缺乏有效市场竞争便没有提升专业技术水平的激励，更没有降低医疗成本和管理费用的动力，医疗服务水平则会偏离社会最优资源配置目标，更会导致社会公共医疗资源浪费。在信息不充分情境下，按"药单收益提成""科室收益提成"等不合理的医院绩效管理制度是造成"看病贵"问题的主要原因之一（马本江，2007），这种按"提成收益"的激励形式是"以药养医、以药补医"政策在公立医院运行过程中在执行层面的体现。在药品市场化发展过程中，政府实行医疗事业机构改革，对医院的财政补偿能力下降，医院已成为独立运营且具有私立创收激励的经济实体，在财政补偿不足的情况下，自负盈亏的医院只能通过"以药养医"实现收益补偿。为提升医院绩效，医院方只能鼓励医生和医师"多开药、开贵药"，从而变相提升医院、科室、医生的私有化收益，而医药公司所支付的"提成"最终都会被患者承担，这也加重了患者和社保支付机构的负担，对整个社会福利产生影响。因此，在医疗保险支付方式改革背景下，以委托-代理理论为基础，分析不同观测信息条件下，如何实现帕累托最优。

在展开分析前，我们需要了解一些问题：（1）医疗服务本质上是一种人力资本活动，人力资本假说条件是机会均等和相对能力均等的某种形式，或称为相对优势的均等。以效率为单位，每种职业长期劳动供给在工资率上有完全弹性，个人终身收入现值均等化。[①]假定生命周期收入增长且明瑟类型的统计收入函数成立，意味着医疗人力资本在现有就业市场中是趋于均等化收益，如果"处方提成收益"是普遍现象的话，若没有"处方提成"，其收益会低于均等化值。在政府有效管制下，不允许"拿回扣""收红包"，医生收入无法达到正常诊疗的影子价格，当获得低于保留工资的收入时，医生会离职以谋求更高收入，或消极怠工使实际收入和边际效用均衡，导致公共医疗产品无法有效供给。（2）为破解"以药养医"，需要对医院及医生进行激励，医院具有预算软约束的事业单位属性与自负盈亏的经济实体之间存在矛盾，一个组织既有效

---

① 差异均等化模式产生明瑟类型的统计收入函数：$\ln ai = \ln \varphi(si) + ui = \ln a0i + rsi + Ai$（$ui = Ai$，为个人绝对优势）。

益激励又具备公益属性本就是难题，但公立医院的薪酬制度改革和医保支付制度改革具有一定的启示：委托人只要通过设计一种合同契约，能够使代理人从该契约中获得预期收益改进，代理人不当行为的积极性就会降低（Tirole，1986）。（3）如果不考虑医院和医生之间存在的博弈关系，假定两者利益完全一致，在医疗服务供给委托-代理结构中，医院承担管理协调功能，医生作为服务供给人力资本，两者构成共同代理人，是以个人收益最大化为目标的完全理性人。

### 6.3.2.1 激励机制

（1）委托-代理关系。

我国医疗服务提供的主体多为公立医院，这些公立医院能够持续获得政府的资金支持，其核心目的不在盈利，并且能够得到一些社会组织和企业的资助和捐款。从医疗服务提供的规模来看，公立医院在我国医疗服务体系中拥有完全垄断地位，但也是众多医疗服务问题的矛盾多发地。此外，还有一些社区医院和卫生院，也存在少量营利性的私立医院。医疗服务系统的核心主体包括以下四类：医生、患者、举办者及其代理人。这四大群体在医院中存在复杂的利益交换关系。

具体而言，在医院的日常运行过程中，医疗资源在四个主体之间发挥着医疗资源与利益传输链条的作用，并且依托这种委托-代理关系实现医疗资源的传递。医院举办者要想为患者提供必要的服务，就需向医院发送委托任务，医院会进一步分解任务，将其委托给医生，得到委托信息的医生直接向患者提供诊疗服务。

（2）激励相容问题。

建立医疗服务体系和委托-代理关系的过程，亟待解决的就是委托-代理双方之间的激励相容问题。

Vickrey and Mirrlees（1996）提出的激励相容理论表明，在委托-代理关系中，委托人和代理人的利益目标不一致，并且存在不同程度的差异，由于两者间的利益差异和了解信息的渠道不同，两者之间还会存在信息不对称问题，同时受到不确定性因素的影响，代理人的行动可能偏离委托人的期望，这种行动的偏差实际上难以察觉，但是委托人又很难找到更好的途径对代理人进行有效约束。对此，委托人可以将自身利益与代理人利益捆绑在一起，这种利益"捆绑"机制能够进一步激励代理人作出符合委托人期望的行为，这样代理人作出的效用最大化行为实际上也满足了委托人的最大化利益要求，最终实现两者之间的激励相容。

为了能够让激励相容机制在实践中得到最大程度的发挥，Hurwicz（1973）提出了经济机制设计理论，该理论讨论的是个体可以自由选择、自由进行资源交换，但是在所得信息不完全并且个体间只能进行分散决策的背景下，是否能够设计出一项既能达到预期目标又能够对自身优劣进行比较的经济机制。20世纪六七十年代，Hurwicz提出了激励相容和显示性两大原理，为机制设计框架中的两大核心问题提供了解决方案。Hurwicz提出的激励相容制度设计将个人追求与社会追求结合起来进行考量，倘若一种制度安排能够让个体追求自利的行为与社会整体价值最大化的目标吻合，那么这样的制度安排就称得上是"激励相容"。

当前，受限于信息不对称，个体之间只能进行分散化决策。分散化决策无法直接被控制，只能借助间接控制的模式进行，激励机制就能够针对分散化决策进行有效安排。管理者在对分散化决策展开间接控制的时候，就可以充分利用激励机制激发个体按照设计者的期望行动并最终达到预期目标（田国强，2003）。

"显示性原理"是利用一些行为引导个体将真实的私人信息进行披露，进而使得信息不对称现象消除的理论基础。Hurwicz经过严密的研究论证，发现每一个诱使个体说假话的机制实际上都可以被更好的机制替代，这个替代的机制不仅能够引导人说真话，而且能发挥与之前机制相同的效果。换言之，只要我们设计的机制足够合理，行为人一旦选择说谎就会对自己不利，这种情况下行为人更倾向选择说真话来取代假话。尽管我们无法对每个行为人的私人信息有清晰的了解，但是可以通过机制设计让行为人更加理性地作出选择。以工分制年代为例，某地区农民的产出量难以估计，但是家庭联产承包责任制下这种估算问题却迎刃而解。公立医院内部运行是一样的道理，医务工作者的工作状态和工作量会因为其收入与创收指标相关而得到显著提升。

激励相容理论给我们的启示是：在对中国医疗服务体系展开研究时，需切实把握好委托-代理环节中的激励相容问题，此外还需对委托人和代理人之间客观存在的利益平衡问题进行密切关注。

详细的机制设计可分为三个主要阶段，第一阶段由委托人单向提出一种机制，具体的形式包括但不限于规则、契约以及最终分配方案等。进入第二阶段后，代理人需要根据委托人提出的机制完成执行工作，代理人可以根据自身实际情况判断是否接受委托人提出的机制。如果代理人拒绝，那么机制到此结束；如果接受，则进入第三阶段的博弈环节。在博弈环节中，代理人会在机制的约束下选择有利于自己的行为。为了能够获得最高收益，委托人只能对被"显示"的机制进行考虑。在这样的机制设计理论的指导下，存在于医疗服务市场中的两种市场失灵现象会被克服：一种是逆向选择问题；另一种是道德风险，一旦委托人的监督不到位，代理人（医生等）就会出现怠工、浪费等不良行为。

医院尤其是公立医院中存在的并非单一委托-代理关系，而是多重委托-代理关系。在这种多重委托-代理关系当中，医生在医院和患者之间扮演着一个双重代理人的角色，同时还肩负着两种不同的委托任务。一方面，医院委托医生向患者提供诊疗服务，确保医院的经济效益能顺利实现；另一方面，患者会委托医生为自己提供适宜的诊疗方案，医疗方案和医生的收入之间并无关联，但是医生给患者的开药量、患者需完成的检查项却与医生的收入挂钩。为此需要进一步协调医患双方存在的激励相容问题，运用经济机制设计理论对医患双方的关系进行分析，不难发现在医患关系中，医生是单一代理人的角色，因此医生的激励问题可以转为医生约束的最优化问题。目前，在国内医院的举办方面，政府发挥主导作用，医患关系中的医生群体可以视为"国家举办的公立医院医生"，这样一来医患之间存在的激励机制就可以更通俗地表达为对医生群体进行监管的效率问题。

6.3.2.2 控费机制

以下分析聚焦于医疗服务体系资源配置的三个关键环节及其关系，并对控费机制在医院运行过程中的具体表现进行深入讨论。

（1）资源配置过程。

医疗服务资源的配置过程主要包括三个关键环节：患者—医生环节、医生—医院环节以及医院—举办者环节。医疗服务体系的良好运作，需要这三个关键环节在医院内部形成紧密的联系。运用经济机制设计理论进行分析能够发现，患者、医生、医院以及举办者之间形成的三个环节首先应该在各自的环节内部达到平衡的状况，这是激励相容机制实现的前提条件；然后三个环节之间应相互匹配，这样才能够保证显示性原理能够顺利发挥作用，医生在这三个环节中有双重代理人的身份，既要为患者提供诊疗服务，又要受到监督和约束，只有这样医疗服务供给方才能与患者之间进行良性互动。

①患者—医生环节。患者前往医院就诊，医生根据患者情况为其提供医疗服务，医生和患者之前首先形成一种委托-代理关系，这种关系从经济学视角还可以理解为供需关系，市场经济中的供给理论和消费者行为理论在这里仍发挥作用。但是在使用这些经济学理论进行讨论的时候有必要进行解释说明，即患者以消费者的身份购买医疗服务时，医疗（医药）服务的价格不应简单地按照名义市场价格测得，决定患者消费行为的是其当前能够承担费用的实际水平。

在具体的交易过程中，医生可以通过向患者提供医疗服务获得收入。在交易过程中，医生可以通过是否提供适宜的医疗服务向患者施压；患者在购买药品和服务项目时，也可以根据不同支付价格水平下自身的支付意愿差异给医生施压。医患双方在这种博弈过程中，患者不但希望能够得到医生提供的诊疗服务，同时还希望医生能够合理控制自身医疗费用的支出，而患者对医生的主要约束手段就是"支付意愿"。

②医生—医院环节。这一环节中，医生的身份是医院内部员工。医院可以通过委托人的身份向医生发出双重要求：一方面要求作为代理人的医生为患者提供优质诊疗服务，确保医院的经济效益；另一方面医生还应尽可能向患者提供优质的服务，保证医院的竞争能力。这种激励有可能促使医生为患者提供更加高效廉价的诊疗服务，但是这种激励机制同样可能诱导医生对患者进行过度治疗；医生既能够对医院给予的奖励、提拔等正面管理机制作出积极的回应，例如勤奋工作、对医院保持忠诚；也能够对医院的低薪酬等负面管理机制作出消极回应，例如怠工或者跳槽等。

③医院—举办者环节。政府是公立医院的举办者。不管采取何种治

理方式，医院和举办者之间的委托-代理关系都无法回避。政府会向医院院长下发任务，根据委托-代理理论，院长应在医院内部采取有效措施进行管理，完成委托人布置的任务。举办者（委托人）还能够通过向医院拨款、保证员工收入等途径激励医院提供适宜的医疗服务，完成控费任务；医院可以通过提高诊疗费用、推诿患者的方式对举办者施加压力。举办者需以委托人的身份将切实可行的任务交付给代理人，代理人在完成委托方的任务过程中，只有委托人提供的环境约束同自身目标一致时，才能够出现激励相容的情况。

（2）各环节间关系。

患者在医院与医生之间的激励机制中扮演重要角色。医院对于医生的激励机制主要表现在医生的绩效考核指标上，确定考核指标的基准点有赖于医患博弈的实际结果，基准点的形成离不开三大关键因素。一是患者面对医疗服务的实际消费能力和支付意愿。患者一般难以接受超出自身支付能力和支付意愿的诊疗服务，而这在很大程度上取决于患者实际需要负担费用的水平。对已经参加医疗保险的患者而言，实际的医疗费用水平不仅和医疗服务的名义市场价格有关，还受到医保报销水平的影响。对于没有医保的患者而言，其需要承担的实际医疗费用就是医疗服务的名义市场价格。当前全民医保已经基本实现，医疗（医药）服务名义市场价格也一直处于十分稳定的状态，这种背景下对患者支付意愿产生影响的就是医保封顶线、报销水平。患者的支付意愿又会最终对医院内部医生绩效考核的基准点产生影响。约束作用的整体传递链条表现为：支付方式—患者实际的承担费用—患者支付能力和支付意愿—基准点。可见支付方式会对医患之间的博弈产生重要影响，这就让我们找到控费机制的关键点。二是医院对医生进行考核的方式，医院采取不同的考核方式会使医生产生不同的营利动机。三是医疗服务或医药在患者所在地的平均费用，这也会对名义市场价格与医保支付方的支付意愿产生影响。举办者会将多目标的任务交付给医院，不仅希望医院能够为患者提供优质的医疗服务，还要求医院尽可能控制患者的费用支出，并自行谋求发展。医院院长为了确保医院的良好运营，势必会采取一些偏离甚至背离举办者目标的方式，公立医院更是如此。事实上，在医院无法获得全额拨款的情况下，为了保证医院的日常运营，几乎每个医院院长都会不得已采取一些措施进行牟利。如果委托人（政府）不仅要求代理人（医院）维持医院日常运行，还要为患者提供优质的诊疗服务，同时又杜绝代理人牟利，最终将导致医院内部管理改革走向牟利或者怠工。

在医院的日常运作过程中，治理结构的平衡性不足会从三方面导致甚至是强化医院的牟利机制，让"看病贵、看病难"的现象愈发严峻。

首先，如果财政对医院的支持力度有限，为了维持医院的日常运作，医院就不得不启动牟利机制。其次，牟利机制启动后会显著提高医疗行业的标杆，这势必会加重"看病贵、看病难"的问题，而牟利机制会在这一过程中不断强化。现行政策体系下，医院能够采取的最优策略就是启动牟利机制供医生、养医院。医院需要具备一定的财力来留住优质人才，进而确保医务人员队伍的稳定。此外，为了提高诊疗条件，医院还可以购置更为先进的医疗设备，以吸引更多患者前来就诊并从中牟取更多利益。一旦各医院之间开始竞争高水平医生和患者规模，医疗行业的整体标杆也会同步上升。标杆医院的出现也会让非标杆医院找到跟进费用水平的借口，提高自身的医疗费用水平。最后，举办者赋予医院院长的权力有限。以医院的任聘制度为例，公立医院可以结合自身实际聘用医生，但是对于医院内部有编制的医生，医院不具备辞退的权力。这样医院无法通过辞退内部的冗余人员来缩减不必要的开支，这也是导致医院牟利的一个内部制度因素。

综上，公立医院改革沿循着"管办分开"的方向实际上会与预期目标发生偏离。倘若不能合理调整治理结构，举办者和医院之间的激励相容就无法实现，那么举办者的多重目标与医院的单一目标之间就无法保持一致，激励相容的约束机制自然无法发挥有效作用。这样一来，无论哪种形式的"管办分开"都无法解决医院的两难境地，并且也都无法对医院进行有效约束。

支付方作为主体的监管模式会对医患双方的博弈产生影响。医保支付方式实际上就是患者对所获得医疗服务进行支付的具体形式。这种支付方式的选择从表层来看只是一个技术性问题，但是深入探究就会发现这种选择本身就涉及买卖双方利益之间的博弈。通过这样的博弈形式，双方在商品和服务的数量、质量以及价格等不同方面都能够获得共赢。医患博弈的实现离不开支付方式提供的基本制度保障，支付方式作为一项政策工具具有开放式特征，可以根据不同的政策目标选取不同的政策工具。支付方可以对报销水平进行调整来实现对患者行为的约束，还能通过决策定点资质的方式进行，从而间接约束医生的诊疗行为。在公立医院具备同盟性质的背景下，对参加保险的患者而言，一旦在支付过程中对患者的约束不足，医疗机构对支付方施压的可能性会更高，支付方想获得恰当的基准点就会十分艰难。要想发挥"显示性原理"的作用，就需要对患者进行严格约束，让医院同盟瓦解。对于参保的患者而言，同样能够以现场博弈和后期审查账单的方式对医院行为进行监督。值得一提的是，在具体的惩罚途径方面，除了放弃消费医疗服务，患者还会通过医闹等不良行为对医院进行惩罚，更甚者会对医护人员施暴。

支付方式对于医疗服务体系内部激励机制的运行意义重大。如果把支付方式的目标定位为控制医疗费用，那么上述的其他各类激励机制都能够视为医疗服务体系的内部约束机制。

综上所述，控费机制贯穿中国公立医院的整个运行过程。在这个过程中，医患博弈是整个医院运行中最为基础的环节，要想在医院的运行过程中对医疗费用进行有效控制，就必须对各环节中的主体及其特征有清晰的认识，只有这样才能确保对由此引发的其他相关问题有清晰准确的判断。

### 6.3.3 激励与支付方式变革

医疗市场具有特殊性（Arrow，1963；Stieglitz，1998），信息不对称是其主要特征。政府、医院、第三方和患者间的相互作用构成了医疗服务中的多重委托-代理关系，不对称信息前提下的多重委托-代理关系会加剧市场失灵，导致供方诱导需求和医疗费用上涨。Roemer and Shain（1959）研究发现，在医疗服务价格等因素不变的情况下，医院床位的增加会导致床位利用率上升，即医院的病床数和患者住院时间有着显著的正相关关系。"只要有病床，就有患者"，这一医疗服务领域内的供给诱导需求（SID）现象被称为罗默法则。如果供给诱导需求现象普遍存在，则偏移后的需求曲线无法真实反映患者享受医疗福利的效用水平，而政府医疗服务的价格管制措施也会失效，导致医疗资源的严重浪费，政府在医疗保健方面的支出与补贴会更多流向供给方，这有悖于社会基本医疗服务的"公益性"原则。虽然这一论断中的供需关系描述可能存在虚假相关，医疗需求随经济、社会发展无限上升，供给可能只是满足部分有效需求，但罗默法则却给了我们一定的启示：在医疗产品有限供给和信息不充分条件下，委托-代理关系中存在一定的道德风险。

委托-代理关系的中心问题是"保险"（insurance）和"激励"（incentive）的权衡问题（trade-off）。当代理人拥有充分信息的情况下，委托人可以有效观察代理人的行动水平，并依据代理人的行动水平实施激励，最优风险分担和帕累托最优努力水平是可以实现的。但是，由于医疗服务过程中存在严重的信息不对称，医院和医生的行为及行动水平很难被有效观测，委托人只能通过观测部分诊疗过程及结果的有关指标，并以此为依据实施激励，不能通过某种"强制合同"迫使代理人完全按委托人的意愿进行"合意"行为。此条件下，激励相容约束是有作用的，委托人可以依据某类标准确定激励合同，该合同需满足代理人参与约束和激励相容约束，并以自己的期望效用最大化为目标。社会医疗保险支付方式变革实际上是对医疗产品及服务供给过程中的代理人确定一种激励合同。显然，现付制支付方式并不能满足代理人的参与约束，因为代理人的预期收益是固定的，医院和医生的预期收益并没有受到合同的激励，该支付方式的激励效果明显小于代理人拒绝接受合同的激励。因此，现付制会导致过度诊疗、低效服务等情况的出现。预付制支付方式通过总额付费、自主控制的形式允许代理人通过风险分担、拥有费用盈余自主支配权，代理人的预期收益依据代理人行动水平变化，可以同时满足代理人的参与约束和激励相容约束，预付制方式通过激励合同对代理人选择"合意"行动产生激励。

医疗保险预期支付系统（Prospective Payment System，PPS）的设计初衷是控制医疗费用（廖藏宜，2018），医疗费用控制主要包括供给方控制和需求方控制两个方面。需求方控制主要通过医疗保险起付线、分级报销比例等方面实现，但这是以降低医疗保障水平为代价的；供给方控制主要是通过合理的管制方式实现，抑制不合理医疗费用的增长。因此，合理控制医疗费用应以供给方控制为核心。20世纪80年代以来，发达国家逐渐改变传统的以投入为衡量基础的费率管制方式，转向以绩效为核心的产出或结果衡量指标实施管制。1983年美国联邦政府最早在医疗照顾计划（Medicare）中实行"按病种预付诊疗费用"（diagnosis related groups，DRGs）机制，这种机制的核心内容是：（1）疾病按诊疗费用分组；（2）疾病费用组平均诊疗费用估算；（3）按病种给医院支付诊疗费用。相关研究也表明，DRGs及PPS付费机制对医疗服务机构降低成本具有激励作用（Guterman and Dobson，1986；Desharnais，1988；Feinglass and Holloway，1991；Hodgkin and Mcguire，1994；Meltzer et al.，2002）。总体来看，医疗保险支付方式变革会对医院和医生的行为产生激励，当费用支付方式具有充分信息时，预付制从经济行为上是具有激励效用的，代理人的收益能够保证不低于其提供正常医疗服务的预期；在不充分信息条件下，施行预付制能够保证代理人可以保留成本节约盈余，供需双方激励平衡的成本最小化，可以缓解供需矛盾。OECD主要发达国家采用预付制改革后的实际经验也表明，医疗成本确实有所降低，医疗服务费用也得到了有效控制。

### 6.3.3.1 基本模型

本书第三部分是在Holmstrom and Milgrom（1987）的模型框架基础上，通过构建模型，不考虑医疗机构的公共属性和其他特殊性[1]以及外在激励的挤出效应[2]，仅以最优激励合同为出发点，考虑如何实现委托人的最优风险分担和适宜激励结果。

委托-代理理论的主要内容是讨论在信息不充分条件下，委托人通过部分可观测信息来设计激励合同，激励代理人选择符合委托人要求和

---

[1] 由于组织功能、价值取向和服务对象的特殊性，公共部门激励问题比私人部门更复杂（Dixit，2002；黄再胜，2005；Heinrich & Marschke，2010），迪克西特（Arinash Dixit）归纳了公共部门激励不同于私人部门的四大显著特征：一是多维任务（Multiple Tasks）；二是多重委托人（Multiple Principals）；三是缺乏竞争（Lack of Competition）；四是积极的代理人（Motivated Agents）（Dixit，2002）。

[2] 工资、福利等外部激励可能挤出公共意识的内在激励（Titmuss，1971）。

利益的行动。激励合同必须包含对代理人具有激励性的报酬契约，其核心是激励相容约束和参与约束。激励相容约束是指委托人设计激励机制，依据观察有效甄别代理人行动水平的信息予以激励。参与约束则指委托人通过非强制性合意契约，使代理人在契约行动中最低效用获得不少于其保留效用或边际收益。一个好的公共医疗制度应保持在"公益性"且合理竞争的前提下，防止机会主义行为和道德风险，以实现社会最优福利水平。

虽然委托-代理模型为非充分信息情境下的帕累托最优合同而建立的，但充分信息下的最优合同分析对认识委托-代理关系的实质具有基础性作用。在前文理论基础上，假设$a$为反映代理人努力水平的一维连续变量，产出函数为$a=\pi+\theta$，$\theta$是外生不确定因素，$\theta$是满足均值为0，方差为$\sigma^2$的正态随机变量。$E\pi=a$，$var(\pi)=\sigma^2$，代理人的行动水平完全决定产出均值，但对产出方差不具有影响。若委托人具有风险中性特征，代理人是有风险规避的。设立线性协议：$s(\pi)=\alpha+\beta\pi$，$\alpha$是代理人的固定收益，$\beta$是代理人分享的产出份额，产出$\pi$与代理人的报酬$\beta$线性相关。如果$\beta=0$，则代理人不会承担任何风险；$\beta=1$，则代理人将承担所有风险。因为假定委托人是风险中性的，线性合同$s(\pi)=\alpha+\beta\pi$条件下，委托人的期望效用和期望收益相等，即：

$$Ev(\pi - s(\pi)) = E(\pi - \alpha - \beta\pi) = -\alpha + (1 - \beta)a \qquad (6.1)$$

假如代理人属于不变绝对风险规避者，其效用函数$u = -e^{-\rho\omega}$，$\rho$衡量绝对风险规避度，$\omega$是代理人的实际货币收入。如果代理人的努力成本$c(a)$相当于货币成本，即$c(a) = ba^2/2$，$b$代表成本系数且大于0；$b$越大，$a$的负效用越大。代理人的实际收入为：

$$\omega = s(\pi) - c(a) = \alpha + \beta(a + \theta) - \frac{1}{2}ba^2 \qquad (6.2)$$

确定性等价收入为：$E\omega - \frac{1}{2}\rho\beta^2\sigma^2 = \alpha + \beta a - \frac{1}{2}\rho\beta^2\sigma^2 - \frac{1}{2}ba^2$

假定$E\omega$表示代理人的预期收益、$\rho\beta^2\sigma^2/2$表示其风险成本。若$\beta = 0$，风险成本为0。代理人的预期效用最大值考验等于其确定性等价收入的最大值，即：

$$Eu = -Ee^{-\rho\omega} = \alpha + \beta a - \frac{1}{2}\rho\beta^2\sigma^2 - \frac{1}{2}ba^2 \tag{6.3}$$

定义代理人的保留收入水平为 $\overline{\omega}$，若 $\overline{\omega}$ 大于确定性等价收入，代理人会拒绝参与协议。代理人的参与约束为：

$$\alpha + \beta a - \frac{1}{2}\rho\beta^2\sigma^2 - \frac{1}{2}ba^2 \geqslant \overline{\omega} \tag{6.4}$$

#### 6.3.3.2 对称信息条件

假定在充分信息条件下，委托人能够有效观测到代理人的行动水平 $a$，由于任意 $a$ 可通过满足参与约束（IR）的强制合同达成，则没必要制定激励约束（IC），最优协议可以通过委托人选择 $(\alpha, \beta)$ 和 $a$ 来实现：

$$\max_{\alpha,\beta,a} Ev = (1-\beta)a - \alpha \tag{6.5}$$

$$s.t.(IR)\alpha + \beta a - \frac{1}{2}\rho\beta^2\sigma^2 - \frac{1}{2}ba^2 \geqslant \overline{\omega} \tag{6.6}$$

根据式（6.5）、式（6.6），上述最优化问题可表示为：

$$\max_{\alpha,\beta,a} a - \frac{1}{2}\rho\beta^2\sigma^2 - \frac{1}{2}ba^2 - \overline{\omega} \tag{6.7}$$

由于 $\overline{\omega}$ 是已经确定的，式（6.7）的含义为委托人以最大化总的确定性等价收入减去代理人努力的成本。

可得式（6.7）的最优化条件为：$a^* = \frac{1}{b}$；$\beta^* = 0$

则帕累托最优合同为：

$$a^* = \overline{\omega} + \frac{1}{2}b(a^*)^2 = \overline{\omega} + \frac{1}{2b} \tag{6.8}$$

通过上述分析，在信息充分条件下，既然委托人是风险中性的，而医院和医生作为代理人是风险规避特征的，帕累托最优风险分担合同实际上是要求代理人不需要承担任何风险（$\beta^*=0$），代理人的收益是完全由委托人支付的，等于代理人的保留工资和努力水平 $a$ 的成本，最优的 $a$ 水平要求其边际期望收益等于其边际成本，即 $ba=1$，$a^*=1/b$。因为信息对称条件，代理人认识到只要委托人观察到代理人行为水平为 $a<1/b$，就一定会选择向其支付 $\alpha < \overline{\omega} < \alpha^*$，进而代理人无论在何条件中都会选择 $a = 1/b$。那么，只要拥有充分信息，风险和激励问题便可独立解决，帕累托最优风险分担和最优努力水平也可以同时实现。

推论 1：如果信息不充分，代理人的行动水平 $a$ 不能被委托人有效观测，上述帕累托最优合同便不能实现。因为给定的 $\beta=0$，对委托人最优的 $a$ 水平对代理人并不是最优的，代理人有可能选择降低 $a$ 水平以改进自身的福利水平。代理人为逃避委托人的追责和惩罚，会故意将不良结果的出现归咎于外生因素的影响，而委托人并不能有效观测到 $a$ 水平，也就无法准确判断不良结果是否与代理人的 $a$ 水平有关，这就是"道德风险问题"，即：$a = \beta/b \Rightarrow a = 0$。当代理人的预期收益与其产出无关，没有相应的激励性收益保留，代理人便只会选择 $a = 0$，而不是 $a = 1/b$。

### 6.3.3.3 不对称信息条件

在信息不充分条件下，假定委托人无法有效观测到代理人的努力水平 $a$，由于给定 $(\alpha, \beta)$，则代理人的激励相容约束 $IR$：$a = \beta/b$，委托人收益的最优化问题是选择 $(\alpha, \beta)$，解下列最优化问题：

$$\max_{\alpha\beta} - \alpha + (1 - \beta)a \tag{6.9}$$

$$s.t.(IR)\alpha + \beta a - \frac{1}{2}\rho\beta^2\sigma^2 - \frac{1}{2}ba^2 \geqslant \overline{\omega} \tag{6.10}$$

$$(IC)a = \frac{\beta}{b} \tag{6.11}$$

最优化问题可表示为：$\max_{\beta} \dfrac{\beta}{b} - \dfrac{1}{2}\rho\beta^2\sigma^2 - \dfrac{1}{2}b(\dfrac{\beta}{b})^2 - \overline{\omega} \tag{6.12}$

一阶条件为：$\dfrac{1}{b} - \rho\beta\sigma^2 - \dfrac{\beta}{b} = 0$，$\beta = \dfrac{1}{1 + b\rho\sigma^2} > 0 \tag{6.13}$

由式（6.13）可知，代理人有必要承担一定的风险，$\beta$ 为 $b$，$\rho$，$\sigma^2$ 的递减函数。也就意味着，代理人越是倾向于规避风险，其产出 $\pi$ 的方差 $\sigma^2$ 越大，代理人努力水平 $a$ 越小，其分担的风险越小。当代理人具有风险中性特征（$\rho = 0$），则委托人最优协议要求代理人承担全部风险，即 $\beta = 1$。这是因为 $a = \beta/b$，$b$ 越大，意味着最优的 $a$ 越小，委托人诱使代理人选择同一水平要求分享的产出份额 $\beta$ 越大，委托人更倾向于选择较低的努力水平以获得风险成本的节约。

在信息不充分情境下，会产生代理成本：风险成本和激励成本。风险成本是无法实现帕累托最优风险分担所造成的福利净损失；激励成本是因代理人较低努力水平所导致的预期产出净损失减去努力成本的节省。

当代理人的努力水平信息无法被有效观测时，代理人承担的风险 $\beta = 1/(1 + b\rho\sigma^2)$，风险成本为：

$$\Delta RC = \frac{1}{2}\beta^2\rho\sigma^2 = \frac{\rho\sigma^2}{2(1 + b\rho\sigma^2)^2} > 0 \qquad (6.14)$$

委托人可激励代理人的最优努力水平为：

$$a = \frac{\beta}{b} = \frac{1}{b(1 + b\rho\sigma^2)} < \frac{1}{b} \qquad (6.15)$$

期望产出净损失为：

$$\Delta E(\pi) = \Delta a = \frac{1}{b} - \frac{1}{b(1 + b\rho\sigma^2)} = \frac{b\rho\sigma^2}{1 + b\rho\sigma^2} > 0 \qquad (6.16)$$

努力成本净节约为：

$$\Delta C = \frac{1}{2b} - \frac{1}{2b(1 + b\rho\sigma^2)^2} = \frac{2\rho\sigma^2 + b(\rho\sigma^2)}{2(1 + b\rho\sigma^2)^2} \qquad (6.17)$$

总激励成本为：

$$\Delta E(\pi) - \Delta C = \frac{b(\rho\sigma^2)^2}{2(1 + b\rho\sigma^2)^2} > 0 \qquad (6.18)$$

总代理成本为：

$$AC = \Delta RC + (\Delta E(\pi) - \Delta C) = \frac{\rho\sigma^2}{2(1 + b\rho\sigma^2)^2} > 0 \qquad (6.19)$$

推论2：代理人具有风险中性特征时，最优协议要求代理人承担全部风险，代理成本为零，代理人分享所有的产出份额，帕累托最优风险分担和最优激励都可以实现，且代理成本会与代理人的风险规避度 $\rho$ 和期望产出的方差 $\sigma^2$ 同步上升。因此，为降低代理成本，实现最优激励，代理人必须承担风险，即代理人的收益中必须含有激励性风险收入。

### 6.3.3.4 "标尺"的引入

前述研究表明代理人为逃避责任可能将不良结果归咎于其他外生不确定性因素影响，而组织的产出结果并非充足统计量，不良结果的出现有可能是代理人"道德风险问题"导致，也可能是其他外部因素引起。将某一可观测变量 $\kappa$（假定 $\kappa$ 是其他机构的医疗服务费用）引入激励合同，$\kappa$ 与外生不确定因素 $\theta$ 有关，则对同一环境条件下代理人的激励不仅要依据本组织的运营成本，还要考虑其他组织的成本情况，即"标尺竞争"①。

假定可观测变量 $\kappa$ 具有正态分布特征，其均值为零，方差为 $\sigma_\kappa{}^2$，则：

$$s(\pi,\kappa) = \alpha + \beta(\pi + \gamma\kappa) \tag{6.20}$$

$\beta$ 为激励强度，$\gamma$ 为代理人收入和 $\kappa$ 的关系。如果将可观测变量 $\kappa$ 引入合同，则代理人的确定性等价收入为：

$$\alpha + \beta a - \frac{1}{2}\rho\beta^2\mathrm{var}(\pi + \gamma\kappa) - \frac{1}{2}ba^2$$
$$= \alpha + \beta a - \frac{1}{2}\rho\beta^2(\sigma^2 + \gamma^2\sigma_\kappa{}^2 + 2\gamma\mathrm{cov}(\pi,\kappa)) - \frac{1}{2}ba^2 \tag{6.21}$$

对于任意的给定支付协议 $s(\pi,\kappa)$，代理人选择努力水平 $a$ 最大化其自身的确定性等价收入。最优化一阶条件为：

$$a = \frac{\beta}{b} \tag{6.22}$$

由此可见，可观测变量 $\kappa$ 与 $a$ 无关，$\gamma$ 不会对代理人的努力水平选择产生影响。

委托人的期望收入为：

$$E(\pi - \alpha - \beta(\pi + \gamma\kappa)) = -\alpha + (1 - \beta)a \tag{6.23}$$

将条件式（6.22）代入式（6.23）中，从而得出委托人最优化收益，可表示为：

$$\max_{\beta,\gamma}\frac{\beta}{b} - \frac{1}{2}\rho\beta^2(\sigma^2 + \gamma^2\sigma_\kappa{}^2 + 2\gamma\mathrm{cov}(\pi,\kappa)) - \frac{1}{2b}\beta^2 - \overline{\omega} \tag{6.24}$$

最优化一阶条件为：

$$\frac{1}{b} - \rho\beta(\sigma^2 + \gamma^2\sigma_\kappa{}^2 + 2\gamma\mathrm{cov}(\pi,\kappa)) - \frac{\beta}{b} = 0 \tag{6.25}$$

$$\gamma^2\sigma_\kappa{}^2 + \mathrm{cov}(\pi,\kappa) = 0 \tag{6.26}$$

因可观测变量 $\kappa$ 与期望收入无关，选择 $\gamma$ 仅使委托人风险成本最小化。可得：

$$\beta = \frac{1}{1 + b\rho(\sigma^2 - \mathrm{cov}^2(\pi,\kappa)/\sigma_\kappa{}^2)} \tag{6.27}$$

$$\gamma = -\frac{\mathrm{cov}(\pi,\kappa)}{\sigma_\kappa{}^2} \tag{6.28}$$

① "标尺竞争"具有相对性，这种相对性可能产生两种负效应：一是不同机构内的代理人之间可能产生合谋，大家可能都默契地选择低水平活动，获取相对高收益；二是代理人相互间的恶性竞争，产生低水平服务质量供给。

其中，$\sigma^2 - \text{cov}^2(\pi,\ \kappa)/\sigma_\kappa^2 \geq 0$，$0 < \beta < 1$。

根据式（6.27）、式（6.28），若 $\pi$ 和 $\kappa$ 不相关，则 $\kappa$ 不能反映 $a$ 的信息，$\text{cov}(\pi,\ \kappa) = 0$，$\gamma = 0$，$\kappa$ 就不会进入协议，$\beta = 1(1 + b\rho\sigma^2)$，与式（6.13）相同。

推论 3：若 $\pi$ 与可观察变量 $\kappa$ 正相关，$\text{cov}(\pi,\ \kappa) > 0$，$\gamma < 0$，$\kappa > 0$ 意味着外部环境条件较有利，$\pi$ 可能意味着代理人的运气较好，而与其行动水平无关；$\kappa < 0$ 意味着外部环境较差，$\pi$ 可能更多反映代理人的行动水平，出现有利的外部环境条件时减少对代理人的收益支付，出现不利的外部环境条件时则增加对代理人的收益支付。假定 $\pi$ 与可观察变量 $\kappa$ 负相关，$\text{cov}(\pi,\ \kappa) < 0$，$\gamma > 0$，$\kappa < 0$ 意味着不利的外部环境条件，$\kappa > 0$ 意味着较有利的外部环境条件，$\kappa < 0$ 时则减少对代理人的收益支付，$\kappa > 0$ 时则增加对代理人的收益支付。

通过式（6.27）和式（6.13）的比较可以发现，如果 $\pi$ 和 $\kappa$ 相关，只要将可观测变量 $\kappa$ 引入协议中，代理人所分享的剩余份额和协议的激励强度都将会提高，代理人承担的风险将会减少：

$$\beta = \frac{1}{1 + b\rho(\sigma^2 - \text{cov}^2(\pi,\kappa)/\sigma_\kappa^2)} > \frac{1}{1 + b\rho\sigma^2} \tag{6.29}$$

$$\text{var}(s(\pi,\kappa)) < \frac{\sigma^2}{(1 + b\rho\sigma^2)^2} = \text{var}(s(\pi)) \tag{6.30}$$

也就意味着，只要 $\kappa$ 和 $\theta$ 相关，将可观测变量 $\kappa$ 引入协议中，代理成本就会减少。那么，在 $s(\pi,\ \kappa)$ 条件下，引入可观测变量 $\kappa$ 与充分信息条件相比较，风险成本为：

$$\Delta\text{RC} = \frac{1}{2}\rho\text{var}(s(\pi,\kappa)) = \frac{\rho(\sigma^2 - \text{cov}^2(\pi,\kappa)/\sigma_\kappa^2)}{2\left[1 + b\rho(\sigma^2 - \text{cov}^2(\pi,\kappa)/\sigma_\kappa^2)\right]^2} \tag{6.31}$$

期望产出的净损失为：

$$\Delta\text{E}(\pi) = \Delta a = \frac{1}{b} - \frac{\beta}{b} = \frac{\rho(\sigma^2 - \text{cov}^2(\pi,\kappa)/\sigma_\kappa^2)}{1 + b\rho(\sigma^2 - \text{cov}^2(\pi,\kappa)/\sigma_\kappa^2)} \tag{6.32}$$

努力成本的净节约为：

$$\begin{aligned}\Delta\text{C} &= \frac{1}{2b} - \frac{1}{2b\left[(1 + b\rho(\sigma^2 - \text{cov}^2(\pi,\kappa)/\sigma_\kappa^2)\right]^2} \\ &= \frac{2\rho(\sigma^2 - \text{cov}^2(\pi,\kappa)/\sigma_\kappa^2) + b\left[\rho(\sigma^2 - \text{cov}^2(\pi,\kappa)/\sigma_\kappa^2)\right]^2}{2\left[(1 + b\rho(\sigma^2 - \text{cov}^2(\pi,\kappa)/\sigma_\kappa^2)\right]^2}\end{aligned} \tag{6.33}$$

总激励成本为：

$$\Delta E(\pi) - \Delta C = \frac{b[\rho(\sigma^2 - \text{cov}^2(\pi,\kappa)/\sigma_\kappa^2)]^2}{2[(1 + b\rho(\sigma^2 - \text{cov}^2(\pi,\kappa)/\sigma_\kappa^2)]^2} \tag{6.34}$$

总代理成本为：

$$AC = \Delta RC + (\Delta E(\pi) - \Delta C) = \frac{\rho(\sigma^2 - \text{cov}^2(\pi,\kappa)/\sigma_\kappa^2)}{2[(1 + b\rho(\sigma^2 - \text{cov}^2(\pi,\kappa)/\sigma_\kappa^2)]} \tag{6.35}$$

将式（6.34）、式（6.35）和式（6.18）、式（6.19）相比较，可发现将可观测变量 $\kappa$ 引入协议后，风险成本、激励成本降低了，意味着总代理成本得到有效降低。只有当 $\pi$ 和 $\kappa$ 不相关，即 $\text{cov}(\pi, \kappa) = 0$ 时，代理成本才会相同。

推论4：在不充分信息条件下，当委托人观测成本较低且不大于代理成本时，只要在激励协议中引入任意包含关于 $a$ 和 $\theta$ 的有效信息可观测变量，就能够有效降低代理成本，但前提是观测成本不能高于代理成本。

理论上，在信息充分条件下，帕累托最优风险分担合同实际上是要求代理人不需要承担任何风险，风险和激励问题都可独立解决，帕累托最优风险分担和最优努力水平也可以同时实现。如果信息不充分，代理人的努力水平不能被委托人有效观测，帕累托最优合同便不能实现，代理人有可能选择降低努力水平以改进自身的福利，或为逃避追责和惩罚而形成"道德风险"问题，产生了代理成本。代理人具有风险中性特征时，最优协议要求代理人承担全部风险，代理成本为零，代理人分享所有的产出份额，帕累托最优风险分担和最优激励都可以实现。因此，为降低代理成本，实现最优激励，代理人必须承担风险，即代理人的收益中必须含有激励性收入。

实际上，如果考虑到社会基本医疗服务的"公益性"特征，委托-代理理论并不是完全适用的，主要原因是公益性原则与完全理性假设相悖。但是，委托-代理的激励理论对我国医疗保险支付方式改革具有一定的启示。首先，医疗保险现付制方式实际上是由委托人即医疗保险机构承担全部风险，医院和医生不承担任何风险，无论产生多少医疗费用，均由医疗保险负担，医院和医生总会选择最有利的行动使自己效用水平最大化，如过度增加诊疗项目或降低服务水平，医院和医生不可能通过降低自己的效用水平来选择符合委托人利益的"合意"行动，现付制并不能对医院和医生产生激励。其次，按人头或床位付费等方式在信息不充分条件下，会导致供方产生"道德风险"问题的可能，也具有较高的风险成本和激励成本，帕累托最优是不可能实现的。采用DRGs-PPS付费机制，一方面，通过病组诊断识别和诊疗数据分析，可以增加委托人信息收集和识别能力，在一定程度上降低信息不对称，而其中的风险分担原理更有可能减少代理人的激励相容约束；另一方面，DRGs-PPS机制通过引入外生因素，以其他医院和医生的诊疗技术、方式、收费等因素构建"标尺"，以标准化方式平均医疗费用和医疗服务成本，判断不同医院及医生的行为水平，并以此为依据实施激励，从而能够有效降低代理成本。结合相关理论和社会医疗保险支付方式改革实际，通过理论及模型分析认为：DRGs-PPS机制通过有效风险分担和激励约束有利于实现帕累托改进。这也为我国医疗卫生体制改革中的医疗保险支付方式变革提供实证的支持。

## 6.4 协同治理与医疗服务供给优化

### 6.4.1 社会参与的外部治理机制

改革开放的40多年历程中，我国政府一直在医疗卫生体制领域中探索引入一系列的管制措施：对医生行为进行约束，对医疗服务及药品价格实施控制。但由于公共医疗服务市场具有信息不对称和垄断性特征，当政府以"控费"和"降负"为目的的管制政策逐渐强化时，医疗系统中部分参与人的行为会出现扭曲现象。在医疗服务价格管制政策下，医护人员的劳务价格被政策"锁定"，其薪酬回报往往低于预期价格。医务人员作为医疗服务的直接提供者，为弥补因政府管制政策所造成的收益损失，往往会倾向"医药合谋"而获得收益补偿；同时医院为维持自身正常运营，通常会默许各科室按处方或药单提成分利。地方政府为维持现有医疗秩序的稳定，或考虑到地方财政支出压力及官员政绩，往往对医院这种行为缺乏管制和监督，甚至少数人员可能因参与分利而为医院这类违规行为提供庇护，导致合谋利益集团俘获管制。正是由于"医生-医院-地方政府"这种非正式同盟关系已渗入整个社会的医疗体系中，政府以往的医疗管制改革政策在执行过程中往往收效甚微。

从实践来看，自"新医改"实施以来，我国在"三医联动"改革方面逐渐深入，公立医院综合改革全面启动，并着手建立科学的医疗服务管理体制和价格形成机制。但我国医疗卫生体系中的体制机制弊端已经根深蒂固，尤其是医疗服务过程中的医患信息不对称关系，由于政府的失当管制，更是衍化成了信息严重失衡的多重委托-代理关系。当产生医药合谋，陷入内部人控制的医疗机构的扭曲行为时，往往很难被监管者有效监督。如果监管者参与到合谋关系中，为合谋集团提供庇护，在缺乏有效的问责制情况下，监管权力便成为寻租工具和合谋庇护伞。因此，如何厘清中国医药卫生体系中相关主体的利益关系，探究各利益主体在资源配置过程中的利益选择和博弈行为，对于进一步深化医药卫生体制改革和破除体制机制弊端具有重要意义。

具体来说，在现行体制下，各级公立医院大多具有事业单位性质，其经营活动和人事任命多由上级主管部门审核决定。医院的核心职位一般具有行政级别，编内人员可在医院和行政机构间，由组织和人事部门相互选调或委任。这种体制间模糊的界限，让地方政府和医院间的官办关系更加紧密。地方政府作为医院的主办者和管理者，"既当运动员，又做裁判员"，很难发挥有效的监督作用。

由于利益集团的存在和体制缺陷，资源配置信息难以有效观察和证实。拥有资源配置权的组织（机构或个人），可能为了自身利益最大化而将资源配置给合谋的另一方，进而降低了生产效率，减少了社会总产出，对社会总福利可能产生不利影响。我国公立医院在医疗服务市场的主体作用虽然在一定程度上促进了资源的集中优化配置，但其垄断性特征也会导致医疗必需品的价格涨幅超过了人民群众的经济承受力。我国医疗体制改革的顶层设计是以社会公众利益最大化为决策目标，上级政府希望制定有效的政策来管制下级政府和医疗机构的行为，通过选择有效的治理机制达到资源的有效配置，并通过施行价格管制这一直接治理机制来达到抑制医疗费用不合理增长的目的。但这种管理机制可能存在超额负担的扭曲性税收成本，反而会刺激管制目标产品或可替代产品价格供求失衡。受制于道德风险的约束成本，过高的激励成本会影响直接治理的可行性和有效性。当医患矛盾、过度医疗等问题影响社会治理成本时，政府治理会被要求信息公开，以减少寻租空间，避免社会不公和资源错配以及降低社会治理成本。相比内部治理机制，信息公开的优势在于能够降低监督成本，提高监督效率，并监督信息的披露行为。因此，当医疗市场出现违规行为或分利集团庇护时，可以通过媒体监督吸引公众关注，并参与到政府治理的过程中，本书认为这是破解医疗服务治理困境的可行之道。

对于转轨国家，从计划经济向市场经济的过渡更易产生政府俘获。鞠春彦（2006）认为，解决政府俘获的可行路径是走民众共同富裕、民主、法治的善治道路，即改革是以民众的利益为导向的，通过制度安排来保障民众的基本利益，为社会公平、民主和法治提供法律、经济和社会基础。从利益集团的角度看，利益集团虽占用较多的公共资源，但其本身可能获得一定的增长空间，未必会影响社会总福利；但从政府角度来看，政府俘获的直接效应就是行政行为受到利益集团的配合和资助，利于行政目标实现（李琼、徐彬，2011）；地方官员获得下放的裁量权后，在"锦标赛"模式下，政府官员为实现与社会真实需求之间存在偏差的执政目标而获得政治晋升，消费者只能被动接受公共产品的超额供给，从而减少了公共产品和社会净福利效用。由于信息不对称，当缺乏有效的监督约束机制时，地方官员功利化的供给更会引致非政治性诱致式供给公共产品，出现合谋行为或系统性腐败（逯进，2006）。

2017年8月，国务院发布了《关于改革完善医疗卫生行业综合监管制度的指导意见》，明确医疗卫生机构应以公立医疗卫生机构为主导，而政府办公立医疗卫生机构不得与社会资本合作举办营利性机构。并且，公立医院所有收支全部纳入部门预算管理，适度控制规模，坚持公益性质。国家建立药物保障工作协调机制，制定药物政策，健全药品监测预警和短缺药品供应保障制度，统筹协调药品研发、生产、流通、使用、评价、监管工作，保障公民用药安全、有效、可及。由此可见，该意见所体现的政府治理逻辑实际上是对价格管制直接治理机制的进一步变革，尝试内部信息传递的"体制内监管"，但其弊端依然存在，如激励成本过高，存在监督者被俘获的风险。尤其当地方官员晋升锦标赛模式（周黎安、陶婧，2009）和保护主义影响地方税收及利益集团私利时，分利集团往往会为不当资源配置行为提供庇护，不当资源配置和寻租行为一般被视作惯例而免于惩罚，内部治理机制的效果和监督效率高度相关，治理机制可能失效。

与之相对应的是，借助媒体舆论和公众参与的"外部治理机制"来公开医疗机构的资源配置行为，可降低负担超额的扭曲性税收成本和道德约束成本，分利集团提供庇护行为的激励成本上升，所以上级政府减少媒体管制可以增加真实信息披露的激励（桂林、张琦、吴飞，2015）。舆论压力会使分利集团对其庇护行为不得不进行风险衡量，提高媒体信息观察效率可以减少被俘获的可能。特别是权威体制的刚性和"一刀切"的决策特点，拥有不对称信息的下级组织具有更大的"谈判"优势（Jensen and Meckling，1976；Wilson，1989），并在政策执行过程中具有相对独立性；而利益交织复杂的分利集团的庇护行为会导致层级间信息传递失灵。通过媒体开放能有效缓解权威体制和地方治理的矛盾，通过缩小有效治理范围和权威体制"负荷"，强化社会机制作用，将权力和利益置于阳光之下（韩平满，2012）。

医疗体制改革的核心及难点是利益关系问题，国外学者常以博弈论方法研究医疗服务过程中的过度诊疗和欺诈问题（Darby M R and Karni E，1973；Alger and Salanie，2006）。黄涛和颜涛（2009）通过信号博弈模型对患者诊疗过程中的过度医疗问题进行研究，引入消费者信息搜索决策和相应处罚机制可以抑制过度医疗。康益龙和王杉（2006）认为医患关系的核心是信任，医患矛盾的根源在于信任机制，而信任机制的缺失会导致医患矛盾的产生（黄瑞宝等，2014）。医患关系中的信息不对称会导致道德风险和逆向选择问题，进而降低了医疗市场运行效率（弓宪文等，2004）。吴建文等（2006）通过建立序贯均衡博弈模型分析信息不对称问题，通过医院专业化及医德评价机制解决药价虚高等问题。廖宇航（2015）建立医院、患者、政府三方博弈模型，从医疗服务供需关系和政府管制、调控角度，对医疗费用调控进行研究，控制医疗费用需满足激励相容原则的利益补偿机制，只有政府、医院与患者的目标函数趋于一致，才能实现三者利益均衡和社会效用最大化（向前等，2012）。实际上，我国医改困境产生的原因并非市场失灵，而是市场化改革并不十分有效，可以通过"第三方"购买，改变博弈局中人以实现纳什均衡，提高医疗服务透明度（谢子远，2005）。

因此，从我国医疗体制改革的实践进程来看，政府医疗服务治理实际上是在上述模式间的切换和发展，尽管我们期待社会医疗卫生体制中资源配置能更公平、更合理，但由于资源的稀缺性，效率始终是各级政府必须考虑的重要因素，而具有较强寻租能力的分利集团高度影响分配效率，更加剧了有限医疗资源配置的不公平，"看病难、看病贵"等问题始终悬而待决。虽然政府在医疗卫生体制改革中推出诸多新理念和新对策，民众对"医改"的获得感也显著提升，但各级政府实际上承受了很高的舆论压力成本。新时代下，人民对医疗服务公平性、可及性和可得性的美好向往，推动了我国医疗公共产品和服务供给的增加。如何实现医疗资源配置的合理性，以建立社会总福利最优化的治理模式显得尤为紧迫。可喜的是，本书的研究对前述基本问题的内在情境进行演绎分析，通过有效监督来降低分利集团的庇护效率，吸引社会参与来增加舆论压力成本，方能有效遏制医疗服务体系运行过程中的不公平行为。

### 6.4.2　医疗–医保协同治理机制

#### 6.4.2.1　制度设计优化

合理的制度设计是医疗保障治理的基础，也是决定治理成败的关键。只有通过优化制度设计，才能为医疗保障体制改革提供基本准则和行动方案，才能维护医疗保障体系的公平、稳定、可持续运行，这也是医疗保障治理的首要任务。

（1）积极试点推进基本医疗保险制度一体化改革

医疗保险制度一体化将会成为我国医疗保障改革的未来趋势，主要是当前医疗保障制度存在两方面差异：一是医疗保障层次差异，二是医疗保障区域差异。由于历史原因，不同的群体在收入及缴费能力上存在差异，因而适用不同的医保制度，相应的医保待遇差异也较大。不同地区由于保障政策及经济发展水平不同，地区间的医保筹资能力和参保人缴费水平存在差异，施行的管理办法和保障内容差异较大。这种差异体现了现有的医疗保障制度存在公平性问题，包括保障对象的公平性不足和区域间公平性不足。因此，施行医疗保险制度一体化改革是解决这一问题的唯一途径。当然，在前文已有论述，如果贸然推进一体化改革，必然会造成更严重的公平性问题。城镇职工医疗保险的缴费基数和保障水平远高于城乡居民医保，覆盖3亿人口，两保合一，可能就会造成职工医保待遇降低，而城乡居民医保覆盖超10亿人口，这部分人口医保待遇的突然提高，现有医保基金的结余存量是难以承担的。因此，逐步提高城乡居民医保待遇，在两保接近同一水平时，才能平稳地整合。

2016年，部分地区的新农村合作医疗和城镇居民医保制度通过整合形成城乡居民医保制度，2019年该举措在全国统一实施，这对缩小医保领域的城乡鸿沟具有非常重要的意义。但部分地区这一决定的落实相对滞后，很多地区虽对两保进行整合，但实际操作中仍进行分类管理。地区间医保一体化也在逐步改革中，但仅部分地区探索区域医保互用、省级统筹。因此，下一步工作应是在经济发展水平平衡的省份试点医保省级统筹；在符合条件的地区，如长三角、京津冀等地试点全面互用改革。实现基本医疗保险统一覆盖范围、统一筹资政策、统一保障待遇、统一医保目录、统一定点管理、统一基金管理等改革。

（2）缩小职工医保和居民医保待遇差距

前文已经分析了，医疗保险制度一体化是未来医疗保障改革的重要方向。近10年的医保改革历程中，通过建立和完善新农合和城镇居民医保制度，以农民和城镇普通居民为对象的医疗保障体系具有重要意义。缩小不同群体间的医疗保障待遇差距，这一覆盖超10亿人口的城乡医保制度，对居民医疗福利和社会稳定都具有重要作用，但城乡医保与职工医保间的差距仍然较大。医疗保险制度一体化是医疗保障治理完善的必经之路，只有逐步缩小城乡医保与职工医保间的差距，两者才有实现统一的可能。

因此，为实现基本医疗保障的利益平衡，应有计划地实施医疗保险制度一体化改革，逐步提升城乡居民医保水平，适度增加城乡居民医保的缴费基数，政府也应加大财政补偿水平，逐步缩小职工医保和居民医保间的待遇差距。

（3）逐步扩大基本医保的基本保障范围

目前，为控制支出的过快增长，基本医疗保险的保障范围相对有限。对某些重大疾病的保障能力不足，社会成员因患病而无法获得相对有效的医疗保障，特别是某些价格昂贵的药品和诊疗技术方案尚未纳入基本目录中，患者只能完全自费治疗，经济负担较大。此外，某些常见的慢性疾病也未被纳入医保范围，随着人口老龄化的加剧，慢性疾病会成为社会主要的医疗负担，将慢性疾病纳入医保保障范围，对发挥医保互济作用，增强社会成员应对疾病的抗风险能力具有重要作用。2019年，国家将高血压和糖尿病的治疗纳入门诊医药的医疗保险保障范围内，这对扩大医疗保险的覆盖范围，增强医疗保障程度具有重要意义。

但是，必须明确基本医疗保障"保基本"的原则，在扩大医疗保障范围和程度过程中，需避免出现过度福利化的趋势。基本医疗保障是为了提高参保人的抗风险能力，避免"因病致贫"或"因贫不治"，难以实现充分保障。在提供医疗保障中，应逐步降低门诊医疗费用支出和首诊医疗费用支出的比重。同时，将部分补充性医疗保险逐步划转成商业医疗保险，社会成员可通过参保商业医保获得更高水平的医疗保障。职工医保也应逐步取消个人账户，新入保职工可直接不设个人账户，已有个人账户可按参保人意见结转，按比例计入统筹或允许直接提现等，以提高医保资金的使用效率。

### 6.4.2.2 健全医药价格机制

医疗保障治理的目的是通过规范医疗服务过程中的诊疗行为，引导医疗费用在合理的价格区间内适度增长，让所有社会成员能均等地享受到基本的医疗保障服务。在医疗保障治理框架中，价格制度是当前改革的重点，合理的医药价格制度是医疗保障治理的基础内容。医药价格制度的形成，需社会广泛参与，协同治理，调整利益关系，化解分配冲突。

（1）进一步完善医药服务定价机制。

当前的医药价格机制中，医疗服务价格由政府物价部门直接规定，存在定价过低的情况。低定价的目的是尽可能以较低的成本供应，让全体社会成员对医疗服务具有可得性，这是沿袭了计划经济时代的管制政策。在社会经济发展的低水平阶段，这一政策对居民医疗服务的人人可及发挥了巨大作用，但这种医疗服务的管制政策也暴露出其局限性，对医务人员积极性和医疗服务质量的提高都产生不利影响，医疗机构、医务人员只能将业务收入的重心转向医药和检查中，是产生过度诊疗和药品价格失控的外部原因。因此，应逐步放开医药服务价格的政府管制，积极探索以市场为基础的医疗服务定价机制。并且，在公立医疗机构中，按级定档、分类定价，让医疗服务价格能反映劳务和技术的价值。医务人员的收入水平将会逐步提升，以医疗服务为主要的收入来源，追求灰色收入的经济动机就会逐渐降低。

在市场价格基础上，进一步对药品及耗材价格有效控制，继续探索并完善药品零差率政策改革，探索耗材价格零差率政策。在流通领域加以有效管控，实施联合带量采购政策，减少医疗服务机构对药品和耗材价格、检查收入等非服务项目的依赖。通过政府联合采购机制，药品及耗材以市场价格和谈判议价的形式进入医疗服务市场，医药企业的市场费用能够有效降低，减少隐形推广费用支出，让医药企业更注重科技研发和产品质量提升，药品价格才能以正常水平进入医疗服务市场。

（2）充分发挥医保机构在议价过程中的作用。

当前，医疗保险经办机构的性质不清晰，各地区对其设定存在差异，但均赋予其一定的行政权限。这意味着医保机构存在管办不分的情况，在医保基金管理方面不具有独立的法人地位，在政府采购和联合议价过程中并没有独立发挥其作为付费方的应有作用。因此，推动医保机构改革，减少其行政属性，实施管办分开，赋予其独立的法人地位，让其更好地发挥在基金管理方面的作用。让医保机构发挥积极购买者的职能作用，使医保以独立身份参与到医疗保障治理中，发挥其在议价过程中作为"购买者"的作用。

（3）积极推进医疗保险付费方式改革。

积极推广按病种预付制改革，规范和约束医疗机构的诊疗行为。强化医保监管责任，引导医疗机构实施内部管理改革，避免过度诊疗行为的发生，合理配置医疗资源，提高医疗服务质量。在医疗服务定价过程中，医保应积极参与定价和结算方式谈判，并以平等主体身份参与医疗机构、医保机构、医药企业三方议价机制中，形成多方协同参与、利益平衡兼顾的医药价格机制。

### 6.4.2.3　规范医保管理服务

医疗保障治理要求医疗保障制度在执行过程中具有规范性，有效的医疗保障治理是以法治为基础的。因此，有必要进一步加强医疗保障法治化建设，对《社会医疗保险法》中的相关条文进行修订完善，并强化医疗保险管理服务的规范性。

（1）规范政策修改和待遇调整机制。

基本医疗保险的制度和待遇政策修改，短期内存在较大的变动。在社会保障水平快速提升阶段，政策变动大是正常现象，更有必要对基本医疗保险制度进行完善，并确定政策制定和变更的法定程序。对涉及国民基本医疗保障权益的相关事项，均需充分论证并广泛讨论，不能仅依据医保基金的运营情况和政府财政能力随意变更。其他可能存在的重要政策调整，如医疗保险制度一体化，城乡居民医保个人缴费及待遇提升，取消职工医保个人账户等改革措施均需经充分的研讨和论证，广泛征集并吸收各方意见，发布草案后仍需试点试行，不可贸然强制推行。同时，需要根据我国医疗卫生体制改革的总体要求，配合医疗保险支付方式改革、分级诊疗、三医联动及医联体建设等具体制度改革措施，进一步完善基本医疗保险目录、定点管理、医疗保险筹资方式和报销办法，确定改革的总体方案。

（2）构建基本医疗保险目录完善机制。

基本医疗保险目录是医疗保障制度中保障范围的具体化方案，是影响医疗保障水平及待遇的最核心要素。医保目录的制定和完善，应结合国情需要，充分考虑疾病分布、医疗技术发展和健康效应，将群众最需要、最期望的项目及时纳入目录。在稳定医保目录的同时，还需与时俱进，及时更新。对于一些具有争议或发展性的项目，需根据实际需要，经药品和治疗项目的经济学一致性评价，充分衡量其临床效果及对健康改进的影响，将通过评价的项目及时纳入医保目录。对于某些改善性或价格极为昂贵的医疗项目，应慎重纳入目录，避免医保目录过度扩大化的倾向。

（3）完善医疗保险公平保障机制。

我国的基本医疗保险覆盖率已提升至较高水平，基本实现全民覆盖，但尚存一些问题。居民医保的缴费基数上升，特别是城镇居民医保和新农合整合后，农村居民缴费基数大幅提高，农村低收入人群较多，出现了部分居民弃保的现象。因此，应加大帮扶力度，提高低收入群体参保率。职工医保的征缴也存在问题，很多中小企业普遍存在欠缴的现象，医保的缴费比率在10%左右，如果加上其他社保项目，企业需承担超30%的缴费比率，这对部分创业和业绩不良的企业来说是一笔不小的开支，很多中小企业欠缴问题非常严重。因此，需适度降低职工医保的缴费基准比率，改进医保代办机构的服务流程，提高服务质量；明确用人单位的参保缴费责任，税务征缴部门也需加强缴费义务宣传，对用人单位的参保缴费进行有效监督，对于确实存在缴费困难的企业，允许适度缓缴或分期缴付。

（4）增强就医机会公平性。

应进一步完善医疗保险定点规则，医保经办机构应发挥监督作用，有效监督定点机构在诊疗服务过程中的诊疗行为和收费行为，了解是否存在过度诊疗、价格歧视、合谋骗保等不良行为。对此类行为责任机构给予严重处罚，甚至取消定点资格，对行为责任人给予严厉处理，纳入不良信息记录，情节严重者直接交由司法机关处理。进一步完善医疗保险关系转移机制，完善异地就医即时结算机制，便于人口流动和参保人异地就医。以基本医疗保险全国一体化建设为目标，积极探索医疗保险省内一体化发展，初步实现医保省级统筹、管理。同时，加强三医联动、分级诊疗和医联体建设，引导优质医疗资源下沉服务，改善基层医疗机构医疗条件，提高基层医疗机构的医疗水平，加大对偏远落后地区的医疗服务支持，让所有社会成员都能均等获得优质医疗服务的机会。

### 6.4.2.4 增加新技术的运用

互联网、人工智能等新技术正快速发展，并广泛应用于工农业生产及生活的各方面。医疗领域的新技术使用为解决某些医学难题提供了技术可能性，某些新技术运用也为医学管理提供了便利。在医疗保障治理过程中，积极探索新技术运用，发挥科技工具在监管、提效等方面的积极作用。

（1）应建立医保精算报告制度。

中国目前的医疗保险管理存在盲目性，无论是保费征缴、筹资方式还是待遇给付，均是建立在经验依据基础上的，缺乏长期的统一规划。只有通过建立基本医疗保险精算制度，才能为医疗保险可持续发展提供依据（郑秉文，2018）。现行的管理机制并没有对医保管理的各环节进行有效的精密测算，这会导致医保基金要么出现支出过多而入不敷出，要么出现支出不足而闲置浪费，医保基金运行稳定性差。因此，迫切需要建立基本医疗保险精算报告制度，对医疗保险的制度设计、待遇给付、缴费比率、基金管理、面临风险及未来发展进行长期的系统管理，增强管理的科学性，提高管理绩效。

（2）积极使用大数据分析技术。

中国的基本医疗服务对象是10多亿国民，每年的社会医药服务次数以百亿计，如此高频且庞大的数据量，对现有管理系统的信息化水平提升提出了更高要求。通过运用大数据分析技术，能有利于了解更全面、更详细的医疗信息，对优化医疗服务体系、实现资源合理配置、提高医疗保障和医药服务体系运行效率具有重要意义。医疗保障治理优化需要合理使用大数据分析技术，加强医疗保险系统与医疗服务系统间的密切联系，对全社会医疗、医药、医保事业的发展都具有非常重要的价值。

（3）积极推进医保智能监控体系建设。

医疗保障智能监控系统本质上是大数据技术的有效运用，该技术的发展为医疗监控提供了便利。医疗支付存在复杂性的特点，通过智能监控，为医保支付、异地就医结算、医保基金平衡提供便利；当前医保监控能力较弱，通过智能监控技术能有效提高监控效率和效能；医保使用过程中存在各种违规行为，智能监控技术能有效提高监控能力。通过引入大数据、互联网、云计算等技术手段，推进医保智能监控体系建设，发挥医保监督作用，对医疗数据标准化建设、医疗服务监控智能化、医保治理精细化发展具有重要意义。

（4）加强人工智能和5G网络技术运用。

人工智能推动医疗服务及医学技术进步产生革命性的变化，甚至会改变现有的医疗服务方式。5G网络的发展对人工智能的应用具有促进作用，使远程医疗更具可行性。人工智能、机器学习等技术的运用，可以显著降低医疗成本，提高医疗服务质量，优化社会医疗保障体系的运行效率。因此，优化医疗保障治理需广泛采用新技术，实现智能化治理。

## 6.5 小结

"新医改"以来，我国在医疗卫生及社会保障领域进行了一系列重大改革，医疗卫生制度体系得到进一步的完善，逐步建立起符合中国国情的医疗卫生运行体系，为促进中国居民健康水平发挥了应有的作用。本书在规制理论和医疗服务供给优化机制分析的基础上，分别从财政补偿机制、市场机制、激励机制和协同治理机制等方面分析了中国医疗服务价格规制改革的总体框架、制度体系和治理机制，阐述了政府放松价格规制的改革背景下，实现医疗服务供给优化。本书通过上述分析，得出如下主要研究结论：

（1）财政补偿机制是价格规制改革的基础，也在价格规制和医疗服务供给间起中介作用。建立合理、高效的财政补偿机制，为医疗服务供给提供"兜底"保障，在提高公共卫生支出效率的同时实现医疗资源的优化配置。

（2）市场机制对价格规制和医疗服务供给具有调节效应，通过市场化改革，放松准入管制，在医疗卫生领域减少政府强制型政策工具使用，实现医疗服务价格形成机制的市场化。

（3）价格规制对医疗费用过快增长的有限作用表明政府价格规制的

失灵，而不合理的价格规制会影响医疗服务的有效供给。建立有效的激励机制，深化医疗费用支付方式改革，减少不必要的价格规制，提升医疗服务供给质量。

（4）对医疗服务价格规制进行改革，需要广泛的社会参与形成有效的监督机制，并构建医疗-医保联动机制，发挥协同作用，实现医疗服务供给优化。

虽然我国医疗服务价格经历了几次动态的调整，但前文的分析结果显示，价格规制对医疗服务供给并不具有显著的积极影响。医疗服务价格规制改革的主要方式就是放松规制，实现医疗服务多元化供给。因此，减少政府过度干预，建立医疗服务市场自主定价机制，是实现医疗资源优化配置的合理选择。

# 7 主要结论、政策建议与研究展望

## 7.1 主要结论

医疗服务市场中，医疗服务的特殊性及偏离竞争准则（Kenneth Arrow，1963）形成了一种集体垄断机制，并导致行业内竞争的低效率。价格规制是政府为有效规避医疗服务市场运作风险，实现医疗服务公共利益目标而采取的一种常用政策工具（Owen and Braeutigam，1978）。因此，价格规制一直是政府调控医疗行业发展最常见的手段。我国的医疗服务价格仍处于低定价状态，其目的是实现部门预算平衡，以保障基本医疗服务"足量"供给。长期以来，政府对医疗服务的价格规制，对降低医疗成本、满足社会基本医疗需求都发挥着一定的作用。以经济效率和"市场失灵"为基础的政府规制，能否在医疗服务领域破除自然垄断，通过市场有效竞争而实现"公共利益"，政府抑制医疗服务价格过快增长的规制措施是否会降低医疗服务机构的供给能力，能否实现医疗服务供给优化？基于此，本书从政府医疗服务价格规制对医疗服务供给的影响出发，考察医疗服务价格规制政策对医疗服务供给能力、质量和效率，检验市场化改革、财政补偿机制、控费与激励机制的作用与影响，采用多种实证检验技术与方法，以实现医疗服务供给优化。本书通过上述分析，得出如下主要研究结论：

（1）政府医疗服务价格规制对医疗服务供给能力具有负面影响。

① 政府医疗服务价格规制会导致医疗机构总数减少。价格规制降低了医疗机构提供医疗服务的平均收益，在补偿性收入不足的情况下，公立医院只能不断兼并、整合，向规模化发展。虽然城市地区的民营医院有所增加，但公立医院的数量、农村医院和基层医疗机构数量和规模也不断减少。这表明城市和农村的公立医院通过资源整合而使医疗资源趋向集中。在一定的地域范围内，形成具有市场垄断地位的大型或超大型医院。虽然产生规模效应，但加剧了医疗服务市场的供给垄断。偏好公立医院就医的患者只能前往这些大型医院，就医的便利性降低了，农村患者就医的便利性变得更低。

② 价格规制也影响全社会人均医疗资源可分配量。受价格规制影响，千人床位数和医疗人员数降低了，表明居民就医更"拥挤"，居民就医的便利度降低了。医疗机构为缩减开支只能以相对少的医务人员提供医疗服务，医疗人员的工作量和负荷增加。医疗服务机构的医务人员，特别是公立医疗机构的医务人员往往是超负荷工作，医疗机构数量的减少，会导致医疗资源总量的供应降低。

③ 受价格规制影响，医院管理者为缩减成本、提升绩效，只能在不减少资产性投资的情况下，尽可能减少各科室的人员配置以压缩人员开支，在全社会医疗服务供需双向增长的情况下，医疗机构的医务人员数量却未同比增长，医务人员所需承担的工作量便不断增加。在此背景下，医疗服务机构的载荷持续增加，特别是公立机构的医疗服务供给能力已趋近于极限。

④ 通过引入市场化指标，检验其对价格规制和医疗服务供给能力的影响，发现市场化对价格规制和医疗服务供给能力关系具有调节效应，通过市场化改革，放松准入规制，能有效提升医疗服务供给能力。

（2）医疗服务价格规制不能有效提升医疗服务供给质量。

① 价格规制对急诊病死率有显著的负向影响，对住院病死率有显著的正向影响，这表明政府医疗服务价格规制，对医疗机构急诊医疗服务的供给质量是具有积极影响的，但对住院服务的供给质量具有消极影响。

② 公共卫生服务和预防保健项目的主要作用是控制传染病的发病率和死亡率。价格规制对传染病发病率具有显著的正向影响。不考虑其他因素，价格规制对传染病的防控具有不利影响。实施价格规制，基层医疗卫生机构的医疗服务供给能力被削弱，导致基层医疗卫生部门缺乏足够的人力和资金来预防传染性疾病的发生和传播，从而引起传染性疾病发生率的增加。此外，价格规制对传染性疾病的死亡率具有正向影响，政府管制反而导致传染性疾病死亡率的上升。由于价格管制降低了医疗服务的供给能力，在传染病预防及诊疗资源不足的情况下，感染者死亡率上升了，这直接体现了政府对医疗服务领域，特别是公共卫生服务领域有效投入不足而产生的负面效应。

③ 财政补偿机制在与价格规制和医疗服务供给质量的影响过程中起着中介作用，能有效提升医疗服务质量，保障价格规制作用的有效发挥。医疗领域的政府控费机制存在失灵现象，部分项目能提升医疗服务供给质量，调节价格规制和医疗服务供给质量的关系，反而受到地方政府规制。这种粗放控费措施，可能影响新的药品创新和使用，阻碍新医疗技术的发明和推广，并影响医疗服务供给质量的提高。

（3）医疗服务价格规制没有提高医疗服务效率。

① 政府的医疗服务价格规制对门诊和住院医疗服务的费用消耗并不具有积极影响。相反，价格规制反而增加了门诊和住院医疗服务的费用消耗。政府的医疗服务价格规制并不能抑制医疗卫生费用的增长，特别是当这种政府的管制方式并没有有效增加医疗服务供给和质量的情况下，医疗卫生费用的增长表明了价格规制可能导致医疗服务供给低效。

② 政府的医疗服务价格规制对门诊和住院医疗服务的费用消耗并不具有积极影响，反而增加了门诊和住院医疗服务的费用消耗。价格规制降低了医疗服务的供给总量，对医疗服务供给的质量影响也有限，费

用消耗的显著增长体现了医疗服务供给效率的降低。

③ 由于价格规制医疗资源供应总体减少，公立医疗机构又承载着全社会医疗服务资源的保障性供应，在现有医疗资源不足的条件下，医疗机构只能通过增加医疗资源的利用率、缩短诊疗时间来提高医疗资源利用效率；通过增加医务人员的工作负担，且不增加财务成本来提高医疗服务供给效率。

政府价格规制并没有有效提升医疗服务供给效率，反而可能增加全社会的总成本。价格规制对医疗服务效率的提升实际上也是以增加医务人员劳务负担为代价的，这对提升医疗服务质量是无益的。

## 7.2 启示与建议

### 7.2.1 研究启示

中国在应对新冠肺炎疫情中，政府实施的各种应急和管控措施有效地抑制了病毒的传播和疫情蔓延。政府对卫生资源及医疗服务的管控方式，保证了在医疗卫生体系濒临崩溃的情况下，能有效动员所有医疗服务资源应对突发疫情的冲击。可以说，医疗服务的有效供给是维持医疗卫生体系正常运行的重要保障。总体来看，我国医疗服务市场并非单一主体的市场，是包含政府主导、社会办医和私人医疗机构并存的多元化市场。从我国的医改历程可知，单纯采用市场化改革的结果并不能解决医疗服务有效供给的问题。因此，中国医疗卫生体系的完善，需在市场化改革的基础上，施行更契合中国实际的政府规制方式改革。

（1）价格规制是中国政府调控医疗服务市场的一种政策工具，其目的是通过价格规制手段，直接指导或调整医疗市场主体的行为活动，以实现既定的公共政策目标。由于医疗服务市场具有自然垄断特征，价格规制被视作必要的政府规范性措施，其目的是以政府指定的低价向全社会提供医疗服务，以保障基本医疗服务的可得性。

政府医疗服务价格规制导致社会医疗服务的供给能力降低，医护人员的工作量和负荷增加，居民就医的便利性降低了。因此，中国在医疗卫生领域的改革进程中，放松规制对提高医疗服务供给能力是有利的。价格规制限制了医疗机构供给能力的提升，政府对医疗卫生机构提供服务的价格规制，是对全社会医疗服务支付价格的扭曲性"节约"，这种扭曲的成本被转移成医务人员的工作负荷。从表面看，医疗服务价格受政府严格"约束"，但违背市场规律而产生的负外部性，反而导致全社会的就医成本增加。逐步放松价格规制、降低准入门槛、引入竞争机制，可以有效增强医疗服务的供给能力。

（2）价格是反映市场供求关系的重要指标，也是引导和调节供求关系的经济杠杆。价格规制作用不仅在于抑制价格，根本目的在于通过价格机制配置医疗卫生资源，调整市场资源分配结构，构建有序的医疗服务供应体系。我国的医疗卫生体制是以政府为主导的公共医疗服务供给模式，并未形成以市场供需为基础的价格调节机制。为了能够抑制医疗服务成本的过快增长，政府通过行政指令强制对医疗服务机构的诊疗行为和服务行为进行规范，并且设定了医院的医疗服务价格和药品的利润率上限，保障医疗服务低成本供给，政府医疗服务价格规制是以"控费"为目标，并未建立起以医疗服务质量为核心的价格机制。

价格规制对医疗服务供给质量的积极影响相对有限，但对公共卫生服务的供给质量反而具有消极影响，这表明政府的医疗服务控费政策失灵。价格规制不仅没有有效控制医疗费用的过快增长，而且没有显著提高医疗服务的供给质量。因此，医疗服务的政府规制应以提升医疗服务供给质量为目标，逐步放松价格规制。同时，政府应适度增加政府的医疗经费投入，重点增加公共卫生支出的财政投入，并取消不合理的行政审批制度，以法治化手段监督医疗市场行为，对提升全社会医疗服务质量具有积极意义。

（3）中国医疗卫生服务体系改革的最重要成果，就是以较少的投入获得了巨大的社会效益和经济效益，用最低廉的费用保护了世界上最多人口的健康。但我国的医疗卫生体系发展不平衡，既存在卫生资源短缺、医疗服务供给与需求失衡、居民基本医疗服务和公共卫生可及性差等发展中国家面临的普遍问题，又存在医疗服务产出技术效率、卫生资源配置和利用效率低下以及医疗费用过度增长等发达国家所面临的问题。我国医疗服务需求快速增长的同时，医疗卫生体制存在的问题也日益凸显，影响和制约了医疗服务业的发展。

政府的医疗服务价格规制并不能抑制医疗卫生费用的过快增长，在政府的价格规制并没有有效增加医疗服务供给和提高服务质量的情况下，医疗卫生费用的过快增长，表明了价格规制可能导致医疗服务低效率供给。总体来看，政府价格规制并没有有效提升医疗服务供给效率，反而可能增加全社会的总成本。价格规制对医疗服务效率的提升实际上也是以增加医务人员劳务负担为代价的，这对提升医疗服务质量是无益的。因此，需要通过放松规制、完善医疗卫生服务体系、增加公共支出来提高医疗服务供给效率。

（4）我国在医疗卫生及社会保障领域进行了一系列重大改革，医疗卫生制度体系得到进一步完善，逐步建立起符合中国国情需要的医疗卫生运行体系，为促进中国居民健康水平提高发挥了应有的作用。医疗服务的"供给侧"改革，需要在财政补偿机制、市场机制、激励机制和协同治理机制等多方面协同治理。医疗服务价格规制改革的主要方式就是放松规制，我国的医疗服务市场成为一种既有有效竞争，又有有效管制的市场，真正实现政府管制机制与市场竞争机制的有机结合，在保证市场效率的同时实现医疗服务行业公平有序发展。政府医疗管制的基本模式也终将会发展成为一种"管制-竞争"型的模式，是由直接经济管制转变为间接经济管制及其他间接的各种管制方式，是间接的经济管制和社会性管制相结合的有机整体。

改革开放至今，为缓解医疗机构的运行压力，政府逐步上调医疗服务价格，但医疗服务价格的改革始终滞后于现实需要。政府管制的历史变迁表明，迄今为止的管制实践已经历了一个由管制到管制改革与放松，再到管制优化与完善的发展过程。在这个过程中，管制模式的改革意味着不合理管制方式和管制机制的减少，也意味着管制方式的转换及对应管制机制的重新优化与组合。现代市场经济只有在正确处理好管制与竞争的关系、形成有利于公平与效率的管制模式及其相应管制制度体系时才能取得成功。因此，减少政府过度干预，建立医疗服务市场自主定价机制，是实现医疗资源优化配置的合理选择。

### 7.2.2 政策建议

综合上述研究结论和启示，本书也为政府及相关的政策制定者提供相应的政策建议。

（1）医疗服务价格市场化的滞后是造成医疗服务供给问题的主要原因，片面地控制医疗服务价格或降低医疗成本，反而会使医疗资源更为稀缺。只有实现医疗资源配置的市场化，同时实现医疗服务价格市场化，才能消除医疗服务供需之间的矛盾，彻底解决由此产生的各种社会问题。因此，医疗服务的市场化定价需要减少政府对公立医院经营的行政性直接干预，特别是要在医生的收入分配机制中充分引入竞争机制。

首先，政府应明确价格规制的范围与边界。对于公共卫生项目，如计划免疫、传染病预防、职业卫生和健康教育等，政府应承担免费供给责任；对部分基本医疗服务，政府应承担有限责任，实施价格规制，保障医疗服务供给；对于非基本医疗服务项目，政府应完全退出管制，完全由市场供需关系决定服务价格。

其次，医疗服务项目种类繁多，但几乎都与医务人员的劳务活动密切相关，医疗服务价格的政府管制，直接影响医疗机构的业务收入。医疗机构只能压缩医务人员的工资开支，以降低运营成本。这必然会导致医务人员诊疗负担的增加，也会降低医务人员的工作积极性。为让医务人员更"体面"地提供医疗服务，应合理地让部分医疗服务项目的定价回归市场化，由市场按"供需"和"技术"定价。

最后，在推广"分级诊疗"制度过程中，有必要实施分级和差别定价策略，基层首诊可采用免费或者低价诊断，由财政提供价格补偿；大型医院首诊全部实行高定价策略，以减少医疗服务的"拥挤"。按市场供求关系以经济杠杆为手段，引导和调节供需平衡，能够通过价格机制配置医疗卫生资源，调整市场资源分配结构，构建有序的医疗服务供应体系。

（2）进一步完善财政补偿机制，并非让全体纳税人为低效率的医疗卫生体制"埋单"，也并非单纯让政府承担不必要的责任。事实上，通过有效的市场化改革，医疗服务的社会供给能力会有效增强，医疗服务资源的利用效率也会增加。社会居民健康水平的提高，对经济增长和社会发展具有更重要的意义。

首先，进一步推进"市场化"改革，需充分认识到"市场化"与"私有化"的区别，财政补偿机制的完善，需明确哪些机构、项目需增加财政补偿。前文的实证部分已有论述（参见第3章），政府的价格规制降低了医疗服务供给能力，特别是基层医疗服务和农村医疗服务。因此，为加大基层和农村地区医疗服务的有效供给，需将基层和农村地区作为财政重点扶持对象。

其次，财政补偿机制也并非重新回到通过政府投入直接补贴医疗供给，而应当是政府通过社会保障体系补贴患者，由患者借助市场向医疗服务提供者按市场化的价格付费。这种形式的补偿机制能更有效地增加全社会的医疗服务供给，医务人员的工作积极性因收入增加而提升，患者的个人负担也会降低。

（3）医疗卫生体制改革涉及很多具体的方面，这也是医改复杂性的重要原因。政府医疗服务领域的规制改革，不仅需要政府及社会的协同治理，还需要构建医疗、医药和医保的"联动"机制。

首先，减少价格规制，需进一步改革不合理的控费机制。事实证明，控制"药占比""耗占比"的考核方式不仅对控制医疗卫生费用的作用甚微，还会诱导医疗机构为规避考核而产生道德风险行为，甚至会导致为临床减少药品和技术的使用而降低医疗质量。

其次，构建更科学、合理的激励机制，对优化医疗服务供给具有现实意义。有效推动医疗保险支付方式改革，目的在于医保"控费"，更充分地发挥医保的信息监督作用，通过推动医疗保险支付方式改革，以有效提升医疗服务供给效率为切入点，通过"三医联动"，破除"以药养医""过度诊疗"，减少医疗服务过程中的资源浪费，优化医疗服务资源配置。

最后，放松管制是建立在法治完善、信息公开、管理透明的基础上的，因此，需要进一步完善法律、法规，推进公立医院改革，破除体制性垄断，完善医疗机构信息公开和披露机制，适时采用区块链、大数据等信息技术，完善医疗服务管理体系。

## 7.3　研究局限与展望

价格规制作为政府规制的一种常见方式，主要是对医疗服务的价格水平、价格结构以及医疗服务支付费用的方式进行宏观的调节与控制。本书通过构建价格规制变量，分别考察了政府医疗服务的价格规制对医疗服务供给能力、质量和效率的影响。但由于数据可得性受限，部分指标的设定可能不太理想，同时样本量较小和数据缺失也不可避免。

本书在现有研究的基础上，尝试对现有的问题进行分析，但仍存在一些不足，需要今后进一步讨论和完善，主要体现在以下三个方面：

（1）对于医疗卫生费用的指标中，统计的口径发生了变化，2007年前为"卫生经费支出"，2007年后为"医疗卫生支出"，相关统计年鉴未对此作明确解释，但为便于分析，本书只能将两者视为同一指标。在未来的研究中，可进一步尝试获得更科学的数据，以弥补研究中的不足之处。

（2）医疗服务供给质量指标的设定存在困难，"术后并发症""30天再住院率"等指标可能更适合用来测度医疗服务质量，但此类指标数据难以获得，本书只能选择其他替代性指标。本书虽借鉴了现有研究文献中的常用方法，但部分变量的设定和选择仍有待改进，在未来的研究中将逐步完善。

（3）2021年8月，《深化医疗服务价格改革试点方案》已经在中央全面深化改革委员会第十九次会议审议通过。该方案是深化医疗保障制度改革任务部署，加快建立科学确定、动态调整的医疗服务价格形成机制，持续优化医疗服务价格结构的系统规划。本书后续的研究将继续追踪国家和政府改革新动向，对医疗服务价格改革、医疗服务价格形成机制等问题进行深入研究。

# 参考文献

[1]  ANTEL J J, OHSFELDT R L, BECKER E R. State regulation and hospital costs [J]. Review of Economics & Statistics, 1995, 77 (3): 416-422.

[2]  ARROW K J. Uncertainty and the welfare economics of medical care [J]. American Economic Review, 1963, 53: 941-973.

[3]  AYDEDE Y. Expected social security wealth simulations and generational fairness of the Turkish PAYG system [J]. Topics in Middle Eastern and North African Economies, 2009 (11).

[4]  GUY P B, FRANS K M, NISPEN V. Public policy instrument [M]. Northampton: Edward Elgaar Publishing Inc., 1988.

[5]  BAICKER K, CONGDON W J, MULLAINATHAN S. Health insurance coverage and take - up: lessons from behavioral economics [J]. Milbank Quarterly, 2012, 90 (1): 107-134.

[6]  BALDACCI E, CALLEGARI G, COADY D, et al. Public expenditures on social programs and household consumption in China [Z]. IMF Working Paper, 2010.

[7]  BALK B M, FARE R, GROSSKOPF S, et al. Exact relations between luenberger productivity indicators and malmquist productivity indexes [J]. Economic Theory, 2008, 35 (1): 187-190.

[8]  BENNETT S, OZAWA S, RAO K D. Which path to universal health

coverage? Perspectives on the World Health Report 2010 [J]. PLoS Medicine, 2010, 7 (11): e1001001.

[9] BHALLA R, SCHECHTER C B, STRELNICK A H, et al. Pay for performance improves quality across demographic groups [J]. Quality Management in Healthcare, 2013, 22 (3): 199-209.

[10] CHEN W, ZHANG Q, RENZAHO A M N, et al. Social health insurance coverage and financial protection among rural-to-urban internal migrants in China: evidence from a nationally representative cross-sectional study [J]. BMJ Global Health, 2017, 2 (4): e000477.

[11] CLEMENTS B J. The challenge of public pension reform in advanced and emerging market economies [Z]. IMF Working Paper, 2013.

[12] COADY D P, GENG N. From expenditure consolidation to expenditure efficiency: addressing public expenditure pressures in lithuania [Z]. IMF Working Paper, 2015.

[13] CONOVER C J, SLOAN F A. Does removing certificate - of - need regulations lead to a surge in health care spending? [J]. Health Polit Policy Law, 1998, 23 (3): 455-481.

[14] CURTIN K, BECKMAN H, PANKOW G, et al. Return on investment in pay for performance: a diabetes case study [J]. Journal of Healthcare Management, 2005, 51 (6): 365-374.

[15] CUTLER D, MCCLELLAN M. Productivity change in health care [J]. Scholarly Articles, 2001, 91 (2): 281-286.

[16] DARBY M R, KARNI E. Free competition and the optimal amount of fraud [J]. Journal of Law & Economics, 1973, 16 (1): 67-88.

[17] DAVIDSON G, MOSCOVICE I, REMUS D. Hospital size, uncertainty, and pay-for-performance [J]. Health Care Financing Review, 2007, 29 (1): 45.

[18] DEATON A S. Involuntary saving through unanticipated inflation [J]. American Economic Review, 1977, 67 (5): 899-910.

[19] DEATON A, PAXSON C. Growth, demographic structure, and national saving in Taiwan [Z]. IMF Working Paper, 1999.

[20] DESHARNAIS S, CHESNEY J, FLEMING S. Trends and regional variations in hospital utilization and quality during the first two years of the prospective payment system [J]. Inquiry, 1988, 25 (3): 374-382.

[21] DHAMI S, AL-NOWAIHI A. Corruption and the provision of public output

in a hierarchical asymmetric information relationship ［J］. Journal of Public Economic Theory, 2007, 9 (4): 727 – 755.

[22] DONG H, KOUYATE B, CAIRNS J, et al. Inequality in willingness-to-pay for community-based health insurance ［J］. Health Policy, 2005, 72 (2): 0–156.

[23] MARTINI E M, GARRETT N, LINDQUIST T. The boomers are coming: a total cost of care model of the impact of population aging on health care costs in the United States by major practice category ［J］. Health Services Research, 2007 (42): 201–218.

[24] ELLIS R P, MCGUIRE T G. Optimal payment systems for health services ［J］. Journal of Health Economics, 1990, 9 (4): 375–396.

[25] EVANS R G. Supplier-demand: some empirical evidence and implications ［M］//PERLMAN M. The economics of health and medical care. London: Macmillan, 1974: 162–173.

[26] FAGAN P J, SCHUSTER A B, BOYD C, et al. Chronic care improvement in primary care: evaluation of an integratedpay - for - performance and practice - based care coordinationprogram among elderly patients with diabetes ［J］. Health Services Research, 2010, 45 (6 pt 1): 1763–1782.

[27] FÄRE R, GROSSKOPF S, MARGARITIS D. Malmquist productivity indexes and DEA ［J］. Econometrica, 2011, 50 (6), 13–14.

[28] FEINGLASS J, HOLLOWAY J J. The initial impact of the medicare prospective payment system on U. S. health care: a review of the literature ［J］. Medical Care Review, 1991, 48 (1): 91.

[29] FORD J M, KASERMAN D L. Certificate-of-need regulation and entry: evidence from the dialysis industry ［J］. Southern Economic Journal, 1993, 59 (4): 783–791.

[30] FORD J M, KASERMAN D L. Ownership structure and the quality of medical care: evidence from the dialysis industry ［J］. Journal of Economic Behavior & Organization, 2000, 43 (3): 279–293.

[31] BHALLA R, SCHECHTER C B, Strelnick A H, et al. Pay for performance improves quality across demographic groups ［J］. Quality Management in Healthcare, 2013, 22 (3): 199–209.

[32] FOX D M. Medical care output and productivity ［J］. Journal of Health Politics Policy & Law, 2002, 27 (5): 860.

[33] GEHLBACH S, SONIN K. Government control of the media [Z]. IMF Working Paper, 2008.

[34] GOLDMAN D, MAESTAS N. Medical expenditure risk and household portfolio choice [J]. Journal of Applied Econometrics, 2013, 28 (4): 527-550.

[35] GREENE J. An examination of pay-for-performance in generalpractice in Australia [J]. Health Services Research, 2013, 48 (4): 1415-1432.

[36] GUNNARSSON V, LUGARESI S, VERHOEVEN M. The health sector in the Slovak Republic: efficiency and reform [Z]. IMF Working Paper, 2007.

[37] GUPTA S, VERHOEVEN M. The efficiency of government expenditure experiences from Africa [J]. Journal of Policy Modeling, 2001, 23 (4): 433-467.

[38] GUTERMAN S, DOBSON A. Impact of the medicare prospective payment system for hospitals [J]. Health Care Financing Review, 1986, 7 (3): 97-114.

[39] HELD P J, LEVIN N W, BOVBJERG R R, et al. Mortality and duration of hemodialysis treatment [J]. JAMA, 1991, 265 (7): 871-875.

[40] HELD P J, PAULY M V. Competition and efficiency in the end stage renal disease program [J]. Journal of Health Economics, 1983, 2 (2): 95.

[41] HODGKIN D, MCGUIRE T G. Payment levels and hospital response to prospective payment [J]. Journal of Health Economics, 1994, 13 (1): 1-29.

[42] HOLMSTROM B, MILGROM P. The firm as an incentive system [J]. American Economic Review, 1994, 84 (4): 972-991.

[43] HOLMSTROM B. Moral hazard in teams [J]. Bell Journal of Economics, 1982, 13 (2): 324-340.

[44] DUNN H D L. The impact of DRG payment on New Jersey hospitals [J]. Inquiry, 1987, 24 (3): 212-220.

[45] JACK, WILLIAM. Controlling selection incentives when health insurance contracts are endogenous [J]. Journal of Public Economics, 2001, 80 (1): 25-48.

[46] JOSKOW P L. Reimbursement policy, cost containment and non-price competition [J]. Journal of Health Economics, 1983, 2 (2): 167.

[47] JOUMARD I, ANDRÉ C, NICQ C. Health care systems: efficiency and institutions [Z]. OECD Working Paper, 2010.

[48] JUNOY J P. Managing risk selection incentives in health sector reforms [J]. International Journal of Health Planning and Management, 1999, 14 (4): 287-311.

[49] KIZER K W. The "new VA": a national laboratory for health care quality management [J]. American Journal of Medical Quality, 1999, 14 (1): 3.

[50] KNAPP M. The economics of social care [M]. London: Maemillan, 1984.

[51] KOSKELA E, VIREN M. Saving and inflation: some international evidence [J]. Economics Letters, 1982, 9 (4): 337-344.

[52] KÜÇÜK A, GÖKÇLNAR D, AKSOY E, et al. The effect of pay for performance system on anesthesia practices [J]. Journal of the Turkish an aesthesiology & intensive care society, 2012, 40 (5): 262-268.

[53] LAFFONT J J, N'GUESSAN T. Competition and corruption in an agency relationship [J]. Journal of Development Economics, 1999, 60 (2): 271-295.

[54] LAFFONT J J, MARTIMORT D. Collusion under asymmetric information [J]. Econometrica, 1997, 65 (4): 875-911.

[55] LAFFONT J J. Regulation, moral hazard and insurance of environmental risks [J]. Journal of Public Economics, 1995, 58 (3): 319-336.

[56] LASCOUMES P, GALES P. Introduction: understanding public policy through its instruments—from the nature of instruments to the sociology of public policy instrumentation [J]. Governance, 2010, 20 (1): 1-21.

[57] LEE J T, NETUVELI G, MAJEED A, et al. The effects of pay for performance on disparities in stroke, hypertension, and coronary heart disease management: interrupted time series study [J]. PloS One, 2011, 6 (12): e27236.

[58] LEFFLER K B. Physician licensure: competition and monopoly in American medicine [J]. Journal of Law & Economics, 2000, 21 (1): 165-186.

[59] LI Y, MALIK V, HU F B. Health insurance in China: after declining in the 1990s, coverage rates rebounded to near-universal levels by 2011

[J]. Health Affairs, 2017, 36 (8): 1452-1460.

[60] LIN H C, AMIDON, R L. Use factor analysis to identify difficulties in implementing a case payment reimbursement system in Taiwan [J]. Chinese Medical Journal, 2001, 64 (11): 629-40.

[61] LINDBLOM C E. The science of "muddling" through [J]. Public Administration Review, 1959, 19 (2): 79-88.

[62] LIU J, SHI L, MENG Q, et al. Income-related inequality in health insurance coverage: analysis of China Health and Nutrition Survey of 2006 and 2009 [J]. International Journal for Equity in Health, 2012, 11 (1): 1.

[63] MARSCHAK, J. Elements for a theory of teams [J]. Management Science, 1955, 1 (2): 127-137.

[64] MATTINA T D, GUNNARSSON V. Budget rigidity and expenditure efficiency in Slovenia [Z]. IMF Woking Paper, 2007.

[65] MAYO J W, MCFARLAND D A. Regulation, market structure, and hospital costs: reply [J]. Southern Economic Journal, 1989, 55 (3): 559.

[66] MELTZER D, CHUNG J, BASU A. Does competition under medicare prospective payment selectively reduce expenditures on high-cost patients? [J]. Rand Journal of Economics, 2002, 33 (3): 447-468.

[67] DARBY M R, KARNI E. Free competition and the optimal amount of fraud [J]. Journal of Law & Economics, 1973, 16 (1): 67-88.

[68] MIRRLEES J A. The optimal structure of incentives and authority within an organization [J]. Bell Journal of Economics, 1976, 7 (1): 105-131.

[69] MULLEN K J, FRANK R G, ROSENTHAL M B. Can you get what you pay for? Pay-for-performance and the quality of health-care providers [J]. The Rand Journal of Economics, 2010, 41 (1): 64-91.

[70] NEWHOUSE J P, MANNING W G, DUAN N, et al. The findings of the rand health insurance experiment—a response to Welch et al. [J]. Medical Care, 1987, 25 (2): 157-179.

[71] WHO. The World Health Report 2008: primary health care—now more than ever [R]. 2008, 25 (7): 617.

[72] WHO. The World Health Report 2013: research vital to universal health coverage [R]. 2013, 328 (7430): 6.

[73]  OSANG T, SARKAR J. Endogenous mortality, human capital and economic growth [J]. Journal of Macroeconomics, 2008, 30 (4): 1423-1445.

[74]  PRAT A, STRÖMBERG D. The political economy of mass media [J]. Social Science Electronic Publishing, 2010, 21 (2): 189-96.

[75]  RAMESH M. Autonomy and control in public hospital reforms in Singapore [J]. American Review of Public Administration, 2008, 38 (1): 62-79.

[76]  REINHARDT U E. Economists in health care: saviors, or elephants in a porcelain shop? [J]. Am Econ Rev, 1989, 79 (2): 337-342.

[77]  ROEMER M I. Bed supply and hospital utilization: a natural experiment [J]. Hospitals, 1961, 35 (22): 36.

[78]  SAINT-LARY O, BERNARD E, SICSIC J, et al. Why did most French GPs choose not to join the voluntary national pay - for - performance program? [J]. PloS One, 2013, 8 (9): e72684.

[79]  SALAMON L M, ELLIOTT O V. The tools of government action: a guide to the new governance [M]. London: Oxford University Press, 2002.

[80]  SALKEVER D S, BICE T W. The impact of certificate-of-need controls on hospital investment [J]. Milbank Memorial Fund Quarterly Health & Society, 1976, 54 (2): 185-214.

[81]  SALKEVER D S, BICE T W. Hospital certificate - of - need controls: impact on investment, costs and use [M]. Washington: American Enterprise Institute, 1979.

[82]  SCHNEIDER J E. Changes in the effects of mandatory rate regulation on growth in hospital operating costs, 1980-1996 [J]. Review of Industrial Organization, 2003, 22 (4): 297-312.

[83]  SHAIN M, ROEMER M I. Hospital costs relate to the supply of beds. [J]. Mod Hosp, 1959, 92 (4): 71-73.

[84]  SHLEIFER A. A theory of yardstick competition [J]. Rand Journal of Economics, 1985, 16 (3): 319-327.

[85]  SKURK T, ALBERTI H C, HERDER C, et al. Relationship between adipocyte size and adipokine expression and secretion [J]. The Journal of Clinical Endocrinology & Metabolism, 2007, 92 (3): 1023-1033.

[86]  TADASHI S. Care for the elderly in Japan: past, present and future

[J]. Advances in Bioethics, 2005 (8): 139-173.

[87] TANENBAUM S J. Pay for performance in medicare: evidentiary irony and the politics of value [J]. Journal of Health Politics, Policy and Law, 2009, 34 (5): 717-746.

[88] TIROLE J. Hierarchies and bureaucracies: on the role of collusion in organizations [J]. Journal of Law Economics & Organization, 1986, 2 (2): 181-214.

[89] VERHOEVEN, MARIJN, GUNNARSSON, et al. Education and health in G7 countries: achieving better outcomes with less spending [Z]. IMF Working Paper, 2014.

[90] WERNER R M, DUDLEY R A. Making the "Pay" matter in pay-for-performance: implications for payment strategies [J]. Health Affairs, 2009, 28 (5): 1498-1508.

[91] WERNER R M, KONETZKA R T, POLSKY D. The effect of pay-for-performance in nursing homes: evidence from state medicaid programs [J]. Health Services Research, 2013, 48 (4): 1393-1414.

[92] WHARAM J F, FRANK M B, ROSLAND A M, et al. "Pay-for-performance" as a quality improvement tool: perceptions and policy recommendations of physicians and program leaders [J]. Quality Management in Healthcare, 2011, 20 (3): 234-245.

[93] CHHIBBER A, COMMANDER S, EVANS A, et al. World Development Report 1997: the state in a changing world [Z]. Published for the World, 1997.

[94] YINZI J, ZHIYUAN H, DONGLAN Z, et al. Determinants of health insurance coverage among people aged 45 and over in China: who buys public, private and multiple insurance [J]. PLoS ONE, 2016, 11 (8): e0161774.

[95] YIP W C, HSIAO W C, CHEN W, et al. Early appraisal of China's huge and complex health-care reforms [J]. Lancet, 2012, 379 (9818): 833-842.

[96] YOUNG G, METERKO M, WHITE B, et al. Pay-for-performance in safety net settings: Issues, opportunities, and challenges for the future [J]. Journal of Healthcare Management, 2009, 55 (2): 132-41.

[97] ZANT W. Social security wealth and aggregate consumption: an

extended life - cycle model estimated for the Netherlands ［J］. De Economist，1988，136（1）：136-153.

［98］ ZWEIFEL P，BREYER F，KIFMANN M. Risk selection in health insurance markets ［M］. Berlin：Springer Berlin Heidelberg，2009.

［99］ 彼得斯 B G. 政府未来的治理模式 ［M］. 吴爱明，等译. 北京：中国人民大学出版社，2001.

［100］ 费尔德斯坦 P J. 卫生保健经济学 ［M］. 费朝晖，译. 北京：经济科学出版社，1998.

［101］ 福山 F. 国家构建：21世纪的国家治理与世界秩序 ［M］. 黄胜强，等译. 北京：中国社会科学出版社，2007.

［102］《当代中国的卫生事业》编写组. 当代中国的卫生事业（下）［M］. 北京：人民卫生出版社，1984.

［103］ 安春燕. 医疗保险的产品属性及其政府定位 ［D］. 北京：首都经济贸易大学，2013.

［104］ 白竹兰，等. 政府价格决策科学化机制研究 ［J］. 价格理论与实践，2015（2）：42-45.

［105］ 包胜勇. 药费为什么这么高——当前我国城市药品流通的社会学分析 ［M］. 北京：社会科学文献出版社，2008.

［106］ 鲍震宇. 医疗保险预付制改革可以控制我国医疗费用的上涨吗？——基于 PSM 模型及 CHARLS 数据的实证分析 ［J］. 中国卫生政策研究，2017，10（9）：22-31.

［107］ 卞鹰. 医院成本监控及其在医院经济管理中的作用 ［J］. 中国卫生事业管理，2002（1）：15-17.

［108］ 蔡江南，胡苏云，黄丞，等. 社会市场合作模式：中国医疗卫生体制改革的新思路 ［J］. 世界经济文汇，2007（1）：1-9.

［109］ 蔡江南. 医改：美国难在方案制定，中国难在方案执行 ［J］. 中国经济周刊，2013（12）：19.

［110］ 蔡立辉. 分层次、多元化、竞争式：我国医疗卫生服务的公共管理改革 ［J］. 中国人民大学学报，2010（1）：92-100.

［111］ 蔡长昆. 制度环境、制度绩效与公共服务市场化：一个分析框架 ［J］. 管理世界，2016（4）：52-69.

［112］ 曹光煜. 新媒体监督与其他监督模式形成监督合力的探索 ［J］. 行政管理改革，2017（2）：48-52.

［113］ 曹海东，傅剑锋. 中国医改20年 ［N］. 南方周末，2005-08-04（6）.

［114］ 曾军荣. 政策工具选择与我国公共管理社会化 ［J］. 理论与改革，

2008（3）：87-89.

[115] 车刚，赵涛. 新型农村合作医疗对农村居民卫生服务利用公平性的影响研究 [J]. 卫生软科学，2007，21（1）：1-4.

[116] 陈峰. 我国医疗服务价格规制研究 [D]. 南京：南京中医药大学，2011.

[117] 陈金甫. 坚持经济优先，保障适度方针 [J]. 中国医疗保险，2015（3）：16-18.

[118] 陈秋霖. 医疗卫生公共筹资对健康产出的影响：跨国面板数据证据 [J]. 劳动经济研究，2014（2）：117-141.

[119] 陈天祥，方敏. 公共卫生支出、健康结果与卫生投入政策——基于189个国家和地区的面板门槛分析（1995—2011年）[J]. 浙江大学学报（人文社会科学版），2016，46（1）：91-107.

[120] 陈钊，刘晓峰，汪汇. 服务价格市场化：中国医疗卫生体制改革的未尽之路 [J]. 管理世界，2008（8）：52-58.

[121] 陈振明，薛澜. 中国公共管理理论研究的重点领域和主题 [J]. 中国社会科学，2007（3）：140-152.

[122] 陈志俊，邱敬渊. 分而治之：防范合谋的不对称机制 [J]. 经济学（季刊），2003（4）：195-216.

[123] 程杰，赵文. 人口老龄化进程中的医疗卫生支出：WTO成员国的经验分析 [J]. 中国卫生政策研究，2010（4）：57-62.

[124] 程令国，张晔. "新农合"：经济绩效还是健康绩效？[J]. 经济研究，2012（1）：120-133.

[125] 仇雨林，袁绍果，郝佳. 城乡医疗保障的统筹发展研究：理论、实证与对策 [J]. 中国软科学，2011（4）：75-87.

[126] 仇雨临，黄国武. 医疗保障转型中政府与市场的关系：以有管理的竞争理论为视角 [J]. 湖南师范大学社会科学学报，2015（4）：116-122.

[127] 仇雨临. 中国医疗保障体系的现状与完善 [J]. 北京市计划劳动管理干部学院学报，2004（3）：11-16.

[128] 褚淑贞. 医药产业市场进入退出分析及对策研究 [J]. 经济师，2004（6）：43-44.

[129] 崔志坤，张燕. 财政分权、转移支付和地方福利性财政支出效率 [J]. 财政研究，2017（5）：26-39.

[130] 代英姿. 医疗产品和服务的价格及其规制 [J]. 价格理论与实践，2004（9）：33-34.

[131] 邓国营，窦晨彬，龚勤林. 医疗机构性质、医疗费用与服务质量 [J]. 经济评论，2013（1）：120-129.

[132] 丁纯. 世界主要医疗保障制度模式绩效比较 [M]. 上海：复旦大学出版社，2009.

[133] 杜创，朱恒鹏. 中国城市医疗卫生体制的演变逻辑 [J]. 中国社会科学，2016 (8)：66-89.

[134] 樊丽明，解垩. 公共服务均等化背景的城乡医疗保险整合：山东的调查 [J]. 改革，2009 (6)：86-92.

[135] 房莉杰. 中国新医改十年：从社会维度加以观察 [J]. 文化纵横，2018 (5)：119-127.

[136] 费太安. 我国医疗服务提供中政府与市场关系：理论与实践走向 [J]. 财政研究，2013 (7)：52-56.

[137] 封进，宋铮. 中国农村医疗保障制度：一项基于异质性个体决策行为的理论研究 [J]. 经济学（季刊），2007，6 (3)：841-858.

[138] 付晓光，汪早立，张西凡，等. 新农合与城镇居民医疗保险制度相衔接问题的讨论 [J]. 中国农村卫生事业管理，2008 (3)：166-168.

[139] 高春亮，毛丰付，余晖. 激励机制财政负担与中国医疗保障制度演变——基于建国后医疗制度相关文件的解读 [J]. 管理世界，2009 (4)：66-74.

[140] 高梦滔. 北京市医疗保险基金运行的现状、问题与展望 [J]. 卫生经济研究，2005 (7)：11-16.

[141] 高培勇. 论国家治理现代化框架下的财政基础理论建设 [J]. 中国社会科学，2014 (12)：102-122；207.

[142] 高云霄，黄振平，赵志伟. 构建深化医疗卫生体制改革的财政支撑体系研究 [J]. 经济研究参考，2013 (52)：7-11.

[143] 葛延风，丁宁宁，贡森，等. 对中国医疗卫生体制改革的评价与建议（概要与重点）[J]. 卫生政策，2005 (9)：4-9.

[144] 葛延风，贡森，等. 中国医改：问题·根源·出路 [M]. 北京：中国发展出版社，2007.

[145] 顾昕. 论公立医院去行政化：治理模式创新与中国医疗供给侧改革 [J]. 武汉科技大学学报（社会科学版），2017，19 (5)：465-477.

[146] 顾昕. 全球性医疗体制改革的大趋势 [J]. 中国社会科学，2005 (6)：121-128.

[147] 顾昕. 中国医疗保障体系的碎片化及其治理之道 [J]. 学海，2017 (1)：126-133.

[148] 顾昕. 走向有管理的市场化：中国医疗体制改革的战略性选择 [J]. 经济社会体制比较，2005 (6)：18-29.

[149] 官海静，刘国恩. 城镇居民基本医疗保险对住院服务利用公平性的影

响 [J]. 中国卫生经济, 2013 (1): 42-44.

[150] 广东省劳动保障厅. "三项统筹"撑起医保一统天 [J]. 中国人力资源社会保障, 2008 (11): 17-18.

[151] 桂林, 张琦, 吴飞. 分利行为、舆论监督与政府治理: 内生政府治理机制 [J]. 经济学 (季刊), 2015 (4): 1303-1324.

[152] 桂林. 经济发展、社会福利与治理结构 [J]. 经济研究, 2009 (4): 141-150.

[153] 郭道晖. 政府治理与公民社会参与 [J]. 河北法学, 2006 (1): 12-16.

[154] 郭蕾, 肖有智. 政府规制改革是否增进了社会公共福利——来自中国省际城市水务产业动态面板数据的经验证据 [J]. 管理世界, 2016 (8): 73-85.

[155] 郭淑华. 统筹城乡基本医疗保障制度的路径分析和政策选择 [J]. 山东经济战略研究, 2011 (9): 32-34.

[156] 郭永松, 徐凌霄. 社会医疗保险中需方制约机制的研究 [J]. 中国卫生事业管理, 2004, 20 (9): 540-542.

[157] 韩蕾. 深入推进医疗服务规制改革的对策建议 [C]. 沈阳科学学术年会暨中国汽车产业集聚区发展与合作论坛, 2014.

[158] 何文炯, 杨一心. 医疗保障治理与健康中国建设 [J]. 公共管理学报, 2017, 14 (2): 132-138.

[159] 何文炯. 论社会保障的互助共济性 [J]. 社会保障评论, 2017 (1): 45-54.

[160] 何义林, 马李, 胡爱香. 新型农村合作医疗实施地区卫生服务公平性研究 [J]. 现代预防医学, 2006 (12): 2283-2286.

[161] 贺鹭, 郑建中, 韩颖. 山西省新型农村合作医疗家庭筹资公平性分析 [J]. 中国农村卫生事业管理, 2006, 26 (11): 3-6.

[162] 红燕. 公共性、效率性与盈利性——论新型农村合作医疗管理主体创新 [J]. 武汉大学学报, 2010, 63 (1): 96-101.

[163] 侯明喜. 统筹城乡医疗保险体制: 重庆市的初步实践及发展路径 [J]. 经济体制改革, 2008 (1): 118-119.

[164] 胡宁生. 国家治理现代化: 政府、市场和社会新型协同互动 [J]. 南京社会科学, 2014 (1): 80-86.

[165] 胡苏云. 医疗保险中的道德风险分析 [J]. 中国卫生资源, 2000, 7 (3): 128-129.

[166] 胡晓义. 建设更加公平可持续的全民医保体系 [N]. 中国劳动保障报, 2014-05-30(A3).

[167] 胡晓毅，詹开明，何文炯. 基本医疗保险治理机制及其完善 [J]. 学术研究，2018 (1)：99-106；178.

[168] 胡杨. 管理与服务：中国公共事业改革30年 [M]. 郑州：郑州大学出版社，2008.

[169] 胡颖廉. 管制与市场：中国医疗卫生体制改革困境的实证分析及应对策略 [J]. 经济体制改革，2006 (6)：34-38.

[170] 黄瑞宝，马伟. 城市社区卫生服务机构治理模式的问题与对策 [J]. 中国集体经济，2014 (16)：122-123.

[171] 黄涛，颜涛. 医疗信任商品的信号博弈分析 [J]. 经济研究，2009，44 (8)：125-134.

[172] 贾洪波. 中国基本医疗保险适度缴费率研究 [M]. 长春：吉林大学出版社，2009.

[173] 蒋建华. 竞争对医疗费用和医疗质量的影响——基于广东省数据的实证研究 [J]. 经济与管理研究，2015，36 (3)：88-96.

[174] 蒋天文，樊志宏. 中国医疗系统的行为扭曲机理与过程分析 [J]. 经济研究，2002 (11)：71-80.

[175] 解垩. 与收入相关的健康及医疗服务利用不平等研究 [J]. 经济研究，2009 (2)：92-105.

[176] 金春林，陈卓蕾，贺黎明，等. 上海市实施医疗机构药品零差率与相关补偿政策研究 [J]. 中国卫生政策研究，2010 (10)：23-28.

[177] 金维刚. 建立更加公平可持续的社会保障制度 [J]. 中国社会保障，2014 (8)：11-13.

[178] 鞠春彦. 公共管理中的政府俘获与权力资本 [J]. 云南社会科学，2006 (2)：21-25.

[179] 寇宗来. "以药养医"与"看病贵、看病难" [J]. 世界经济，2010 (1)：49-68.

[180] 赖伟. 医疗改革三十年 [J]. 中国医院管理，2008，28 (11)：1-4.

[181] 雷海潮，胡善联，李刚. CT检查中的过度使用研究 [J]. 中国卫生经济，2002，21 (10)：4.

[182] 李春根. 我国财政治理结构优化初探 [J]. 财政研究，2008 (3)：36-39.

[183] 李桂珍. 我国医疗服务市场政府规制研究 [D]. 呼和浩特：内蒙古大学，2009.

[184] 李欢. 医疗服务市场中的规制与竞争研究 [D]. 杭州：浙江大学，2013.

[185] 李丽. 我国医疗服务价格规制的理论与实证分析 [D]. 济南：山东大学，2007.

[186] 李玲，陈秋霖. 理性评估中国医改三年成效 [J]. 卫生经济研究，2012 (5)：7-12.

[187] 李玲，江宇. 医改实践为全面深化改革探索道路 [J]. 湖南师范大学社会科学学报，2014 (3)：103-108.

[188] 李玲，江宇. 关于公立医院改革的几个问题 [J]. 国家行政学院学报，2010 (4)：107-110.

[189] 李玲. 健康强国：李玲话医改 [M]. 北京：北京大学出版社，2010.

[190] 李玲. 中国应采用政府主导型的医疗体制 [J]. 中国与世界观察，2005 (1)：156-162.

[191] 李琼，徐彬. 利益集团的政府俘获、行政腐败与高行政成本 [J]. 四川师范大学学报（社会科学版），2011，38 (3)：86-91.

[192] 李卫平. 公立医院的体制改革与治理 [J]. 江苏社会科学，2006 (5)：72-77.

[193] 李文中. 我国健康保障制度的公平与效率研究 [D]. 北京：首都经济贸易大学，2011.

[194] 李晓阳. 我国医疗服务市场规制研究 [D]. 哈尔滨：哈尔滨工业大学，2010.

[195] 李悦平. 城镇职工基本医疗保险个人账户的公平性与效率性分析 [J]. 中国全科医学，2008，11 (34)：402-404.

[196] 廖藏宜. 医疗保险付费对医生诊疗行为的激励约束效果——经济学解释与政策机制 [J]. 财经问题研究，2018 (3)：28-37.

[197] 廖宇航. 基于医院、患者、政府三方博弈模型的医疗费用控制研究 [J]. 重庆医学，2015 (9)：1277-1279.

[198] 林皓，南方. 美国政府管制与医疗市场效率 [J]. 国外医学：卫生经济分册，2006，23 (3)：5.

[199] 刘波. 中国新型农村合作医疗公平性与效率性研究——以辽宁为例 [D]. 大连：东北财经大学，2011.

[200] 刘芳，杨军. 对基本医疗保险制度支付方式的研究和探索 [J]. 中国初级卫生保健，2011，24 (5)：10-12.

[201] 刘海英，张纯洪. 中国城乡地区医疗卫生系统服务效率的对比研究 [J]. 中国软科学，2011 (10)：102-113.

[202] 刘军强，刘凯，曾益. 医疗费用持续增长机制——基于历史数据和田野资料的分析 [J]. 中国社会科学，2015 (8)：104-125；206-207.

[203] 刘君，何梦乔. 价格规制下医疗市场竞争的福利效应分析 [J]. 上海交通大学学报，2010，44 (12)：1693-1696；1703.

[204] 刘君，何梦乔．我国医疗服务价格调整政策的福利效应评价：基于我国省市 2002—2007 年的面板数据分析 [J]．软科学，2010 (5)：6-10.

[205] 刘西国，刘毅，王健．医疗费用上涨诱发因素及费用管制的新思考——基于 1998 年 —2010 年数据的实证分析 [J]．经济经纬，2012 (5)：142-146.

[206] 刘小鲁．管制、市场结构与中国医药分离的改革绩效 [J]．世界经济，2011 (12)：53-75.

[207] 刘小鲁．我国劝诱性医疗的成因：管制、市场结构还是信息不对称? [J]．经济评论，2012 (2)：88-96.

[208] 刘新建，刘彦超．实现城乡医疗保障一体化目标的对策初探 [J]．山西农业大学学报 (社会科学版)，2007 (3)：233-236.

[209] 刘喆．新型农村合作医疗的公平和效率分析 [J]．中国市场，2012 (14)：179-180.

[210] 卢玮．我国传统医疗服务质量评价方法的管理理论分析 [J]．武汉大学学报 (哲学社会科学版)，2007，60 (3)：423-427.

[211] 陆安静，董朝晖，陈斌斌．我国城镇居民基本医疗保险医疗服务利用公平性研究 [J]．中国卫生政策研究，2015，8 (6)：8-12.

[212] 逯进．寻租、权力腐败与社会福利——基于公共品供给的视角 [J]．财经研究，2008，34 (9)：122-131.

[213] 吕文洁．我国医疗保险分布的公平性研究——基于 1989—2006 年 CHNS 微观调查数据 [J]．山西财经大学学报，2009，31 (8)：23-33.

[214] 马本江．基于委托代理理论的医患交易契约设计 [J]．经济研究，2007 (12)：72-81.

[215] 马维胜．医疗改革的核心问题和未来出路 [J]．中国工业经济，2006 (4)：14-22.

[216] 马蔚姝．医疗保险费用控制的制衡机制研究 [D]．天津：天津大学，2010.

[217] 马晓静，陈瑶，鲁丽静．河南省新农合住院服务利用及公平性分析 [J]．中国卫生政策研究，2013，6 (6)：23-28.

[218] 孟庆跃．医疗保险支付方式改革对费用控制的影响分析 [J]．卫生经济研究，2002 (9)：18-21.

[219] 娜拉，毕力夫．我国医疗保障中公平与效率的平衡机制研究 [J]．科学管理研究，2009，27 (3)：25-29.

[220] 聂辉华．契约不完全一定导致投资无效率吗?——一个带有不对称信息的敲竹杠模型 [J]．经济研究，2008 (2)：132-143.

[221] 宁满秀，刘进. 新型农村合作医疗制度对农户医疗负担的影响——基于供给者诱导需求视角的实证分析 [J]. 公共管理学报，2014（3）：59-69.

[222] 庞瑞芝，高贤泽，邓忠奇. 公立医院"三重垄断"与医疗行业效率——基于我国省际面板数据的研究 [J]. 当代经济科学，2018，40（1）：1-2；124.

[223] 彭宅文，岳经纶. 新医改、医疗费用风险保护与居民获得感：政策设计与机制竞争 [J]. 广东社会科学，2018（4）：182-192；256.

[224] 拉丰，马赫帝摩. 激励理论：委托-代理模型 [M]. 陈志俊，等译. 北京：中国人民大学出版社，2002.

[225] 邵德兴. 新型农村合作医疗制度绩效的比较分析——以浙江省萧山、桐庐和龙游三县（区）为例 [J]. 中国卫生经济，2007，26（4）：58-61.

[226] 邵鹏. 国家治理模式演进与国家治理体系构建 [J]. 学习与实践，2014（1）：66-71.

[227] 申曙光，彭浩然. 全民医保的实现路径——基于公平视角的思考 [J]. 中国人民大学学报，2009，23（2）：18-23.

[228] 申笑颜，栾福茂. 医疗服务价格规制研究述评 [J]. 医学与哲学（人文社会医学版），2011（1）：56-58.

[229] 沈荣生. 公立医院改革药品零差率后对药品使用的影响 [J]. 中国医院，2013（1）：62-63.

[230] 石磊. 医疗产业进入壁垒、进入规制与竞争机制的建立 [D]. 济南：山东大学，2008.

[231] 史普博，余晖. 管制与市场 [M]. 上海：上海人民出版社，1999.

[232] 世界银行. 1989年世界发展报告 [M]. 北京：中国财政经济出版社，1989.

[233] 斯科特. 规制、治理与法律：前沿问题研究 [M]. 北京：清华大学出版社，2018.

[234] 宋华琳. 建构良好的医疗服务规制框架（一）[J]. 中国处方药，2009（2）：54-55.

[235] 孙健，申曙光. 新型农村合作医疗制度运行质量的评价指标体系设计 [J]. 统计与决策，2009，7（34）：16-19.

[236] 孙俊如. 医疗服务支付方式的比较和运用 [J]. 卫生经济研究，2009（2）：30-33.

[237] 孙敏. 价格管制下混合寡占市场的质量与福利研究——以医疗服务市场为例 [J]. 武汉理工大学学报（社会科学版），2014（6）：1051-1059.

[238] 锁凌燕. 转型期中国医疗保险体系中的政府与市场 [M]. 北京：北京大学出版社，2010.

[239] 谭晓婷，钟甫宁. 新型农村合作医疗不同补偿模式的收入分配效应——基于江苏、安徽两省30县1 500个农户的实证分析 [J]. 中国农村经济，2010 (3)：87-96.

[240] 唐钧. 中国的社会保障政策评析 [J]. 东岳论丛，2008 (1)：12-34.

[241] 田国强. 经济机制理论：信息效率与激励机制设计 [J]. 经济学，2003，2 (2)：38.

[242] 田立启，修海清，陈长忠，等. 现行药品加成政策对医药费用的影响研究 [J]. 经济师，2011 (12)：32-33.

[243] 田香兰. 日本的消费税调整与医疗护理体制改革 [J]. 社会保障研究，2015 (2)：76-82.

[244] 佟珺. 政府规制与医疗卫生服务供给的有效性：基于中国医疗体制改革的研究 [D]. 上海：复旦大学，2009.

[245] 汪丁丁. 汪丁丁：医生收入的市场化是医疗改革的当前急务 [EB/OL]. (2005-10-19) [2022-11-10]. http://finance. sina. com. cn/review/observe/20051019/14512046359. shtml.

[246] 王保真，徐宁，孙菊. 统筹城乡医疗保障的实质及发展趋势 [J]. 中国卫生政策研究，2009，2 (8)：32-35.

[247] 王春晓. "三明医改"评估：卫生治理框架的分析 [J]. 甘肃行政学院学报，2018 (1)：33-46；126.

[248] 王德平. 荷兰英国医疗保障模式对我国统筹城乡医疗保险的启示 [J]. 四川劳动保障，2011 (9)：17-18.

[249] 王德平. 统筹城乡八年医保路 [J]. 中国劳动保障，2008 (9)：34-36.

[250] 王东进. 社保与商保：混淆不得，错位不得 [J]. 中国医疗保险，2012 (9)：5-8.

[251] 王好，赵艾凤. 基于我国基本医疗保险制度公平与效率的研究 [J]. 商业现代化，2010 (2)：165-167.

[252] 王姣姣，夏敬哲. 统筹城乡基本医疗保障制度建设 [J]. 产业与科技论坛，2010 (3)：20-21.

[253] 王俊，仲震康，彭千卉. 美国医疗改革中的财政收支政策研究 [J]. 财政研究，2010 (10)：75-79.

[254] 王同海. 吉林省省直医疗保险付费制度现状与改进对策研究 [D]. 长春：吉林大学，2012.

[255] 王琬，詹开明. 社会力量助推医保治理现代化研究 [J]. 社会保障评论，2018，2 (1)：82-91.

[256] 王文素，宁方景. 基于市场与政府"双失灵"理论探讨中美医改前途 [J].

河北经贸大学学报，2014，35（5）：78-83.

[257] 王晓杰，王宇. 基于效率视角的医疗保险统筹资金使用管理研究［J］. 中国卫生经济，2012，31（6）：33-34.

[258] 王晓玲. 医疗服务产业准入规制及成效探析［J］. 求索，2009（11）：34-36.

[259] 王晓玲. 医疗市场规制体系构建及应用研究［D］. 武汉：武汉大学，2010.

[260] 魏来，张星伍. 新型农村合作医疗的运行效率、筹资与基层政府行为［J］. 改革，2008（3）：86-92.

[261] 乌日图. 医疗保险制度改革的回顾和展望［J］. 中国医疗保险，2014（6）：14-17.

[262] 吴爱平. 保险人群医疗服务利用公平性研究南通市职工医疗保险实证［D］. 上海：复旦大学，2004.

[263] 吴建文，沈莉，乔延清. 药价虚高博弈分析［J］. 中国工业经济，2006（7）：80-85.

[264] 吴联灿，申曙光. 我国新型农村合作医疗制度运行状况评估——基于公平和效率的视角［J］. 西南大学学报，2011，37（2）：96-100.

[265] 吴炜. 社会医疗保险公平与效率的内在统一［J］. 中国卫生事业管理，2006（5）：282-283.

[266] 吴文强，郭施宏. 价值共识、现状偏好与政策变迁——以中国卫生政策为例［J］. 公共管理学报，2018，15（1）：46-57；155-156.

[267] 习近平. 关于《中共中央关于全面深化改革若干重大问题的决定》的说明［J］. 前线，2013，34（12）：22-30.

[268] 习近平. 在庆祝改革开放40周年大会上的讲话［N］. 人民日报，2018-12-19（2）.

[269] 习近平. 决胜全面建成小康社会 夺取新时代中国特色社会主义伟大胜利——在中国共产党第十九次全国代表大会上的报告［J］. 实践（党的教育版），2017（11）：4-20.

[270] 习近平. 习近平新时代新思想 以人民为中心［J］. 人民法治，2018（1）：2.

[271] 向前，王前，邹俐爱. 基于利益相关者理论和博弈论的公立医院利益补偿分析［J］. 中国卫生经济，2012，31（8）：5-6.

[272] 肖南梓. 基本医疗保险制度下农村高血压及糖尿病患者疾病经济风险的实证研究［D］. 重庆：重庆医科大学，2016.

[273] 肖兴志，韩超. 规制改革是否促进了中国城市水务产业发展？——基于中国

省际面板数据的分析 [J]. 管理世界，2011（2）：70-80.

[274] 谢子远，谢芳辉，郑长娟. 第三方购买：医疗服务市场化改革的路径选择及其经济学分析 [J]. 中国工业经济，2005（11）：51-58.

[275] 赵蔚蔚，于长永，乐章. 新型农村合作医疗福利效应研究 [J]. 人口与经济，2012（2）：87-92.

[276] 熊先军. 社保和商保经办的优势比较 [J]. 中国医疗保险，2013（10）：27-28.

[277] 熊烨. 政策工具视角下的医疗卫生体制改革：回顾与前瞻——基于1978—2015年医疗卫生政策的文本分析 [J]. 社会保障研究，2016（3）：51-60.

[278] 徐江南. 非公平规避性质探究：经理人报酬契约有效性实验研究 [D]. 长沙：中南大学，2012.

[279] 许耀桐，刘祺. 当代中国国家治理体系分析 [J]. 理论探索，2014（1）：10-14；19.

[280] 薛澜，张帆，武沐瑶. 国家治理体系与治理能力研究：回顾与前瞻 [J]. 公共管理学报，2015，12（3）：1-12；155.

[281] 薛澜. 顶层设计与泥泞前行：中国国家治理现代化之路 [J]. 公共管理学报，2014（4）：1-6.

[282] 薛澜. 公共政策研究：政策循环与政策子系统 [M]. 上海：生活·读书·新知三联书店，2006.

[283] 薛澜，贺涛. 重建公共决策平台 [J]. 财经，2013（21）：94-97.

[284] 薛晴，张正军. 新型农村合作医疗制度优化模型与效率分析 [J]. 经济学动态，2010（11）：81-84.

[285] 罗淑锦. 转轨中的福利、选择和一致性 [M]. 北京：中信出版社，2003.

[286] 阎建军. 强制私营健康保险：双目标逻辑 [M]. 北京：社会科学文献出版社，2013.

[287] 杨畅，庞瑞芝. 契约环境、融资约束与"信号弱化"效应：基于中国制造业企业的实证研究 [J]. 管理世界，2017，（4）：60-69.

[288] 杨翠迎，何文炯. 社会保障水平与经济发展的适应性关系研究 [J]. 公共管理学报，2004，1（1）：79-85.

[289] 杨冠琼，刘雯雯. 公共问题与治理体系——国家治理体系与能力现代化的问题基础 [J]. 中国行政管理，2014（2）：15-23.

[290] 杨敬. 开启公立医院改革的破冰之旅——浙江省开展县级公立医院综合改革探索和思考 [J]. 卫生经济研究，2012（5）：13-17.

[291] 杨敏，李彬，袁神. 医疗行业价格规制的困境与出路 [J]. 学术论坛，

2013（11）：89-92.

[292] 杨瑞龙，聂辉华. 不完全契约理论：一个综述 [J]. 经济研究，2006（2）：104-115.

[293] 杨燕绥. 社会保障：最大项公共品之一 [J]. 中国人力资源社会保障，2006（4）：20-21.

[294] 杨燕绥. 社会保障 [M]. 北京：清华大学出版社，2011.

[295] 姚宇. 控费机制与我国公立医院的运行逻辑 [J]. 中国社会科学，2014（12）：60-80；206.

[296] 应晓华，陈文，黄丽君，等. 卫生领域中的公平性和筹资公平性 [J]. 中国卫生经济，2004，23（1）：52-54.

[297] 于保荣，刘兴柱，袁蓓蓓，等. 公共卫生服务的支付方式理论及国际经验研究 [J]. 中国卫生经济，2007，26（9）：37-40.

[298] 于春富，牟蔚平. 陕西省县级公立医院改革的做法与启示 [J]. 中国卫生政策研究，2012（8）：30-33.

[299] 于建华. 统筹城乡医疗保障制度的必要性探析 [J]. 中国卫生事业管理，2011（A1）：88-89.

[300] 于金娜. 政府干预、市场化对医疗卫生服务均等化的门槛效应分析 [J]. 中国卫生统计，2018，35（3）：409-412.

[301] 于永红，刘英伟，李斌. 卫生筹资不公平性探究 [J]. 中国卫生经济，2005，24（6）：27-30.

[302] 余晖. 管制的经济理论与过程分析 [J]. 经济研究，1994（5）：50-54.

[303] 余晖. 中国药业政府管制制度形成障碍的分析（上）[J]. 管理世界，1997（5）：126-135.

[304] 俞炳匡，赵银华. 医疗改革的经济学 [M]. 北京：中信出版社，2008.

[305] 俞可平. 衡量国家治理体系现代化的基本标准 [N]. 南京日报，2013-12-10.

[306] 俞可平. 推进国家治理体系和治理能力现代化 [J]. 前线，2014（1）：5-6.

[307] 俞可平. 治理与善治 [M]. 北京：社会科学文献出版社，2000.

[308] 俞卫，许岩. 公立医院财政补助制度失灵的原因及改进建议 [J]. 中国卫生政策研究，2013（9）：29-35.

[309] 岳经纶，王春晓. 堵还是疏：公立医院逐利机制之破除——基于广东省县级公立医院实施药品零差率效果分析 [J]. 武汉大学学报（哲学社会科学版），2016，69（2）：29-38.

[310] 岳意定，何建军. 社区卫生服务效率研究 [J]. 求索，2006（6）：70-72.

[311] 臧文斌，刘国恩，徐菲，等. 中国城镇居民基本医疗保险对家庭消费的影响 [J]. 经济研究，2012（7）：75-85.

[312] 张翠娥，杨政怡. 统筹城乡基本医疗保险制度的路径研究 [J]. 卫生经济研究，2013（2）：9-12.

[313] 张二华，李春琦，吴跃进. 医疗保险、医院寡头与医疗服务价格扭曲 [J]. 财贸经济，2010（10）：100-105.

[314] 张恒龙. 从乡镇卫生院改制看政府微观经济规制职能 [J]. 中国卫生经济，2003（5）：29-31.

[315] 张立. 医疗保险制度公平：国内近年研究的若干进展 [J]. 财经政法资讯，2006，22（4）：45-49.

[316] 张丽青，陈颖，徐延成，等. 修武县级公立医院改革的成效及思考 [J]. 中国卫生事业管理，2012（11）：807-808；819.

[317] 张奇林，杨红燕. 中国医疗保障制度改革研究——以美国为借鉴 [M]. 武汉：武汉大学出版社，2007.

[318] 张睿，马勇亮，陈婕. 县级公立医院试点改革政策效果的实证研究——基于河南省数据的双重差分模型检验 [J]. 经济经纬，2015，32（6）：120-125.

[319] 张维迎. 博弈论与信息经济学 [M]. 上海：上海人民出版社，1996.

[320] 张维迎. 市场与政府：中国改革的核心博弈 [M]. 西安：西北大学出版社，2014.

[321] 张晓，胡汉辉，高璇，等. 在医疗保障体制建设中找准政府与市场的定位 [J]. 中国医疗保险，2010（2）：4.

[322] 张旭昆. 医疗体制改革不可偏颇的两个方向——市场竞争与政府资助 [J]. 经济学家，2009（7）：44-49.

[323] 张再生，赵丽华. 发达国家医疗保障制度城乡统筹经验及启示 [J]. 现代经济探讨，2009（8）：79-82.

[324] 张仲芳. 财政分权、卫生改革与地方政府卫生支出效率——基于省际面板数据的测算与实证 [J]. 财贸经济，2013，34（9）：28-42.

[325] 赵棣. 医疗保险与社会保障——中国公立医院的改革之路 [M]. 北京：科学出版社，2016.

[326] 赵建国，李自炜. 政府医疗服务价格管制是否提升了公共福利——基于中国省际动态面板数据的实证研究 [J]. 财贸研究，2019，30（7）：53-62.

[327] 赵云. 公立医院体制机制与医疗保险付费方式适配性研究 [M]. 北京：经济科学出版社，2014.

[328] 郑秉文. 信息不对称与医疗保险 [J]. 经济社会体制比较, 2002 (6): 8-15.

[329] 郑秉文. 中国社保经办服务体系亟需深化改革 [N]. 上海证券报, 2013-12-27 (3).

[330] 郑秉文. 中国社会保障制度60年: 成就与教训 [J]. 中国人口科学, 2009 (5): 2-18; 111.

[331] 郑大喜. 市场机制和政府调节在卫生服务领域的功能与角色定位 [J]. 中国卫生经济, 2006 (1): 18-21.

[332] 郑功成. 关于人口老龄化与社会保障关系的几点看法 [J]. 人口与经济, 2001 (1): 71-72.

[333] 郑功成. 中国社会保障改革与发展战略 (医疗保障卷) [M]. 北京: 人民出版社, 2011.

[334] 郑功成. 中国社会保障改革与未来发展 [J]. 中国人民大学学报, 2010, 24 (5): 1-14.

[335] 郑琦, 黄灏然, 蔡肯. 广东新型农村合作医疗的效率与潜力研究 [J]. 中国卫生事业管理, 2013 (6): 451-454.

[336] 郑伟, 章春燕. 中国新型农村合作医疗的效率评价: 2005—2008 [C]. 保险、金融、经济周期——北大赛瑟 (CCISSR) 论坛文集, 2010.

[337] 中国现代化战略研究课题组. 中国现代化报告概要 (2001—2007) [M]. 北京: 北京大学出版社, 2007.

[338] 周碧华. 公共部门激励扭曲的形成及测量 [J]. 中国行政管理, 2015 (3): 107-110; 119.

[339] 周开国, 应千伟, 钟畅. 媒体监督能够起到外部治理的作用吗?——来自中国上市公司违规的证据 [J]. 金融研究, 2016 (6): 193-206.

[340] 周黎安. 中国地方官员的晋升锦标赛模式研究 [J]. 经济研究, 2007 (7): 36-50.

[341] 周钦, 刘国恩. 健康冲击: 现行医疗保险制度究竟发挥了什么作用? [J]. 经济评论, 2014 (6): 78-90.

[342] 周勤. 转型时期公用产品定价中的多重委托-代理关系研究 [J]. 管理世界, 2004 (2): 43-49.

[343] 周小梅. 规制与竞争对提高医疗行业运营效率的作用——以发达国家为例 [J]. 价格理论与实践, 2008 (8): 72-73.

[344] 周小梅. 论医疗服务行业的规制政策体系 [J]. 经济体制改革, 2006 (5): 134-137.

[345] 周雪光, 练宏. 中国政府的治理模式: 一个"控制权"理论 [J]. 社会学

研究，2012，27（5）：69-93.

[346] 周雪光. 权威体制与有效治理：当代中国国家治理的制度逻辑 [J]. 开放时代，2011（10）：67-8.

[347] 周忠良，高建民，周志英. 新型农村合作医疗改善卫生服务公平性效果评价 [J]. 中国卫生经济，2012，31（4）：37-39.

[348] 朱春奎，舒皋甫，曲洁. 城镇医疗体制改革的政策工具研究 [J]. 公共行政评论，2011，4（2）：116-132.

[349] 朱恒鹏. 医疗体制弊端与药品定价扭曲 [J]. 中国社会科学，2007（4）：89-103.

[350] 朱恒鹏. 鼓励医疗服务模式创新，引领医疗体制改革 [J]. 财经智库，2016，1（1）：35-48.

[351] 朱恒鹏. 管制的内生性及其后果：以医药价格管制为例 [J]. 世界经济，2011（7）：64-90.

[352] 朱俊生. 扩面与整合并行：统筹城乡医疗保障制度的路径选择 [J]. 中国卫生政策研究，2009，2（12）：19-22.

[353] 朱俊生. 商业健康保险在医疗保障体系中定位的理论阐释 [J]. 人口与经济，2011（1）：57-61.

[354] 朱孟晓，胡小玲. 医疗服务行业的市场治理和规制研究 [J]. 经济体制改革，2009（1）：168-172.

[355] 朱铭来，奎潮. 论商业健康保险在新医疗保障体系中的地位 [J]. 保险研究，2009（1）：70-76.

[356] 朱卫东. 我国医疗保障制度改革的公平性与效率性探讨 [J]. 北京行政学院学报，2006（1）：57-60.

[357] 邹东涛. 中国经济发展和体制改革报告 No.1：中国改革开放 30 年（1978—2008）[M]. 北京：社会科学文献出版社，2008.

# 索引